W0183200

Michael Tiemann, Wolfgang Buskies & Walter Brehm

RÜCKENTRAINING

SANFT UND EFFEKTIV

Kursmanual

Meyer & Meyer Verlag

Papier aus nachweislich umweltverträglicher Forstwirtschaft.
Garantiert nicht aus abgeholzten Urwäldern!

Rückentraining – sanft und effektiv

Bibliografische Information der Deutschen Nationalbibliothek
Die Deutsche Nationalbibliothek verzeichnet diese Publikation in der Deutschen Nationalbibliografie; detaillierte bibliografische Details sind im Internet über <http://dnb.d-nb.de> abrufbar.

Alle Rechte, insbesondere das Recht der Vervielfältigung und Verbreitung sowie das Recht der Übersetzung, vorbehalten. Kein Teil des Werkes darf in irgendeiner Form – durch Fotokopie, Mikrofilm oder ein anderes Verfahren – ohne schriftliche Genehmigung des Verlages reproduziert oder unter Verwendung elektronischer Systeme verarbeitet, gespeichert, vervielfältigt oder verbreitet werden.

© 2005 by Meyer & Meyer Verlag, Aachen
2. Auflage 2008
Adelaide, Auckland, Budapest, Cape Town, Graz, Indianapolis, Maidenhead, New York, Olten (CH), Singapore, Toronto
Member of the World
Sport Publishers' Association (WSPA)
Druck und Bindung: B.O.S.S Druck und Medien GmbH
ISBN 978-3-89899-023-3
E-Mail: verlag@m-m-sports.com
www.dersportverlag.de

Inhalt

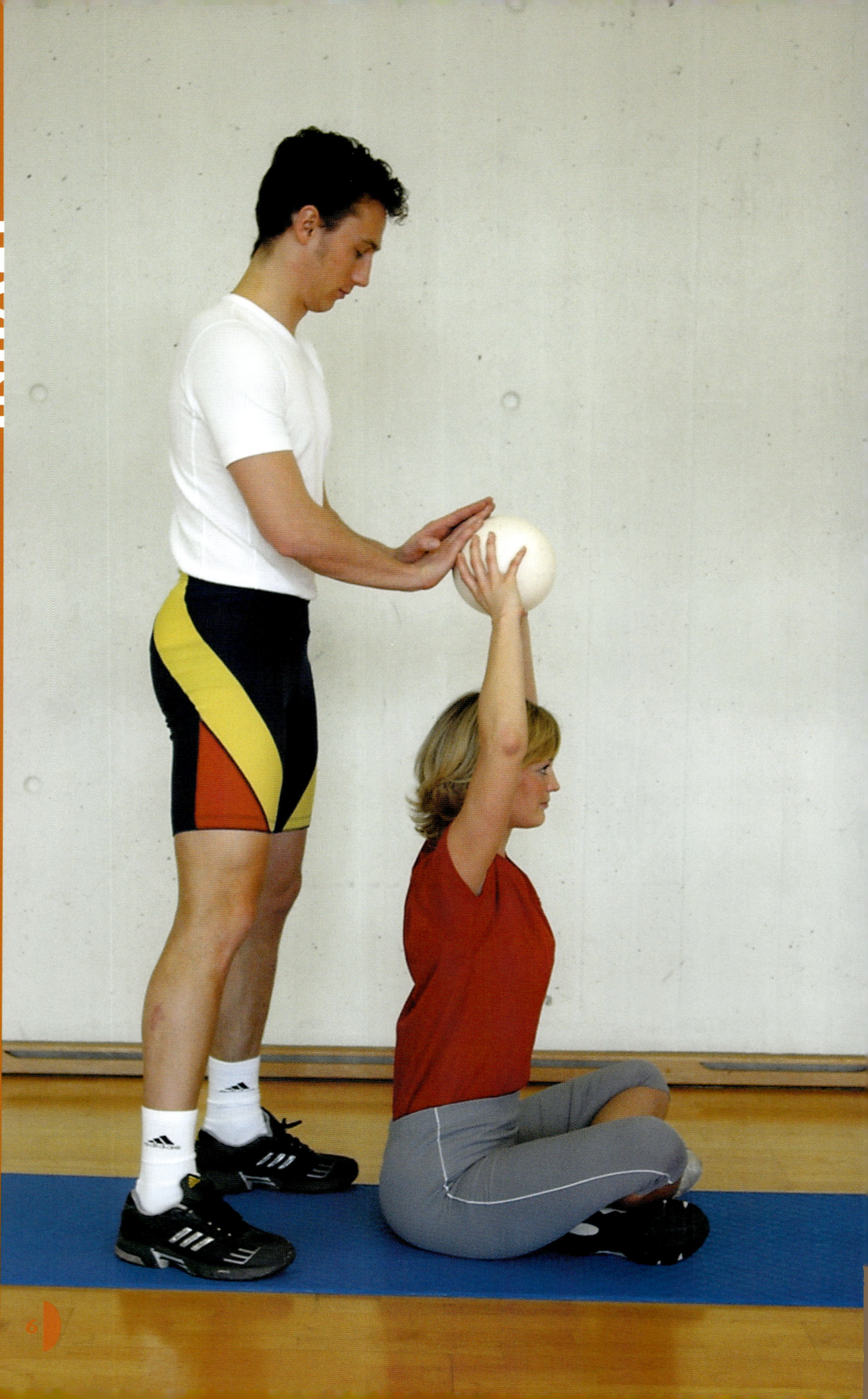

Rückenbeschwerden – die Volkskrankheit Nummer eins

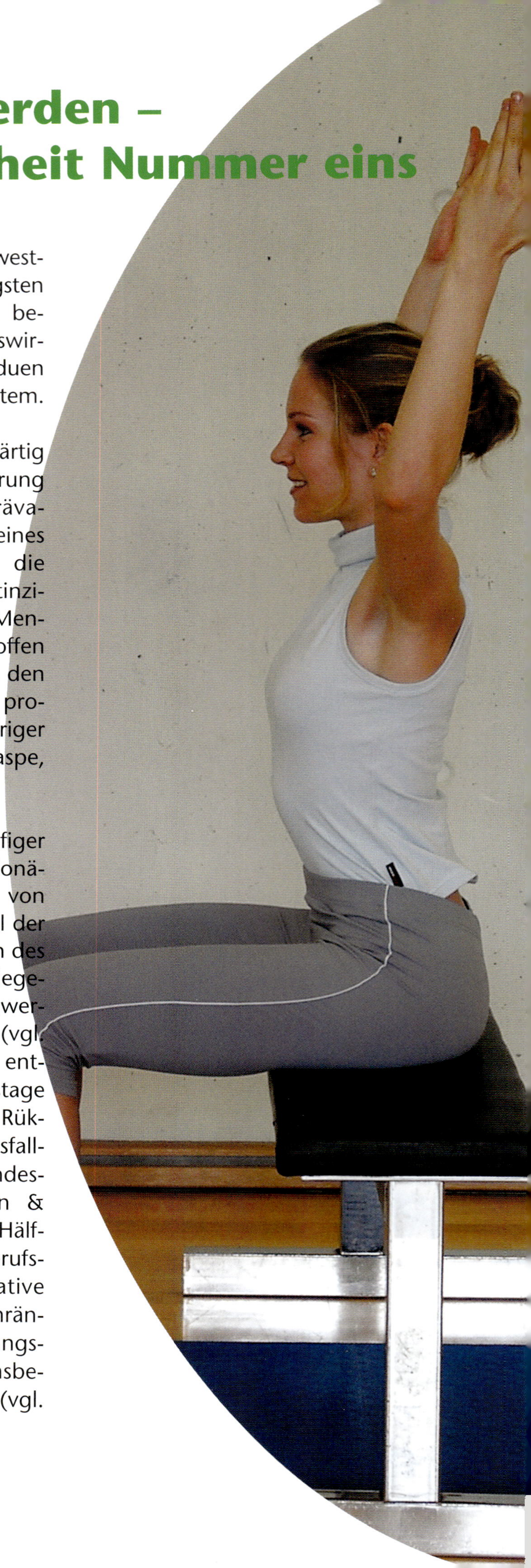

Rückenbeschwerden zählen in den westlichen Industriestaaten zu den häufigsten Gesundheitsbeeinträchtigungen mit bedeutenden sozioökonomischen Auswirkungen für die betroffenen Individuen sowie für das gesamte Gesundheitssystem.

In Westdeutschland leidet gegenwärtig etwa 40 % der erwachsenen Bevölkerung unter Rückenschmerzen (Punktprävalenz). Betrachtet man den Zeitraum eines Jahres (Periodenprävalenz) sowie die gesamte Lebensspanne (Lebenszeitinzidenz), sind sogar 70 bzw. 80 % der Menschen von Rückenschmerzen betroffen (vgl. Raspe & Kohlmann, 1994). In den „neuen" Bundesländern liegen die prozentualen Anteile jeweils etwas niedriger (vgl. Berger-Schmitt, Kohlmann & Raspe, 1996).

Rückenschmerzen sind auch ein häufiger Grund für Arztbesuche sowie für stationäre Heilbehandlungen. In der Zeit von 1985-1997 ist beispielsweise die Zahl der Krankenhausfälle bei den Krankheiten des Skeletts, der Muskeln und des Bindegewebes, zu denen auch Rückenbeschwerden zählen, um 50 % angestiegen (vgl. AOK-Bundesverband, 1999). Ferner entfallen 30 % aller Arbeitsunfähigkeitstage auf diese Krankheitsgruppe, wobei Rükkenschmerzen zudem mit langen Ausfallzeiten verbunden sind (vgl. AOK-Bundesverband, 1999; Redmann, Rehbein & Vetter, 1998). Des Weiteren geht die Hälfte aller vorzeitigen Erwerbs- oder Berufsunfähigkeitsrenten auf degenerative Erkrankungen bzw. erhebliche Einschränkungen der Belastungs- und Bewegungsfähigkeit der Wirbelsäule zurück – insbesondere auf Bandscheibenschäden (vgl. Reinhardt, 1995).

Auf Grund der Häufigkeit und der großen Anzahl der durch sie verursachten medizinischen und sozialen Leistungen gehören Rückenschmerzen zudem zu den besonders ausgabenintensiven Erkrankungen. Im Jahr 1994 nahmen Rückenprobleme (Dorsopathien) den ersten Rang bei den direkten Krankheitskosten ein (vgl. Statistisches Bundesamt, 1999). Die Ausgaben für Behandlungen und Krankheitsfolgeleistungen beliefen sich im selben Jahr auf 31,7 Mrd. DM.

Charakteristisch für Rückenschmerzen ist, dass sie in den meisten Fällen (bei mehr als 90 % der Betroffenen) zunächst spontan wieder abklingen (vgl. z. B. Fordyce, 1995), dann aber nach einiger Zeit – häufig verstärkt – wiederkehren. Eine Literaturrecherche über den typischen Verlauf von Rückenschmerzen hat ergeben, dass bei 70 % der Personen, die eine Rükkenschmerzepisode erlitten haben, drei oder mehr Rückfälle auftreten. 20 % der von Rückenbeschwerden betroffenen Personen weisen deutliche Tendenzen zur Chronifizierung auf, d. h., sie leiden über eine längere Zeitspanne ihres Lebens unter mehr oder weniger starken Rückenschmerzen. Raspe und Kohlmann (1993) fanden in einer bevölkerungsbezogenen Erhebung bei 8-10 % der Menschen in Deutschland chronifizierende und chronische Verläufe.

Eine spezifische (somatische) Ursache für die wahrgenommenen Rükkenbeschwerden kann lediglich in rund 20 % aller Fälle diagnostiziert werden. Der bei weitem größte Teil der Rückenschmerzen ist als unspezifisch zu klassifizieren, d. h., es können keine pathologisch-anatomischen Veränderungen festgestellt werden (vgl. Lühmann, Kohlmann & Raspe, 1998). Auf Grund des Fehlens von Kausalitätsfaktoren ist es auch schwierig, Risikofaktoren für die Entstehung der unspezifischen Rückenschmerzen zu identifizieren. Nach dem gegenwärtigen Kenntnisstand kann jedoch mit großer Sicherheit angenommen werden, dass insbesondere einseitige körperliche Arbeit, wie z. B. häufiges schweres Heben, statisches Stehen (u. a. Friseure) oder Überkopfarbeit (u. a. Maler), ein erhöhtes Risiko für die Entstehung von Rückenschmerzen darstellt (vgl. CSAG, 1994)[1].

Darüber hinaus mehren sich die Erkenntnisse, dass für die Auslösung und Persistenz von unspezifischen Rückenschmerzen auch psychosoziale Faktoren, wie z. B. Stress und Depressivität, eine wichtige Rolle spielen (vgl. z. B. Croft, Papageorgiou, Ferry et al., 1996; Heliövaara, 1989).

---

1 Auf Grund dieses Zusammenhangs werden in Deutschland seit 1993 bei bestimmten beruflichen Tätigkeiten bandscheibenbedingte Erkrankungen der Hals- und Lendenwirbelsäule als Berufskrankheit anerkannt (Ziffern 2108-2110 der Berufskrankheiten-Verordnung).

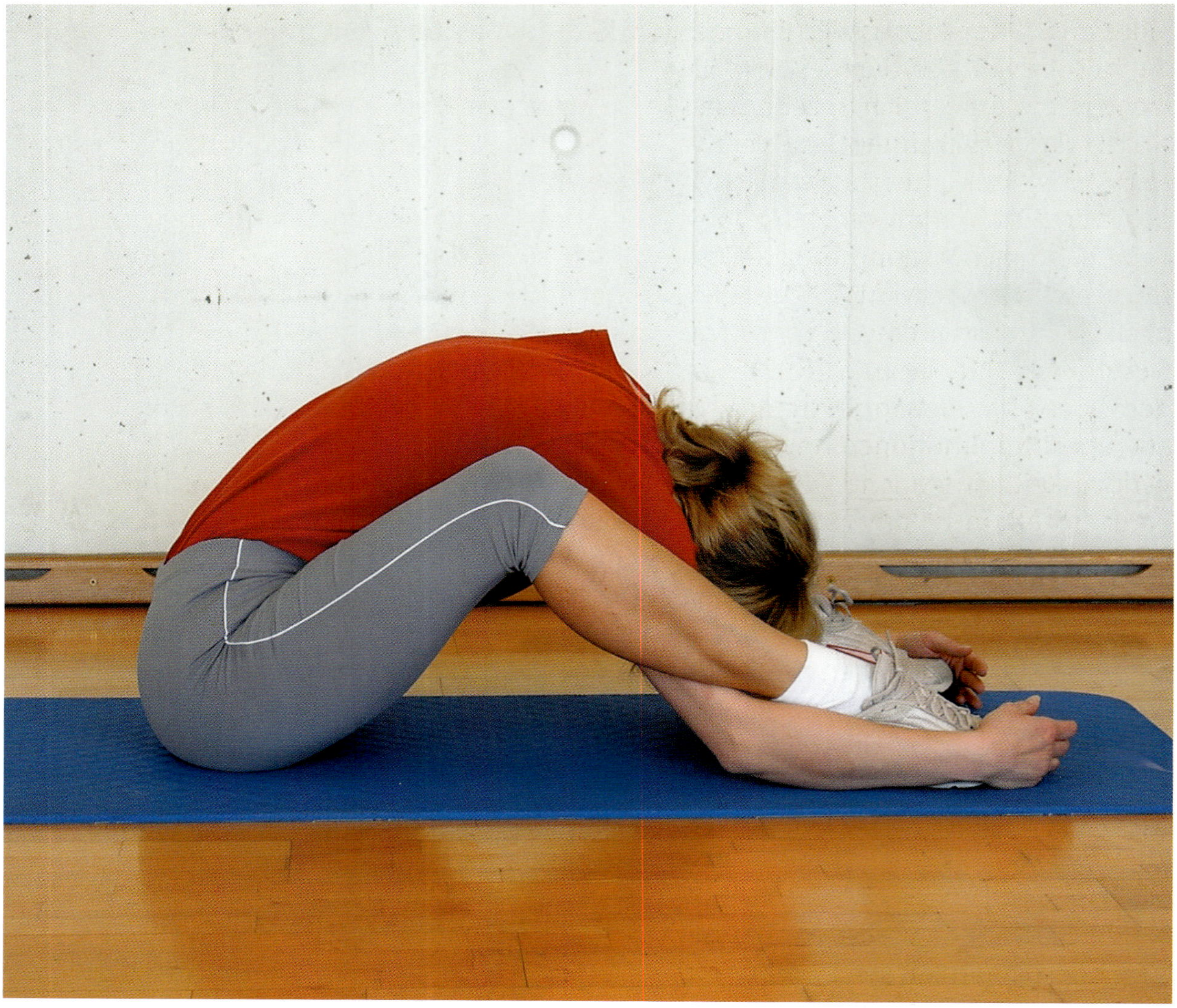

Gezielte gesundheitssportliche Aktivitäten, die möglichst auch Übungen zur Entspannung beinhalten, gelten nach dem gegenwärtigen Kenntnisstand sowohl als zentrale Schutzfaktoren vor Rückenschmerzen als auch als wirksame Maßnahmen zu deren Bewältigung. Eine entsprechende Evidenz wurde jedoch nur für solche Maßnahmen bzw. Programme gefunden, die in umfassender Weise auf eine Stärkung wichtiger Gesundheitsressourcen angelegt sind (vgl. z. B. die Übersichtsarbeiten von Linton & v. Tulder, 2001 sowie von Vuori, 2001). Klassische Rückenschulkonzepte (z. B. Svenska-Ryggskola, Canadian Back Education Units, California Back School), in denen ausschließlich oder vorrangig spezifische Informationen bzw. rückenschonende Alltagsverhaltensweisen vermittelt werden, haben sich dagegen nicht als wirksam erwiesen (vgl. z. B. Lühmann, Kohlmann & Raspe, 1998; Nentwig, 1999).

Vor diesem Hintergrund zielt das vorliegende Programm „Rückentraining – sanft und effektiv" vorrangig auf die Stärkung relevanter physischer Ressourcen (Kraft-, Dehn-, Koordinations- und Entspannungsfähigkeit) sowie auf die Vermittlung eines gesunden Lebensstils (Bindung an gesundheitssportliche Aktivität). Ein Element eines solchen Lebensstils stellen dabei rückengerechte Verhaltensweisen dar. Auch solche sollen durch das Programm vermittelt werden. Um eine Bindung an gesundheitssportliche Aktivität aufzubauen, müssen insbesondere psychosoziale Gesundheitsressourcen aktiviert werden – neben Wissen insbesondere auch positive Emotionen und Selbstwirksamkeit. Eine solche Verbindung einer Stärkung physischer und psychosozialer Ressourcen sollte in der Konsequenz – über die Unterstützung einer Bindung an gesundheitssportliches Verhalten hinaus – sowohl zur problemzentrierten als auch zur emotionszentrierten Bewältigung vorhandener Rückenprobleme beitragen (vgl. genauer unter Kap. 3).

Nach Befunden vorliegender gesundheitsökonomischer Studien und Metaanalysen ist bei einem gezielten Einsatz von umfassenden – multimodalen – (Rücken-)Programmen auch mit einem erheblichen Einsparpotenzial im Hinblick auf die durch Rückenschmerzen verursachten Kosten zu rechnen. So wurde z. B. für ein dreimonatiges Programm exemplarisch errechnet, dass Kosten von etwa € 500,- Einsparungen bei den Versorgungsleistungen von durchschnittlich etwa € 1.000,- gegenüberstehen können (vgl. Krauth, Hoopmann, Schwartz & Walter, 2002; Schwartz, Bitzer, Dörning et al., 1999).

2 Zielgruppe des Programms

Vor dem Hintergrund der großen Bedeutung mangelnder bzw. einseitiger Bewegung sowie zunehmender psychischer Belastung für die Entstehung von Rückenbeschwerden richtet sich dieses Programm allgemein an Personen mit:

- besonderen Belastungen des Haltungs- und Bewegungsapparats (z. B. bei überwiegend sitzender Tätigkeit),
- schwach ausgeprägter Muskulatur (z. B. nach längerer Sportabstinenz),
- muskulärer Insuffizienz (die sich z. B. über „Verspannungsgefühle" äußert),
- Haltungsfehlern und spezifischen Rückenbeschwerden (z. B. in der Folge von Fehlhaltungen und Fehlbelastungen).

Zu den spezifischen Beschwerden, die – nach Rücksprache mit bzw. auf Empfehlung eines Arztes – positiv beeinflusst werden sollen (Sekundär-/Tertiärprävention), gehören u. a.:

- Degenerative Wirbelsäulenveränderungen.
- Degenerative Gelenkerkrankungen.
- Leichtere Wirbelsäulenverbiegungen.

Kontraindikationen für eine Teilnahme am Programm „Rückentraining – sanft und effektiv" sind:

- Schwere Skoliosen.
- Schwere chronische Polyarthritis.
- Akuter Bandscheibenprolaps oder Ischialgie.
- Osteoporose im fortgeschrittenen Stadium
- sowie schwere internistische Erkrankungen (z. B. akute Herzinsuffizienz, Infektionskrankheiten, schwere koronare Herzkrankheiten).

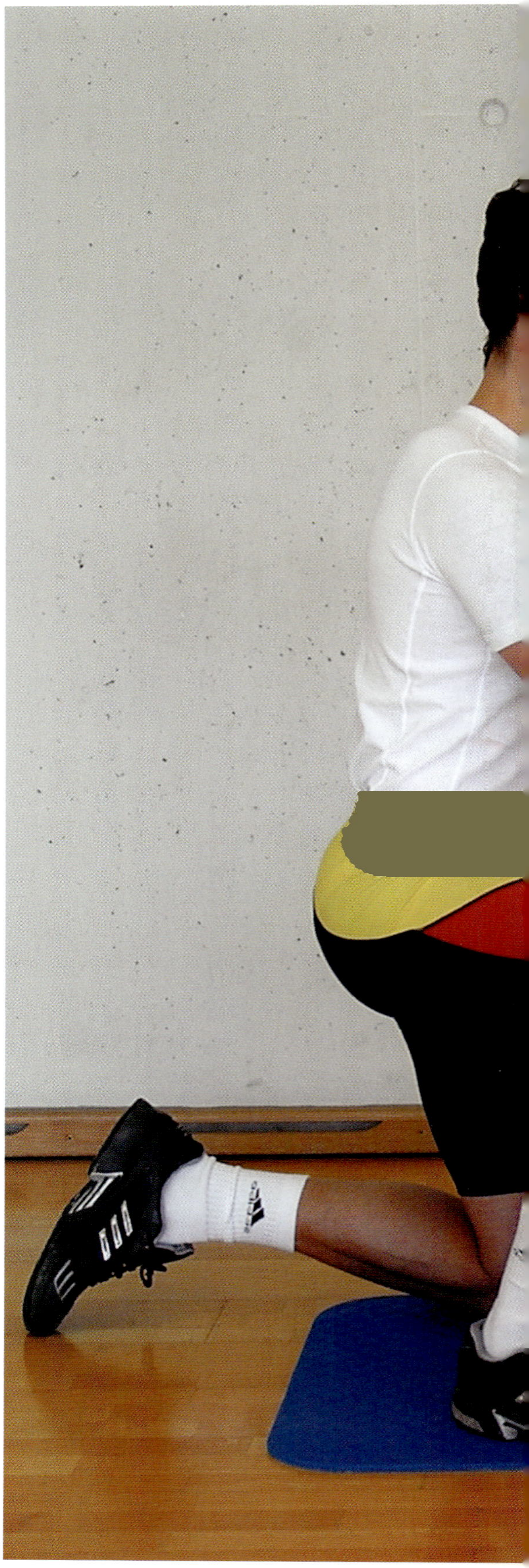

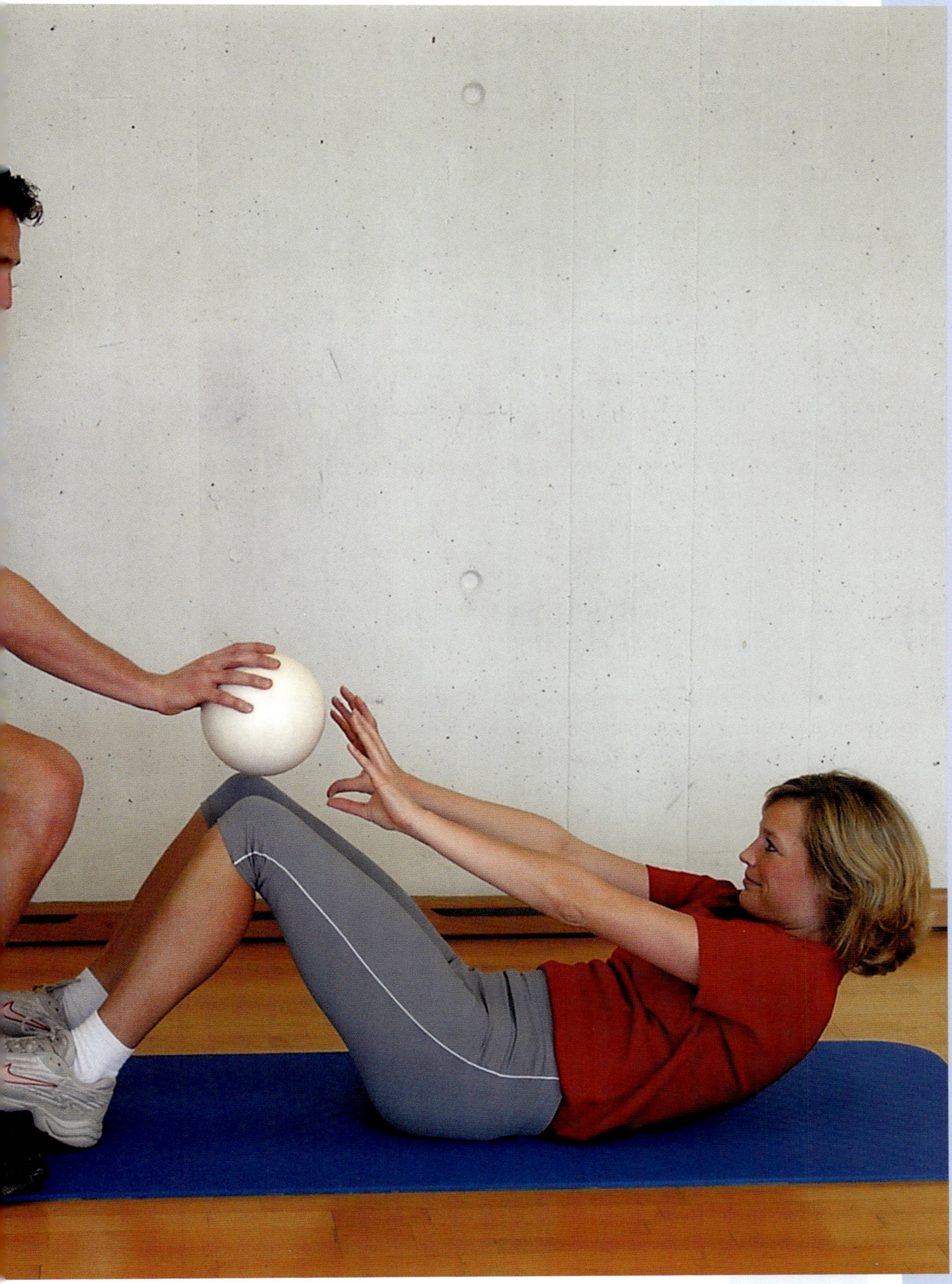

3 Kernziele von Gesundheitssport & Ziele des Programms

Körperliche Aktivität wie auch *Sport* wirken insbesondere durch die Erhöhung des Energieverbrauchs gesundheitlich relevant. Allerdings können von körperlicher Aktivität oder Sport generell keine spezifischen gesundheitlichen Effekte wie etwa die Bewältigung spezifischer Probleme, z. B. solcher des Rückens, erwartet werden. Gesundheitswirkungen setzen eine zielorientiert strukturierte körperliche Aktivierung sowie auch eine entsprechende Gestaltung des Umfeldes voraus (vgl. z. B. Knoll, 1997; Schlicht, 1994; 2003).

Gesundheitssport bezieht sich dementsprechend auf solche körperlichen Aktivitäten, die hoch strukturiert auf gesundheitsförderliche Effekte ausgerichtet sind, insbesondere im Hinblick auf:

- den Gesundheitsstatus (Verbesserung von physischen und psychosozialen Ressourcen, Reduzierung von Risikofaktoren sowie von Beschwerden und weiteren Missbefindenszuständen),
- das Gesundheitsverhalten (vor allem Regelmäßigkeit sowie Einhaltung von Belastungsnormativen und -umfängen),
- die Gesundheitsverhältnisse (z. B. Möglichkeit zur täglichen Radfahrt zur Arbeit).

Dieses aus der „New Public Health"[1]-Diskussion abgeleitete Konzept eines *Gesundheitssports* lässt sich über sechs Kernziele weiter konkretisieren und begründen (vgl. Brehm & Bös, 2003; Brehm, Bös, Opper & Saam, 2002). Abb. 1 weist solche Konkretisierungen aus und macht deutlich, dass zwischen den Kernzielen spezifische Abhängigkeiten bestehen. Dieses Konzept von Gesundheitssport wurde von den großen deutschen Sportverbänden (z. B. DSB, 2002; DTB, 2003) ebenso aufgegriffen wie von den Spitzenverbänden der Krankenkassen (vgl. AG der Spitzenverbände der Krankenkassen, 2003). Nachfolgend werden die Ziele in ihren Abhängigkeiten skizziert und im Hinblick auf die spezifischen Ziele des Programms „Rückentraining – sanft und effektiv" spezifiziert[2].

Das **Kernziel 1, Stärkung physischer Gesundheitsressourcen,** steht im Vordergrund der meisten Gesundheitssportprogramme. Eine systematische Aktivierung des Muskelsystems löst Anpassungsprozesse des gesamten Organismus aus und trägt so dazu bei, diesen widerstandsfähig und gesund zu halten. Dies gilt neben dem Herz-Kreislauf-System auch für das Halte- und Bewegungssystem ebenso wie für das Zentralnervensystem sowie für die meisten anderen inneren Organe und physischen Funktionsbereiche. Die Akzentuierung von Reizsetzungen führt zu spezifischen Effekten. Unstrittig ist, dass solche Akzentuierungen unter einer fünffachen Perspekti-

1 Der „New Public Health"-Ansatz geht von einem umfassenden Verständnis von Gesundheit aus und zielt darauf ab, die Bevölkerung zu befähigen, Kontrolle über ihre Gesundheit auszuüben und dadurch physisches, psychisches und soziales Wohlbefinden selbstständig herstellen zu können (vgl. auch Ottawa-Charta der WHO von 1986). Weitergehend verfolgt der „New Public Health"-Ansatz das Ziel, gesunde Lebensverhältnisse und Lebenswelten zu schaffen (vgl. z. B. Rütten, 1998; v. Troschke, Reschauer & Hoffmann-Markwald, 1996).

2 Unter Berücksichtigung von Basismodellen der Rückenschulbewegung wie Svenska Ryggskola, California Back School (vgl. im Überblick hierzu Czolbe, 1997) und Karlsruher Rückenschule (vgl. Kempf, 1992).

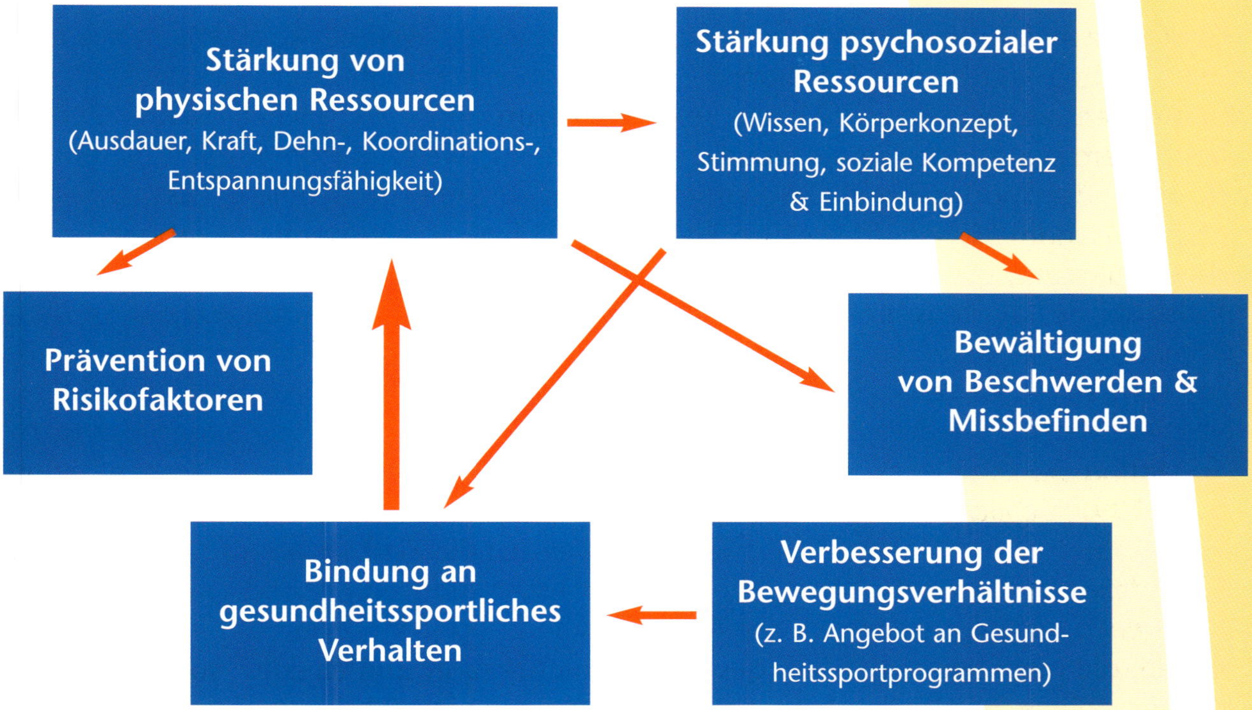

Abb. 1: Kernziele von Gesundheitssport und ihre Wechselbeziehungen

ve erfolgen sollen: Ausdauer, Kraft sowie Dehn-, Koordinations- und Entspannungsfähigkeit.

Besser als ein Training nur eines einzelnen Fähigkeitsbereichs erscheint langfristig ein „Training im Kontext" (z. B. einer Übungseinheit), da dadurch gesundheitsrelevante, gegenseitige Ergänzungen bzw. Verstärkungen genutzt werden können. Bezüglich der Intensität reicht ein „sanftes Training" aus, d. h., die Fähigkeitsbereiche können bei einer subjektiv „mittleren Anstrengung" bereits effektiv entwickelt werden. Als absolutes Minimum eines gesundheitsorientierten Trainings ist eine einmalige Beanspruchung der fünf Fähigkeitsbereiche pro Woche anzusehen. Bei einer Addition der notwendigen Zeiteinheiten sind für ein solches „Einmaltraining" 90 Minuten anzusetzen. Dies entspricht einem Energieverbrauch von etwa 600 kcal (zur methodischen Durchführung eines solchen gesundheitsorientierten Trainings vgl. z. B. Boeckh-Behrens & Buskies, 2002). Das Programm *„Rückentraining – sanft und effektiv"* betont in seiner Startphase die Perspektiven Kraft-, Dehn- und Entspannungsfähigkeit, in einem gewissen Umfang auch die Koordinationsfähigkeit. In den Vorschlägen zur längerfristigen Durchführung nimmt dann die Ausdauerfähigkeit zunehmend mehr Raum ein. Leitend ist hierbei der Gedanke, dass zur Prävention und Bewältigung von Rückenproblemen zunächst das „Halte- und Bewegungssystem" des Körpers einerseits stabilisiert und andererseits mobilisiert werden sollte – bei gleichzeitiger Lockerung und Entspannung. Längerfristig – dies zeigen sämtliche vorliegenden Metaanalysen zur Effektivität von Rückenprogrammen – wirkt dann eine umfassende Stärkung aller Fitnesskomponenten am besten zur Vorbeugung von Rückenproblemen.

Dem **Kernziel 2, Prävention und Verminderung von Risikofaktoren,** liegt zunächst die Erkenntnis zu Grunde, dass beim Ausbleiben von Anforderungen an die skizzierten physischen Gesundheitsressourcen Ausdauer, Kraft, Dehn-, Koordinations- und Entspannungsfähigkeit relativ schnell der Prozess einer negativen Anpassung an diese Unterforderungen einsetzt. In der Folge degenerieren nicht nur die Muskeln, sondern auch andere Organe und Körpersysteme. „Bewegungsmangel" entwickelt sich auf diese Weise zu einem „Risikofaktor" für die Gesundheit, der schnell weitere Risikofaktoren nach sich zieht, einerseits solche im metabolischen Bereich (z. B. Bluthochdruck, erhöhte Blutzuckerwerte, Störungen des Fettstoffwechsels), andererseits im muskulären Bereich (z. B. muskuläre Insuffizienz).

Im Umkehrschluss ist davon auszugehen, dass eine gezielte Stärkung der physischen Ressourcen – praktisch als „Nebeneffekt" – zu einer Verminderung von Risikofaktoren beiträgt, insbesondere bei indikationsspezifischen Gewichtungen im Rahmen der Intervention.

Für das Programm *„Rückentraining – sanft und effektiv"* bedeutet dies – insbesondere in der Startphase – eine spezielle Berücksichtigung von muskulären Schwächen sowie von psychophysischen Verspannungen. Auf der Verhaltensebene gilt es, riskante Verhaltensweisen (z. B. falsches Sitzen, rückenunfreundliches Heben) einzubeziehen. Hierbei besteht ein enger Zusammenhang zum Kernziel 4: (problemzentrierte) Bewältigung von Beschwerden.

Das **Kernziel 3, Stärkung psychosozialer Gesundheitsressourcen,** bezieht sich auf solche psychischen und sozialen Potenziale, durch die einerseits das subjektive Gefühl des Wohlbefindens entsteht und verstärkt wird und die andererseits helfen, Anforderungen unterschiedlicher Art besser zu bewältigen (vgl. Abele & Becker, 1994). Ähnlich wie bei den physischen gilt auch bei den psychosozialen Gesundheitsressourcen, dass ein „Ungleichgewicht" zwischen Ressourcen und Anforderungen – d. h. wenige Ressourcen bei hohen Anforderungen – zu vielfältigen Beschwerden und Krankheiten führen kann (vgl. Schwarzer, 1997, S. 267-478). Z. B. führt die Anforderung „häufiges und langes Sitzen am Bildschirmarbeitsplatz" dann mit größerer Wahrscheinlichkeit zu Rückenproblemen, wenn das Wissen über „richtiges Sitzen" und „bewegtes Pausenverhalten" gering ist.

Auch wenn die Diskussion darüber, welche konkreten Ressourcen mit welchen Inhalten und Methoden bei der Durchführung von Gesundheitssportprogrammen effektiv gestärkt werden können, bis heute nicht abgeschlossen ist, so haben sich doch folgende Aspekte als relativ unstrittig herauskristallisiert:

- Stimmungsmanagement zur Verbesserung des Wohlbefindens.
- Vermittlung von Handlungs- und Effektwissen zur kompetenten Durchführung einer gesundheitssportlichen Aktivität und zur Realisation eines gesundheitsförderlichen Verhaltens im Alltag.
- Stärkung von Kompetenzerwartungen (Selbstwirksamkeit) zum selbstsicheren Umgang mit den Barrieren, die im Alltag einer regelmäßigen Ausübung

gesundheitssportlicher Aktivitäten entgegenstehen (z. B. das Gefühl, keine Zeit zu haben oder einer körperlichen Anforderung nicht gewachsen zu sein).
- Konkretisierung und Differenzierung von Konsequenzerwartungen, um realistische und erreichbare Handlungsziele für die gesundheitssportliche Aktivität herauszukristallisieren.
- Entwicklung eines positiven Selbst- und Körperkonzepts, um mit sich selbst besser klarzukommen und um eine positive emotionale Beziehung zum eigenen Körper aufzubauen.
- Förderung und Erfahrung von sozialen Ressourcen, um sich in der Gruppe wohl zu fühlen, aber auch, um mehr Sicherheiten im Umgang mit anderen zu bekommen.

(Zur genaueren Beschreibung sowie zur methodischen Umsetzung im Rahmen von Gesundheitssport vgl. Brehm, Pahmeier, Tiemann et al., 2002.)

Im Rahmen des Programms *„Rückentraining – sanft und effektiv"* spielt der Aspekt der Vermittlung von Handlungs- und Effektwissen eine besondere Rolle. Unter *Effektwissen* werden dabei solche Wissensbestandteile zusammengefasst, die sich auf potenzielle Wirkungen körperlicher Aktivität beziehen, also z. B. Kenntnisse über die Wirkungen eines Kraft- und Dehnfähigkeitstrainings auf das Bewegungs- und Haltesystem, Kenntnisse über grundlegende Vorgänge der biologischen Adaptation bei körperlichen Belastungen, Kenntnisse zur Verhinderung oder auch zur Minderung von Risikofaktoren (z. B. zu hoher Cholesterinspiegel) und Beschwerden (z. B. Rückenprobleme) durch gesundheitssportliche Aktivitäten, Kenntnisse über die Wirkungen sportlicher Aktivität auf das Wohlbefinden (u. a. Stimmung). Mit *Handlungswissen* sind solche Wissensbestandteile gemeint, die sich auf die Realisierung sportlicher Aktivitäten beziehen, z. B. Kenntnisse über die „richtige Belastung" (etwa bei einem „sanften Krafttraining"), Kenntnisse über die Ansteuerung einer subjektiv „mittleren Belastung", Kenntnisse über die „richtige" Ausführung von Fertigkeiten und Übungen (z. B. Crunches zur Stärkung der Bauchmuskulatur, sanftes Heranführen an Spannungszustände und Halten dieses Zustandes beim Dehnen), Kenntnisse über alltägliches Beweglichkeitstraining, Kenntnisse über die Durchführung von Lockerungsübungen und Entspannungstechniken (z. B. Ausschütteln der Muskulatur; progressive Muskelentspannung), Kenntnisse über das „richtige Atmen" (besonders beim Laufen, bei Kraft- und Dehnübungen).

Wissensvermittlung sollte dabei nicht in Form von isolierten und zeitaufwändigen „Vorträgen" erfolgen. Vielmehr sollte sie:

- in die Aktivitäten einzelner Einheiten integriert und dort jeweils so platziert werden, dass die vermittelten Informationen direkt mit praktischen Erfahrungen und konkretem Erleben verbunden werden können.
- bei der praktischen Umsetzung mit einer Aufmerksamkeitszentrierung auf die vermittelten Sachverhalte gekoppelt werden (z. B. Muskelgruppen und ihre Funktion).
- an bereits vorhandene Kenntnisse und Erfahrungen anknüpfen.
- zunächst auf Informationen konzentriert sein, die das Handlungswissen erweitern (z. B. Belastungsregeln) und erst dann mit Erweiterungen des Effektwissens verbunden werden (z. B. Effekte eines Krafttrainings).
- maximal 10 Minuten dauern.

Zur Ansteuerung von **Kernziel 4, der Bewältigung von Beschwerden und Missbefinden,** eignen sich grundsätzlich zwei, sich ergänzende Interventionsstrategien:

(a) Eine *problembezogene Bewältigung* zielt auf eine Linderung von physisch bedingten Beschwerden wie auch auf den Abbau bzw. die Verbesserung von psychosomatisch bedingten Missbefindenszuständen. Z. B. trägt eine systematische Kräftigung der Haltemuskulatur – insbesondere des Rückens und des Bauchs – entscheidend zur Reduktion von Rückenproblemen bei.

(b) Bei der *emotionsbezogenen Bewältigung* richten sich die Aktionen und Interventionen eher auf die Regulation der mit einer stressreichen Situation einhergehenden Emotion. Z. B. löst eine Stimmungsverbesserung bei einer gesundheitssportlichen Aktivität zwar ein ursächliches Problem, z. B. Gliederschmerzen, nicht, die betroffene Person kann sich nach einer sportlichen Aktivität dennoch wohler fühlen und ihren gesundheitlichen Zustand positiver bewerten.

Im Rahmen des Programms *„Rückentraining – sanft und effektiv"* spielen Probleme der Zielgruppe wie degenerative Wirbelsäulenveränderungen, degenerative Gelenkerkrankungen, leichtere Wirbelsäulenverbiegungen oder muskuläre Insuffizienz eine besondere Rolle und sollten insbesondere problemzentriert berücksichtigt werden. Dies erfolgt vor allem durch die Realisation und Einübung spezifischer Kraft-, Dehn- und Entspannungsübungen sowie durch komplexere Formen der Mobilisation des „Systems Rücken".

Bindung (Kernziel 5) bedeutet die regelmäßige Durchführung von gesundheitssportlichen Aktivitäten sowie das langfristige Dabeibleiben. Gesundheitssportliche Aktivität soll auf diese Weise zu einem gesicherten Element eines Gesundheitsverhaltens bzw. eines gesunden Lebensstils werden. Bindung bildet langfristig eine notwendige Voraussetzung für eine Stärkung der physischen Ressourcen (Kernziel 1) und damit auch für eine Prävention von Risikofaktoren (Kernziel 2) sowie eine Bewältigung von Beschwerden und Missbefinden (Kernziel 4). Die bislang vorliegenden Studien zu den Bedingungen einer längerfristigen Bindung an regelmäßige sportliche Aktivität zeigen (vgl. zusammenfassend Pahmeier, 1998), dass zu den günstigen Bedingungen für den Aufbau von Bindung u. a. das Erleben positiver Emotionen, der Aufbau einer stabilen Sinnzuschreibung und starker Kompetenzerwartungen, die Differenzierung sowie Konkretisierung von verhaltensrelevantem Wissen sowie soziale Einbindung und Unterstützung zählen. Bei Personengruppen mit großer Distanz zu sportlichen Aktivitäten geht es im Zusammenhang mit dem Aufbau von Bindung auch um den Abbau vorhandener psychosozialer Barrieren – insbesondere durch Stärkung der Kompetenzerwartungen, z. B. des Selbstvertrauens („Ich kann das!"), oder durch eine Reduzierung von Ängsten („Meine Rückenprobleme werden durch körperliche Übungen noch größer!").

Bei der Konzipierung des Programms *„Rückentraining – sanft und effektiv"* wurden unter der Zielsetzung *Bindung* auch solche Elemente zur Stärkung psychosozialer Ressourcen in das Programm integriert, die für eine direkt problemzentrierte Bewältigung der Rückenprobleme nicht unbedingt notwendig wären. Beispiele hierfür sind komplexe Mobilisationsübungen oder auch Hinweise zur Rhythmisierung und Aktivierung unter der Perspektive einer Stimmungsförderung (besonders in den Sequenzen „Einstimmung" und „Ausklang"). Es soll hier auch ausdrücklich dazu ermutigt werden, weitere Aufgaben und Anregungen in das Programm mit einzubauen, insbesondere, was die soziale Interaktion anbelangt (die in den folgenden Übungseinheiten nur selten explizit berücksichtigt ist).

Schließlich stellt die Qualität der **Bewegungsverhältnisse (Kernziel 6)** einen mitentscheidenden Faktor für eine langfristige Bindung an gesundheitssportliche Aktivität dar. Bewegungsverhältnisse lassen sich vor allem verbessern durch: profilierte Gesundheitssportprogramme, qualifizierte Kursleiter, adäquate Räumlichkeiten und Geräte, kommunale und regionale Vernetzung sowie Kooperation von Institutionen des Sports und des Gesundheitswesens, kontinuierliches Qualitätsmanagement.

Diese Aspekte spielen auch im Hinblick auf die Realisation des Programms *„Rückentraining – sanft und effektiv"* eine wesentliche Rolle. Auf einzelne Aspekte wird in Kap. 9 noch genauer eingegangen (zur Vernetzung/Kooperation vgl. auch Tiemann, Brehm & Sygusch, 2003).

4 Die sieben Programmsequenzen: Inhalte und methodische Hinweise

Zur Realisierung des in Kapitel 3 ausgeführten Zielspektrums umfasst jede Einheit folgende sieben Sequenzen:

1. **Einstieg**
2. **Einstimmung**
3. **Rückengerechtes Verhaltenstraining**
4. **Funktionelles Training**
5. **Entspannung**
6. **Ausklang & Abschluss**
7. **Information (integriert in 1-6)**

Die Informationen werden immer mit praktischen Erfahrungen und konkretem Erleben verbunden und deshalb in den einzelnen Einheiten an unterschiedlichen Stellen eingebracht. Die einzelnen Programmsequenzen sind zwar von unterschiedlicher zeitlicher und intentionaler Bedeutung, sie treten jedoch grundsätzlich in jeder Kurseinheit auf.

4.1 Einstieg

Jede Übungsstunde beginnt mit dem Zusammenfinden im Sitzkreis. Dadurch sollen bei den Teilnehmern Gefühle von Gruppenzugehörigkeit und Gruppenzusammenhalt begünstigt werden. Dies wiederum besitzt positive Wirkungen auf das psychosoziale Wohlbefinden. Die Kursteilnehmer erhalten zunächst einen kurzen Überblick über den geplanten Ablauf der Einheit. Dabei haben die Teilnehmer die Möglichkeit, spezifische Erwartungen, Wünsche, Erfahrungen, Probleme und Fragen zu äußern. Die Kursleitung kann dabei u. a. feststellen, ob die Teilnehmer die Ziele und möglichen Effekte des Kurses realistisch einschätzen können. Ist dies nicht der Fall, sollten durch entsprechende Informationen vor allem übertrieben hohe Erwartungen behutsam modifiziert werden. Nur dadurch lässt sich vermeiden, dass sich falsche Vorstellungen bei den Teilnehmern verfestigen, die dann einen Ausstieg aus dem Kurs begünstigen. Dem Aufbau einer realistischen Erwartungshaltung kommt insbesondere zu Kursbeginn große Bedeutung zu.

Des Weiteren werden in der Einstiegssequenz die Erfahrungen mit den „Aufgaben der Woche" – d. h. den Anregungen, die die Teilnehmer für das Heimtraining erhalten haben – ausgetauscht sowie der Ablauf der jeweiligen Kurseinheit vorgestellt.

4.2 Einstimmung

Das zentrale Ziel dieser Sequenz besteht darin, die Teilnehmer auf die Gruppe und die folgenden Bewegungsaufgaben einzustimmen. Dabei sollen insbesondere Spannungszustände, die sich während des (Arbeits-)Alltags aufgebaut haben, gelöst sowie ein erhöhter Wachheits- und Aufmerksamkeitsgrad erreicht werden. Darüber hinaus sollen sich die Kursteilnehmer besser kennen lernen (auch um Hemmschwellen abzubauen) und befähigt werden, miteinander zu trainieren und sich gegenseitig zu unterstützen (vgl. auch Kempf, 2000, S. 23-26).

Inhaltlich stehen in dieser Sequenz Variationen von Bewegungsgrundformen im Mittelpunkt – wie unterschiedliche Formen des Gehens, Laufens und Federns – sowie spielerische Übungsformen mit Partner und in der Gruppe. Dabei finden

Tab. 1: Inhalte zur Einstimmung im Basisprogramm

Einheit	Aktivitäten/Spiele
1	Geh-/Laufvariationen zu Musik (z. B. sich groß und klein machen).
2	Geh-/Laufvariationen mit Gymnastikbällen (z. B. einen Ball um den Bauch kreisen).
3	Geh-/Laufvariationen mit Igelbällen (z. B. den Ball hochwerfen und auffangen).
4	Partner- und Gruppenübungen (z. B. Atomspiel).
5	Laufvariationen ohne und mit Partner (z. B. Schattenlaufen).
6	Laufvariationen mit Zeitungen (z. B. mit einer Zeitung über dem Kopf laufen).
7	Übungsvariationen mit Gymnastikstäben (z. B. Balanceübungen mit einem Stab).
8	Gruppenübung „Den Tag rückengerecht beginnen".
9	Aufwärmen im Kreis mit rückengerechten Elementen (z. B. aus der Aerobic).
10	Laufvariationen und kleine Spiele mit Luftballons (z. B. einen Luftballon in der Luft halten).

häufig auch Materialien (z. B. Zeitungen, Luftballons) und Kleingeräte wie Bälle und Gymnastikstäbe Verwendung. In einigen Kurseinheiten werden bereits in der Sequenz „Einstimmung" rückengerechte Verhaltensweisen, wie z. B. das rückengerechte Aufheben eines Balls, auf spielerische Weise eingeübt. Einen zusammenfassenden Überblick über die jeweiligen Inhalte der Einstimmungssequenz gibt Tab. 1. Methodisch liegt der Schwerpunkt vorwiegend auf offenen Aufgabenstellungen, um den Teilnehmern genügend Raum für individuelles und kreatives Bewegen zu geben. Zur Förderung der Motivation und zur Verbesserung des aktuellen Wohlbefindens (Stimmung) wird in der Einstimmungssequenz grundsätzlich Musik eingesetzt.

4.3 Rückengerechtes Verhaltenstraining

In dieser Sequenz stehen im Basisprogramm von *„Rückentraining – sanft und effektiv"* (Kurseinheiten 1-10) das Erlernen und Einüben sowie die Automatisation eines rückengerechten Bewegungsverhaltens im Vordergrund. Dabei wird eine gezielte Haltungs- und Koordinationsschulung verknüpft mit der Vermittlung und der Einübung von rückengerechten Alltagsverhaltensweisen (z. B. richtiges Sitzen, Hinlegen und Aufstehen, Heben und Tragen). Wichtig dabei ist die Verbindung von „Erfahrung" und „Wissen" (als Handlungs- und als Effektwissen). In der längerfristigen zeitlichen Per-

Tab. 2: Inhalte des Verhaltenstrainings im Basisprogramm

Einheit	Themen/Inhalte	Arbeitsblatt
1	Rückengerechtes Sitzen	1, 2, 3
2	Rückengerechtes Heben und Tragen	8
3	Rückengerechtes Hinlegen und Aufstehen	9, 10
4	Rückengerechtes Verhalten am Arbeitsplatz/zu Hause	3, 8
5	Rückengerechtes Sporttreiben	13
6	Rückengerechtes Alltagsverhalten	8, 14
7	Rückengerechtes Heben und Tragen (Wiederholung)	8
8	Rückengerechtes Alltagsverhalten (Fortsetzung)	8, 14
9	Rückengerechtes Alltagsverhalten (Fortsetzung)	14
10	Rückengerechte Bewegungsaktivitäten nach dem Kurs	16

spektive tritt an die Stelle dieser Sequenz die Sequenz „Ausdauer".

Einen Überblick über die einzelnen Inhalte der Sequenz „rückengerechtes Verhaltenstraining" gibt Tab. 2. Darin sind auch die Arbeitsblätter aufgeführt, die von der Kursleitung bei der Vermittlung der jeweiligen Verhaltensweisen eingesetzt werden können. Zur praktischen Umsetzung der entsprechenden Inhalte erfolgt häufig der Einsatz des Imitationslernens, d. h., die Kursteilnehmer imitieren Verhaltensweisen, die ihnen der Kursleiter vormacht oder mittels entsprechender Medien (z. B. der Arbeitsblätter) demonstriert. Zum Erlernen und Einüben der jeweiligen Verhaltensweisen und um deren Transfer in den Alltag zu erleichtern, werden in der Regel typische Alltagssituationen simuliert und in spielerische Übungsformen eingebunden. Dabei sollte das Vormachen – Nachmachen im Sinne des Stimulierens einer positiven Stimmung in einer eher lockeren Atmosphäre stattfinden.

Weitergehend bekommen die Teilnehmer den Impuls, ihr eigenes Verhalten ebenso wie das ihrer Mitmenschen zu beobachten. Eine solche Selbst- und Fremdbeobachtung – insbesondere auch außerhalb des Kurses – unterstützt den bewussten Umgang mit rückenbelastenden Situationen und die Integration rückengerechten Verhaltens in den Alltag wirksam.

4.4 Funktionelles Training

Zur problemzentrierten Stärkung zentraler physischer Ressourcen dient die – zeitlich längste – Sequenz „funktionelles Training". Im Rahmen dieser Sequenz stehen ausgewählte Kräftigungs-, Dehn- und Koordinationsübungen im Vordergrund – verbunden mit möglichst vielfältiger Lockerung. Darüber hinaus werden die Wirbelsäule und andere „unbeweglich" gewordene Körperpartien behutsam mobilisiert und verkrampfte Muskelgruppen entspannt. Weitergehend soll das Wissen der Teilnehmer erweitert und ihr Körperkonzept entwickelt werden. In diese Sequenz sind immer wieder auch Ganzkörperübungen eingestreut, die neben physischen auch emotionale Wirkungen auslösen und zu einem positiven Gruppenklima beitragen.

Tab. 3 gibt einen Überblick über die im Basisprogramm durchgeführten Übungen zur Verbesserung der Kraftfähigkeiten. Diese umfassen Einzel- und

Tab. 3: Kräftigungsübungen im Basisprogramm

Muskelgruppe	**Übung**	**Einheit**
Bauchmuskulatur	Gerader Crunch	1, 6, 10
	Gerader Crunch mit Ball	2
	Gerader Crunch mit Igelball	3
	Gerader Crunch mit Achterkreisen	3
	Gerader Crunch mit Stab	7
	Twisted Crunch mit Ball	2
	Crunch mit Partner und Ball	8
Rückenmuskulatur	Den Kopf seitlich gegen Widerstand der Hand drücken	4, 10
	Den Kopf nach hinten gegen Widerstand der Hände drücken	4, 10
	Adler im Sitz	1, 4, 10
	Adler im Sitz mit Partner	1
	Adler im Sitz mit Stab	7
	Adler in Bauchlage auf einem Hocker	7, 10
	Den Ball im Nacken	4
	Den Ball übergeben im Sitz	2
	Den Ball übergeben in Bauchlage	2, 4
	Den Ball vor dem Kopf kreisen	4
	Den Ball dem Partner übergeben	8
	Den Ball halten gegen Partnerwiderstand	8
	Latziehen mit Stab	7
Bein- und Gesäßmuskulatur	Beinrückheben in Bauchlage	1, 6, 7, 10
	Kickback	3, 6
	Aufstehen aus dem Sitz	1
	Kniebeugen mit Partner und Ball	8
	Fersendrücker	3, 6, 7, 10
	Legcurls mit Partner	8

Tab. 4: Dehnübungen im Basisprogramm

Muskelgruppen	**Übung**	**Einheit**
des Oberkörpers	Den Kopf zur Seite neigen Den Kopf nach vorne neigen Adler im Sitz Adler im Sitz mit Stab Türsteher	1, 4, 7 1, 7 1, 4, 10 7 4, 10
der Körpermitte	Den Rumpf einrollen im Sitz	1, 2, 3, 6, 7, 8, 10
der Beine	Riesenausfallschritt Käfer in Seitlage Good Morning	2, 3, 6, 10 2, 3, 6, 8, 10 6, 7, 8

Tab. 5: Übungen zur Mobilisation, zur Koordination und zum Ganzkörpertraining im Basisprogramm

Hauptfunktion	**Übung**	**Einheit**
Mobilisation	Den Kopf zur Seite neigen Den Kopf zur Seite drehen Den Kopf nach vorne neigen Den Rumpf drehen Den Rumpf verschieben Das Becken aufrichten und kippen	1, 4, 7 1 1, 7 1 6, 8 2, 3
Koordination	Arm-Bein-Schwingen Arm-Bein-Rotation	2, 3, 4 6, 8, 10
Koordination Rückenkräftigung	Katzenbuckelkreisen Katzenstrecker	1, 7 6, 7
Koordination Kraftausdauer Mobilisation	Hampelmann-Adler Durchschwingen Ministergruß	2, 8 1, 3, 5, 9 4, 5, 6, 9, 10

Partnerübungen (ohne und mit Handgeräten) in verschiedenen Ausführungspositionen (im Stand, im Sitz, in der Bankstellung, in Bauch-, Rücken- und Seitlage). Diese sowie alternativ bzw. ergänzend einsetzbare Kräftigungsübungen für alle wichtigen Muskelgruppen sind in Kap. 6.1 detailliert beschrieben und bildlich dargestellt.

Tab. 4 gibt einen Überblick über die im Basisprogramm durchgeführten Übungen zur Verbesserung der Dehnfähigkeit, zum Teil auch zur Mobilisation. Diese sind, ebenso wie weitere Übungen, die alternativ bzw. ergänzend zu den Basisübungen eingesetzt werden können, in Kap. 6.2 im Einzelnen aufgeführt und abgebildet.

Tab. 5 zeigt Übungen zur Mobilisation, zur Koordination und zum Ganzkörpertraining im Basisprogramm. Diese sind in Kap. 6.3 genau beschrieben und illustriert.

In den einzelnen Kurseinheiten spielt immer ein ausgewogenes Verhältnis zwischen Kräftigungs- und Dehnübungen eine große Rolle. Des Weiteren lenkt der Kursleiter zur Verbesserung des Handlungswissens und des Körperkonzepts die Aufmerksamkeit der Teilnehmer bei der Übungsausführung immer wieder auf wichtige Sachverhalte bzw. Wahrnehmungsgegenstände, wie z. B. auf bestimmte Körperregionen, Haltungen, Bewegungen und dabei beanspruchte Muskelgruppen sowie unterschiedliche Spannungszustände in der Muskulatur (vgl. hierzu auch Kap. 4.7).

4.5 Entspannung

Die Entspannungssequenz gleicht physische und psychische Anspannungen aus und gibt Hilfestellungen für einen kompetenten Umgang mit alltäglichen Spannungssituationen und -zuständen. Dies ist von großer Bedeutung, da Rückenbeschwerden neben einem Zuwenig an körperlichen Belastungen häufig auch auf ein Zuviel an psychischen Belastungen zurückzuführen sind. Seelische Anspannungen (z. B. durch Termindruck oder Ärger) können sich auf den Rücken übertragen und zu schmerzhaften Verspannungen oder sogar zu chronischen Beschwerden führen (vgl. z. B. Reinhardt, 1995).

Bei der praktischen Durchführung von Entspannungsübungen ist grundsätzlich zu beachten, dass die physische und psychische An- bzw. Entspannung eng zusammenhängen. So bleibt eine physische Entspannung unvollständig, wenn keine psychische Entspannung stattfindet und umgekehrt.

In den ersten drei Kurseinheiten des Basisprogramms werden zunächst verschiedene, leicht anwendbare Entspannungsformen (einfache Atemübung, Reise durch den Körper, Igelballmassage) ausgeführt. Von der 4. bis zur 10. Kurseinheit wird dann ein systematisch lehrbares Entspannungsverfahren vorgestellt, eingeübt und stabilisiert. Besonders eignet sich hierfür die „progressive Muskelrelaxation" (vgl. hierzu Bernstein & Borkovec, 2000) oder die „Psychohygiene-Atmung" (vgl. hierzu Lindemann, 1992). Abhängig von der Qualifikation der Kursleitung sowie der spezifischen Teilnehmergruppe können diese beiden Techniken alternativ eingesetzt werden. Das Ziel besteht dabei jeweils darin, die Kursteilnehmer an ein wirksames Entspannungsverfahren heranzuführen, das sie dann über die Kursdauer hinaus selbstständig

Tab. 6: Entspannungsübungen im Basisprogramm

Gruppe	Form/Technik	Einheit
Einfache Formen der Entspannung	Atementspannung Reise durch den Körper Igelballmassage	1 2 3
Entspannungstechniken	Progressive Muskelrelaxation oder „Psychohygiene-Atmung"	4-10

anwenden können. Einige grundsätzliche Empfehlungen für ein Entspannungstraining sowie weitere spezifische Aspekte zur Durchführung der beiden genannten Entspannungsverfahren lassen sich in Kap. 7 nachlesen.

Im Rahmen eines längerfristigen Programms (vgl. Kap. 8) sollten beide Entspannungsverfahren (progressive Muskelrelaxation und „Psychohygiene-Atmung") eingeführt werden. Einfache Formen der Entspannung sollten ebenso weiterhin angeboten werden, da sie psychosozial von großer Bedeutung sind.

4.6 Ausklang & Abschluss

In dieser Sequenz soll einerseits das Erleben positiver emotionaler Bezüge zur Teilnehmergruppe und andererseits die Erhöhung des Aktivitätsniveaus der Teilnehmer initiiert werden. Das Aktivitätsniveau liegt nach einer Entspannungssequenz eher niedrig, seine Erhöhung zum Abschluss verbessert u. a. die positive Gestimmtheit. Inhaltlich bieten sich deshalb aktivierende, aber einfache und gering belastende Aufgaben, Kleine Spiele sowie zum Teil auch Bewegungen auf Musik und Tänze mit ausgeprägtem Gruppenbezug an.

Methodisch stehen in dieser Sequenz ebenso wie in der Einstimmungssequenz vorwiegend offene Aufgabenstellungen im Mittelpunkt, die den Teilnehmern Raum für individuelles und kreatives Bewegen lassen.

Am Ende der Sequenz erhalten die Teilnehmer Gelegenheit zur kurzen Reflexion der vorangegangenen Kursstunde. Des Weiteren werden zum Abschluss die „Aufgaben für die folgende Woche" erläutert. Diese umfassen Übungen zur Selbst- und Fremdbeobachtung (z. B. zum richtigen Sitzen) sowie verschiedene Kräftigungs-, Dehn- und Entspannungsübungen.

In den ersten vier Kurseinheiten erhalten die Teilnehmer jeweils zwei Standardübungen aus dem funktionellen Training („Übungen der Woche") für das Heimtraining. Diese Übungen sollen möglichst mindestens 3 x in der Woche ausgeführt werden. In der 5. Kurseinheit werden die funktionsgymnastischen Übungen für das

Heimtraining vom Kursleiter auf die individuellen Beschwerden sowie die jeweiligen Vorlieben der einzelnen Kursteilnehmer abgestimmt und jeder Teilnehmer bekommt ein persönliches Heimtrainingsprogramm. Ebenfalls ab der 5. Kurseinheit sollen die Teilnehmer – ergänzend zu den funktionsgymnastischen Übungen – regelmäßig kurze Sequenzen des vermittelten Entspannungsverfahrens durchführen, um das Erlernte zu stabilisieren und selbstständig durchführen zu können.

4.7 Information

Die Informationssequenz dient hauptsächlich dazu, das gesundheitsbezogene Handlungs- und Effektwissen der Teilnehmer auszubilden und zu fördern.

Einen Überblick über die in den einzelnen Kurseinheiten vermittelten Informationen bietet Tab. 7. Darin finden sich auch die jeweiligen Arbeitsblätter für die Kursleitung.

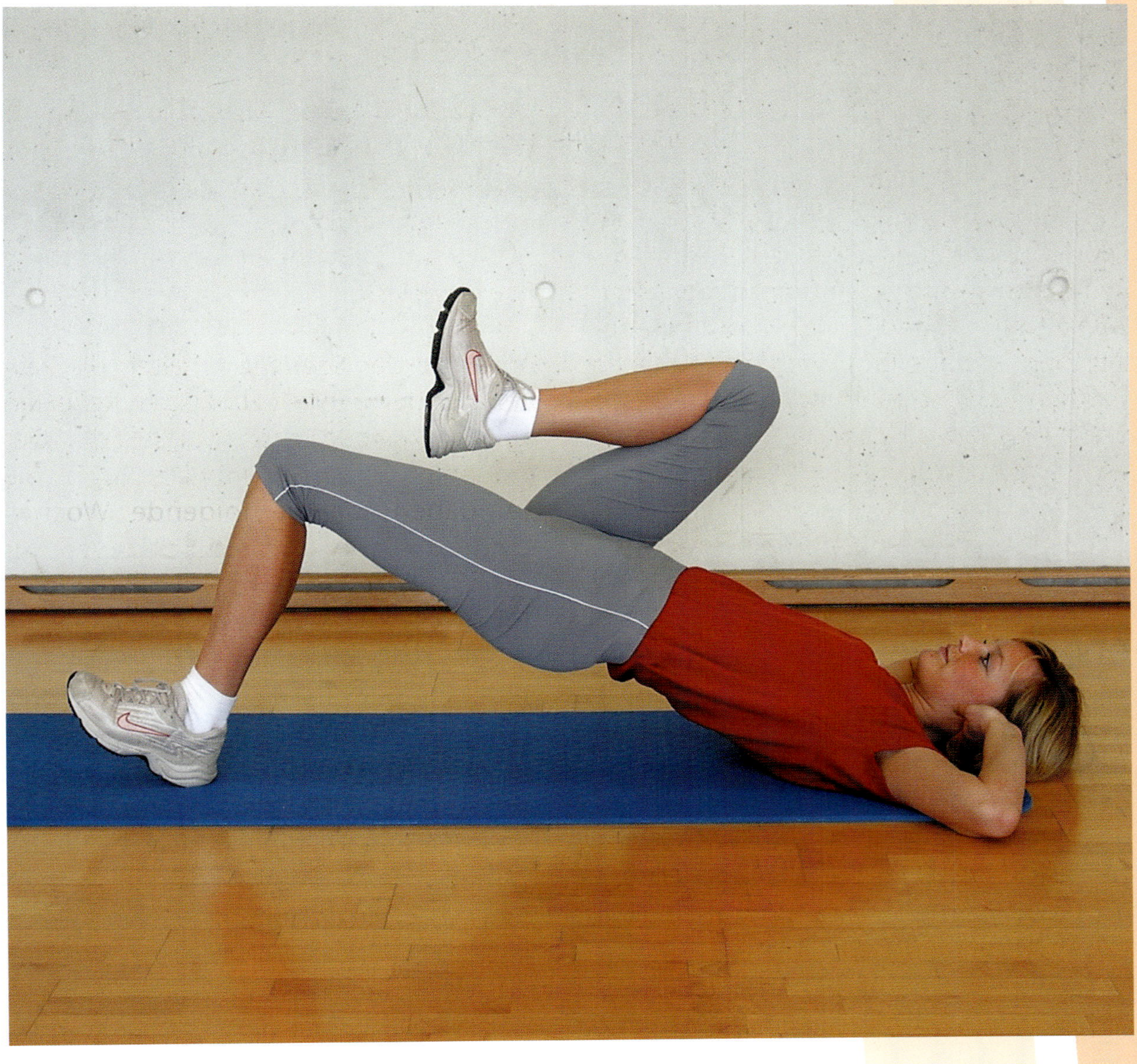

Tab. 7: Schwerpunktthemen der Informationssequenzen im Basisprogramm

Einheit	Themen	Arbeitsblatt
1	Kursziele und -inhalte; rückengerechtes (dynamisches) Sitzen	1, 2, 3
2	Aufbau/Funktion von WS und Bandscheiben; rückengerechtes Heben und Tragen	4, 5, 6, 7, 8
3	Rückengerechtes Hinlegen und Aufstehen; muskuläre Defizite	9, 10 11, 12
4	Rückengerechtes Verhalten am Arbeitsplatz/zu Hause	3, 8
5	Rückengerechtes Sporttreiben; richtige Ausführung von Entspannungsübungen	13
6	Rückengerechtes Altagsverhalten	8, 14
7	Typische Beschwerden/Schädigungen im Bereich der Bandscheiben	5, 6, 7, 8
8	Bedeutung und Möglichkeiten der Entspannung	15
9	Rückengerechtes Alltagsverhalten (Fortsetzung)	14
10	Weitere Bewegungsaktivitäten nach dem Kurs	16

Die Informationssequenzen werden in den Einheiten immer so platziert, dass die vermittelten Kenntnisse unmittelbar mit praktischen Erfahrungen und konkretem Erleben verknüpft werden können. So werden z. B. Informationen zum rückengerechten Heben und Tragen vor Beginn bzw. in direktem Zusammenhang mit dem „rückengerechten Verhaltenstraining" vermittelt, während Informationen zu „muskulären Schwächen" im Kontext des „funktionellen Trainings" stehen. Eine solche Verbindung von Kenntnisvermittlung und praktischer Erfahrung macht die betreffenden Informationen nicht nur einsichtig, sondern erleichtert auch ihre Übertragung in entsprechende Verhaltensweisen.

Bei der praktischen Umsetzung der vermittelten Informationen erfolgt weitergehend eine Aufmerksamkeitslenkung auf die zuvor erörterten Sachverhalte und damit eine Einbeziehung der subjektiven Wahrnehmung der Teilnehmer. So werden z. B. Informationen über Bedeutung und Möglichkeiten der Kräftigung bestimmter Muskelgruppen nicht nur mit entsprechenden Übungsformen, sondern auch mit einer Aufmerksamkeits-zentrierung auf die betreffenden Körperregionen und/oder die Spannung im Bereich der beanspruchten Muskulatur verbunden. Die Lenkung der Aufmerksamkeit erfolgt – je nach Wahrnehmungsgegenstand – durch verbale Hinweise, Fühlen, bestimmte Übungsfolgen, Kontrasterfahrungen oder den Einsatz von methodischen Hilfsmitteln wie etwa Kleingeräten. In diesem Zusammenhang werden – wenn nötig – auch Hilfen bei der Verarbeitung, Bewertung und Einordnung des Wahrgenommenen gegeben (vgl. Tiemann, 1998).

Damit die Teilnehmer die vermittelten Informationen bei Bedarf zu Hause nachlesen können, sollen sie in jeder Kursstunde ein Infoblatt erhalten, auf dem die wichtigsten Hinweise kurz zusammengefasst sind (Kopien der Arbeitsblätter für die Kursleitung; vgl. Kap. 12).

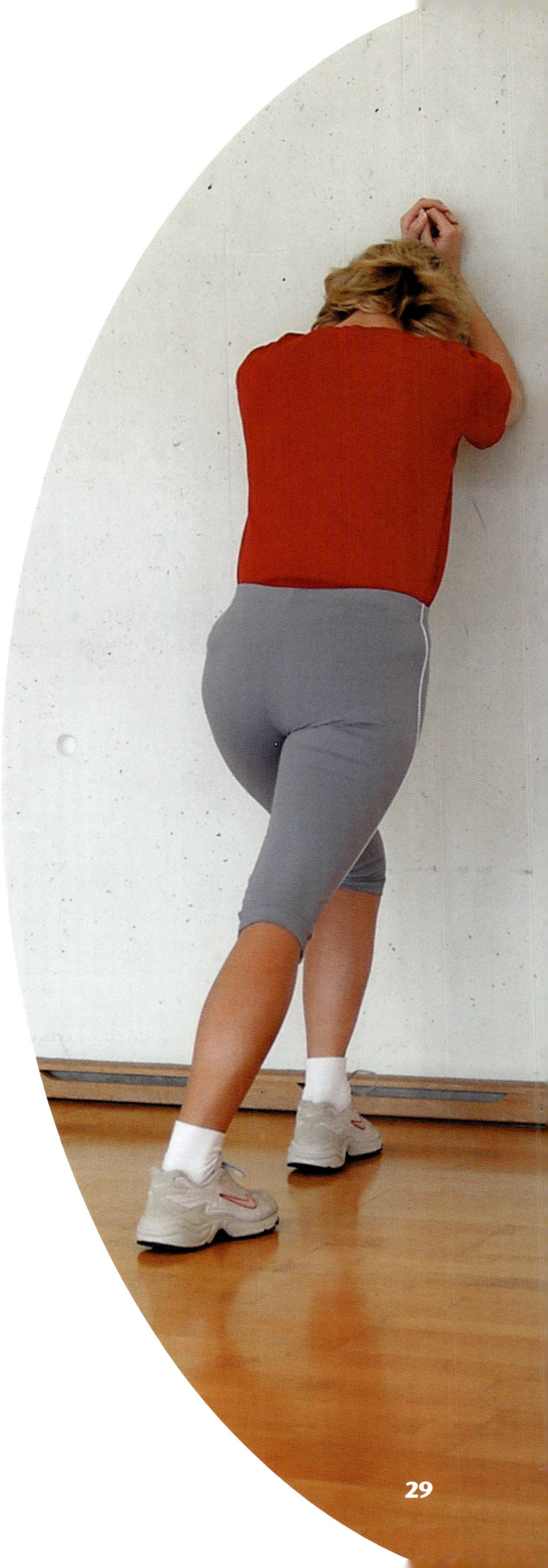

5 Basisprogramm: 10 Kurseinheiten

Die im Folgenden dargestellten 10 Einheiten sind in zahlreichen Kursen praktisch erprobt und am Institut für Sportwissenschaften der Universität Bayreuth evaluiert worden. Das Programm hat zu positiven Gesundheits- und Verhaltenswirkungen geführt und dabei sowohl zur Stärkung von physischen und psychosozialen Gesundheitsressourcen als auch zur effektiven Bewältigung von Rückenbeschwerden beigetragen (vgl. hierzu Kap. 9.3).

Die nachfolgenden Einheiten stellen damit ein bewährtes und weitgehend qualitätsgesichertes Kursprogramm dar. Innerhalb dieses Programms lassen sich selbstverständlich einzelne Übungsinhalte (z. B. bestimmte Übungen des funktionellen Trainings) sowie die Reihenfolge der Schwerpunkte der Kurseinheiten auf die jeweiligen Teilnehmer, die vorhandenen Räumlichkeiten und die besonderen Qualifikationen der Kursleitung abstimmen.

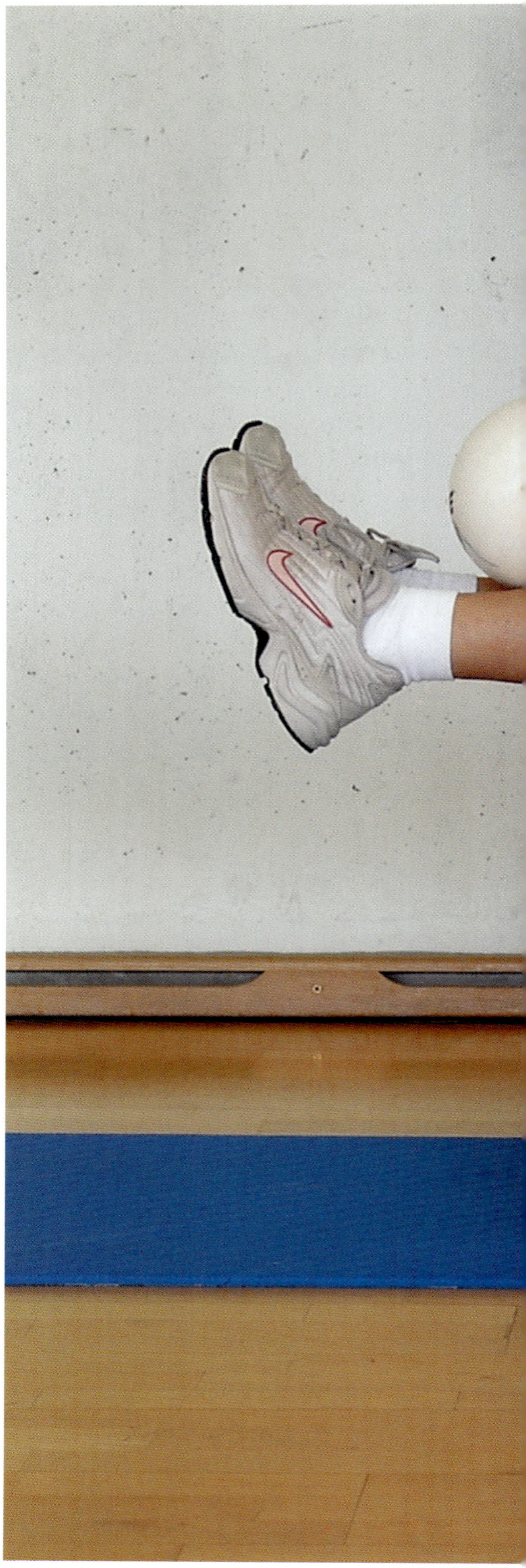

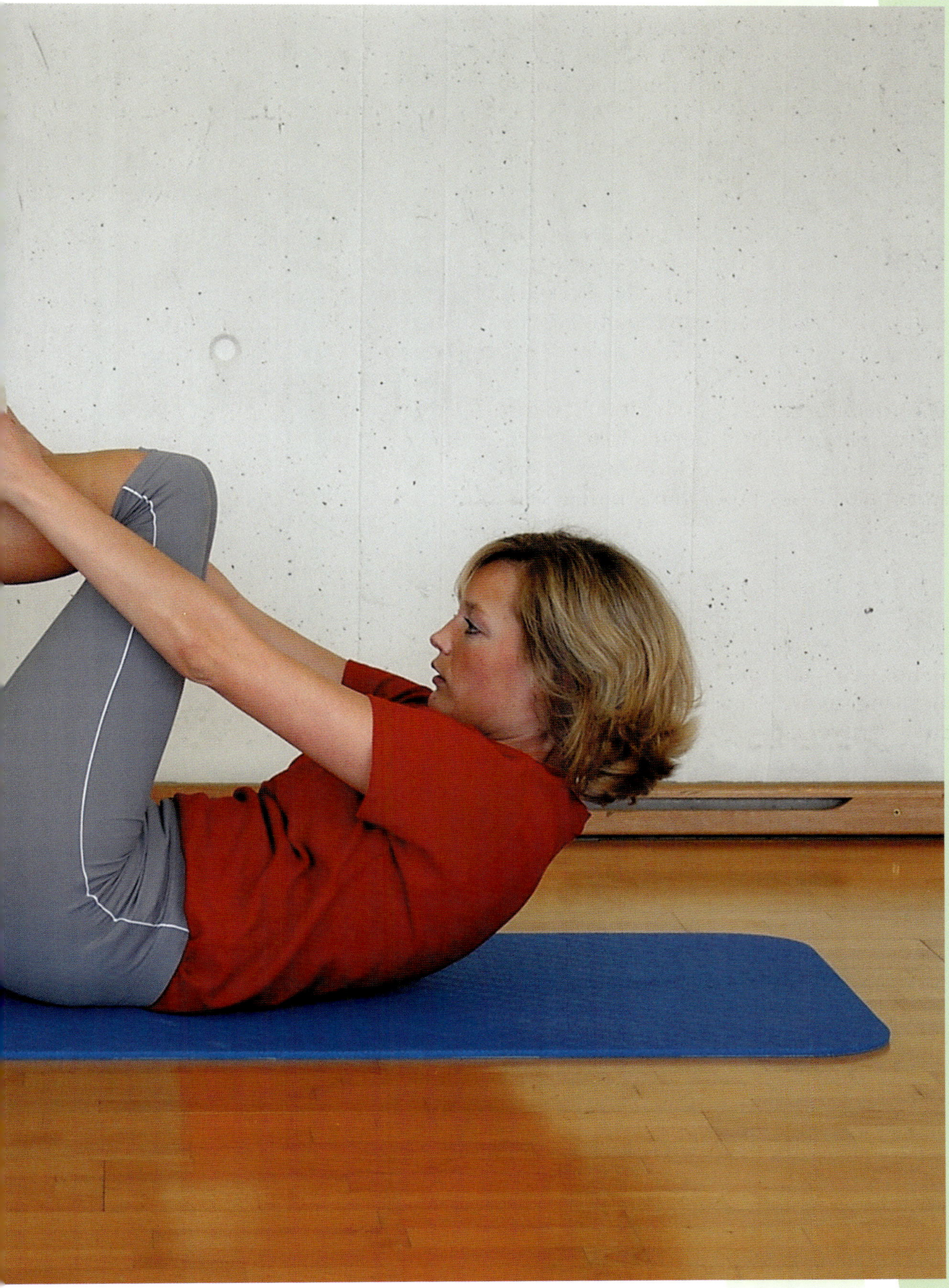

Kurseinheit 1

Sequenz	Inhalte	Zeit (min)
Einstieg/ Information	*Material: DIN A5-Karteikarten* • Begrüßung, Vorstellung. • Informationen zu „Kurszielen und -inhalten“: Es werden Kleingruppen (3-4 Teilnehmer) gebildet und DIN A5-Karten verteilt. Auf diese Karten schreiben die Kleingruppen ihre individuellen Wünsche und Ziele, die anschließend in der gesamten Kursgruppe besprochen werden. Auf dieser Grundlage werden dann die konkreten Ziele und Inhalte des Kurses erläutert.	10
Einstimmung mit Musik	Geh-/Laufvariationen, z. B.: • Groß und klein machen • Aufrecht und völlig relaxed gehen • Anderen die Hände schütteln und sich begrüßen • Sich anlächeln und nachschauen • Stampfend und leichtfüßig gehen • Bewusst von den Hinterballen zu den Vorderballen abrollen	10
Information/ rückengerechtes Verhalten	*Geräte: Hocker, Stühle oder Bänke* Informationen und Übungen zum Thema „rückengerechtes (dynamisches) Sitzen“ (Arbeitsblätter 1-3) In Kreisformation: • Bewusst machen, wann und wo man überall sitzt (im Büro, im Auto, beim Essen, beim Fernsehen usw.) • Bewusstmachen der eigenen Sitzposition • Demonstration und Diskussion unterschiedlicher Sitzpositionen • Beckenstellung/Beckenkippung (mit anatomischen und funktionellen Hinweisen) • Dynamisches Sitzen (mit Hinweisen zur Bandscheibenbelastung) • Möglichkeiten des Aufrichtens • Stellung der Füße und Beine – Spannungsübungen • Aufstehen und Hinsetzen – gegebenenfalls auch mit Handfassung in der Gruppe • Stoppspiel im Bewegungsablauf	15

Funktionelles Training	*Geräte: Hocker, Stühle oder Bänke* M. Arm-Bein-Schwingen M. Den Kopf zur Seite drehen M./D. Hintere Hals-Nacken-Muskulatur: Den Kopf nach vorne neigen M./D. Seitliche Hals-Nacken-Muskulatur: Den Kopf zur Seite neigen M. Den Rumpf drehen D. Brustmuskulatur und K. obere Rückenmuskulatur: Adler im Sitz D. Untere Rückenmuskulatur: Den Rumpf einrollen im Sitz auf einem Hocker K. Obere Rückenmuskulatur: Adler im Sitz mit Partner K. Vordere Oberschenkelmuskulatur: Aufstehen aus dem Sitz K. Untere Rücken-, Gesäß- und hintere Oberschenkelmuskulatur: Beinrückheben in Bauchlage K. Bauchmuskulatur: Gerader Crunch M. Katzenbuckelkreisen	20
Entspannung	*Geräte: Hocker, Stühle oder Bänke* Stufenlagerung mit Unterschenkeln auf Hocker, Stuhl oder Bank: • Bewusstmachen der eigenen Atmung • Atemübungen • Atementspannung	10
Ausklang & Abschluss	Kurze Reflexion der Kurseinheit Aufgaben für die folgende Woche: • Bewusstes Hinsetzen, Sitzen und Aufstehen im Alltag • Fremdbeobachtung bei anderen Personen (z. B. Arbeitskollegen, Freunden, Familienmitgliedern) • Regelmäßige Durchführung der „Übungen der Woche 1“: Gerader Crunch; Adler	10

M. = Mobilisation/Koordination/Ganzkörpertraining; K. = Kräftigung; D. = Dehnung

1. Koordination

Arm-Bein-Schwingen

- Das Gewicht gleichmäßig auf beide Beine verteilen; die Arme hängen locker an der Seite.
- Im Wechsel Arme und Beine gegenseitig nach vorne führen (d. h. rechter Arm/linkes Bein und linker Arm/rechtes Bein).

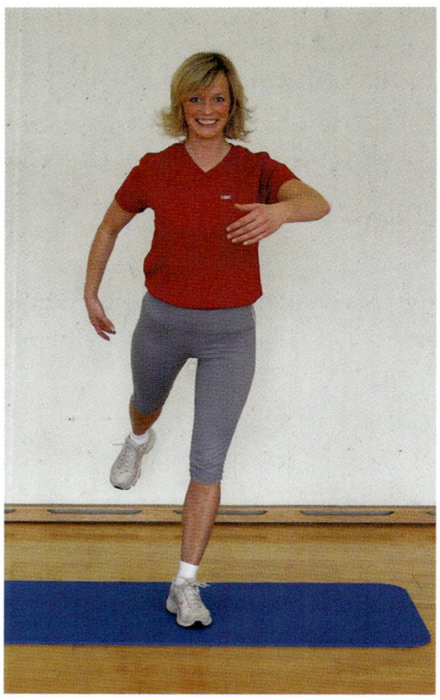

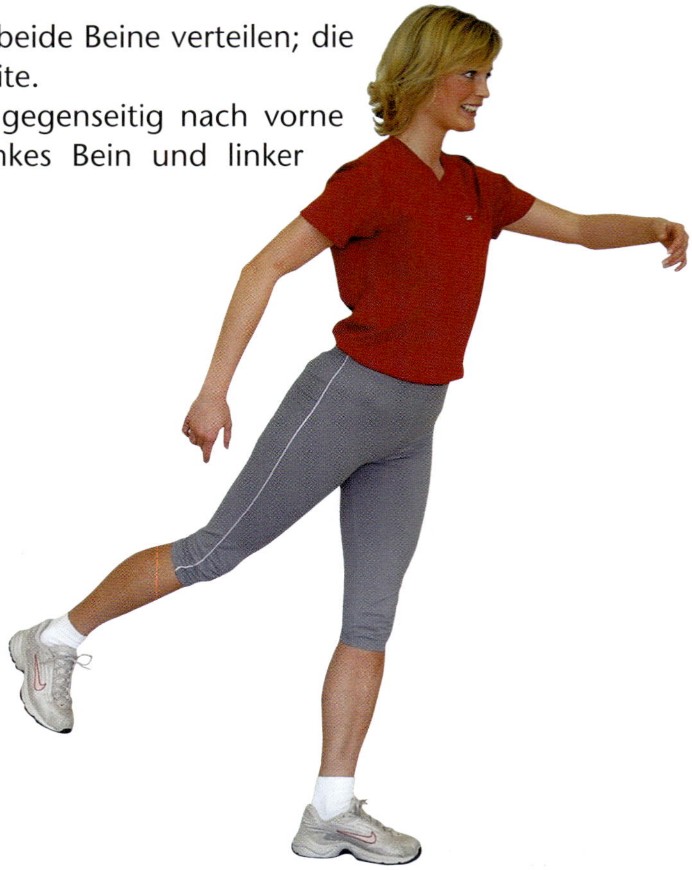

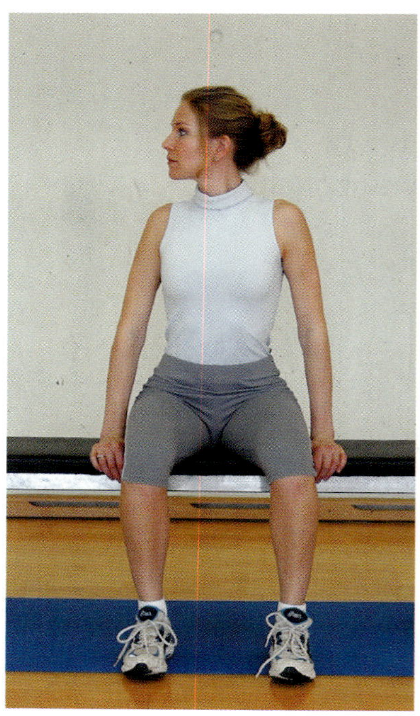

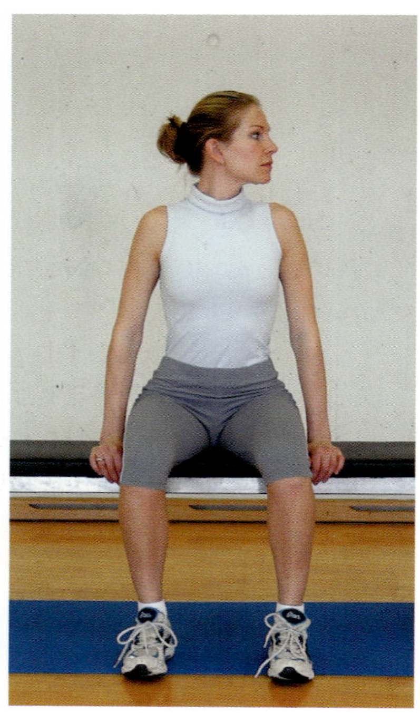

2. Mobilisation

Den Kopf zur Seite drehen

- Im Sitz (oder Stand) den Kopf langsam abwechselnd nach rechts und nach links drehen.

3. Mobilisation sowie Dehnung der hinteren Hals-Nacken-Muskulatur

Den Kopf nach vorne neigen

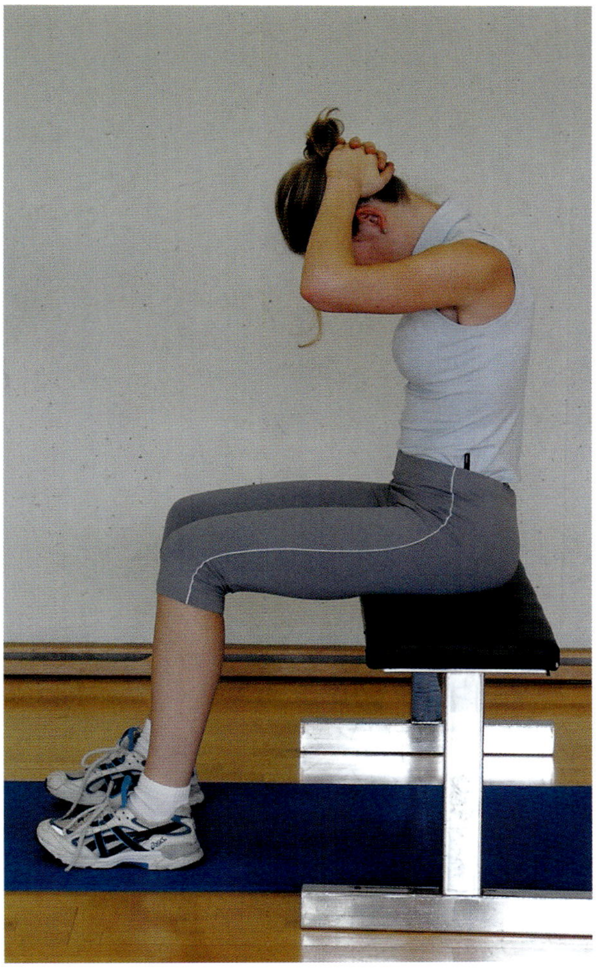

- Im Sitz (oder Stand) den Kopf nach vorne neigen, bis eine Dehnung der hinteren Hals-Nacken-Muskulatur spürbar wird.
- Die Dehnung kann etwas verstärkt werden, indem die hinter dem Kopf verschränkten Hände leichten Druck auf den Hinterkopf ausüben.

4. Mobilisation sowie Dehnung der seitlichen Hals-Nacken-Muskulatur

Den Kopf zur Seite neigen

- Im Sitz (oder Stand) den Kopf zur Seite neigen.
- Eine Hand über den Kopf legen; so kann der Zug etwas verstärkt werden.
- Die Schulter der zu dehnenden Seite aktiv nach unten drücken, bis die Dehnung in der seitlichen Halsmuskulatur spürbar wird. Die Dehnung kann gegebenenfalls durch den Griff am Hocker unterstützt werden.

- *Variation:* Die Kinnspitze der zu dehnenden Seite etwas nach oben drehen.

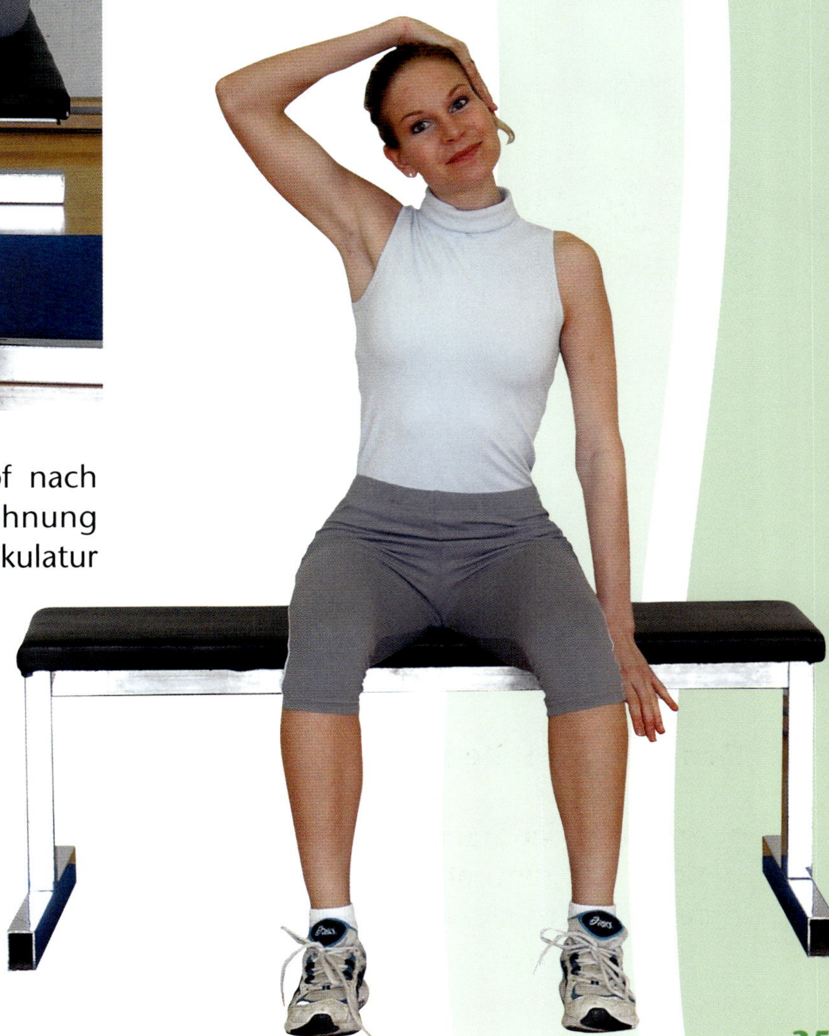

5. Mobilisation

Den Rumpf drehen

- Im Sitz (oder Stand) den Oberkörper langsam abwechselnd nach rechts und nach links drehen.
- Die Hände sind im Nacken verschränkt, die Ellbogen werden nach hinten geführt oder die Arme lang in Bewegungsrichtung mitgenommen.

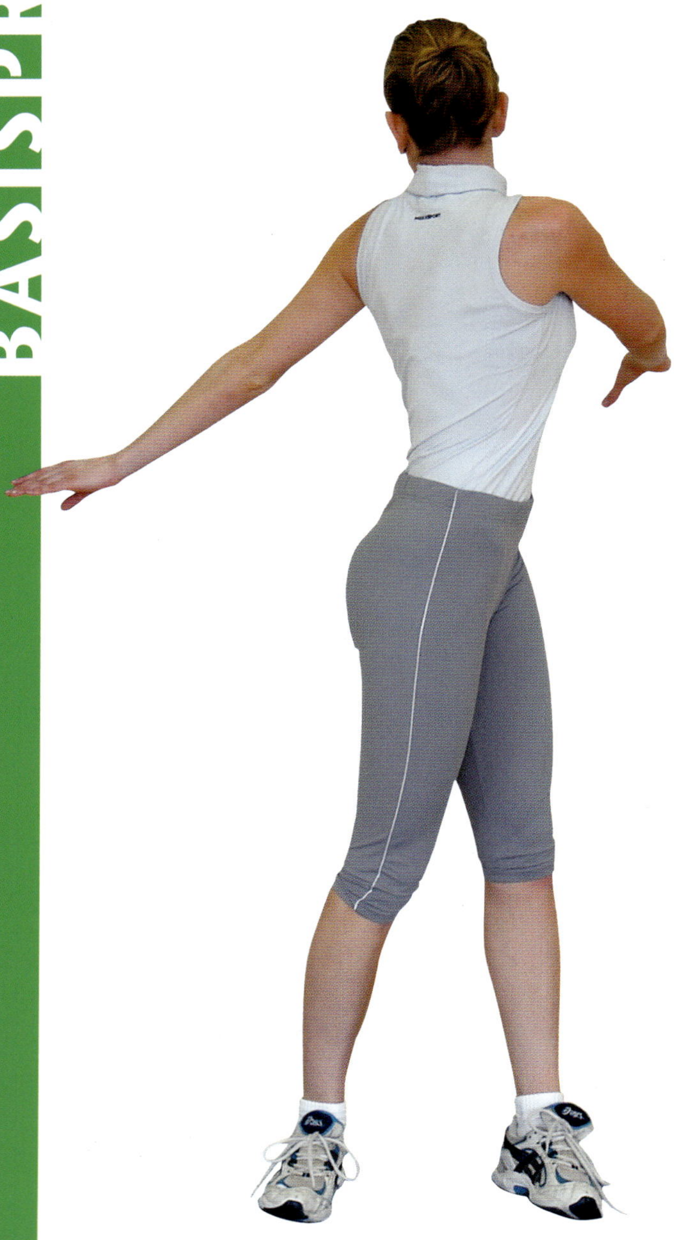

6. Dehnung der Brustmuskulatur und Kräftigung der oberen Rückenmuskulatur

Adler im Sitz

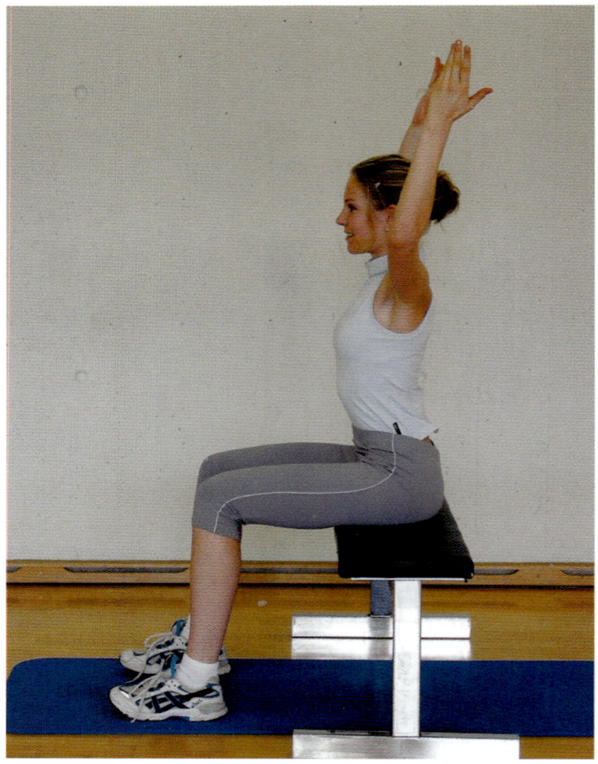

- Im Sitz (oder Stand) den Rücken gerade halten, die Bauchmuskulatur leicht anspannen.
- Die Arme maximal weit rück-hoch führen und halten.
- Durch die Anspannung der oberen Rückenmuskulatur erfolgt eine Dehnung in der Brustmuskulatur.

7. Dehnung der unteren Rückenmuskulatur

Den Rumpf einrollen im Sitz auf einem Hocker

- Im Sitz auf einem Hocker (einem Stuhl, einer Bank, dem Boden) den Oberkörper nach vorne beugen und den

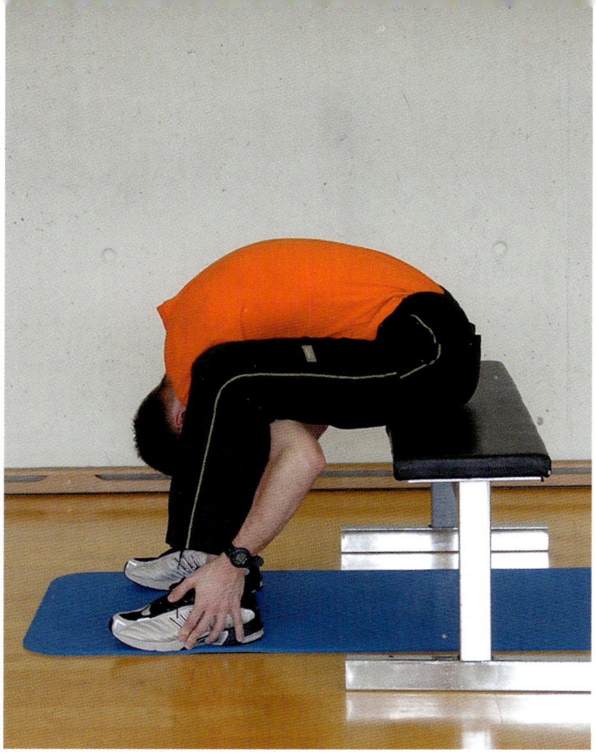

Rücken ganz runden, bis eine Dehnung vor allem im unteren Rücken spürbar wird.

- Ein leichter Zug der Hände an den Knöcheln verstärkt die Dehnung.
- Beim Aufrichten mit den Händen auf den Oberschenkeln abstützen.

8. Kräftigung der oberen Rückenmuskulatur

Adler im Sitz mit Partner

- Im Sitz (oder Stand) den Rücken gerade halten, die Bauchmuskulatur leicht anspannen.
- Die Arme maximal weit rück-hoch führen und halten.
- Ein Partner übt Druck hinten auf den Oberarmen aus oder auf den rechten Arm Druck und den linken Arm Zug und umgekehrt.
  Der Trainierende lässt sich nicht verschieben.

- *Variation:* Die Armhöhe verändern.

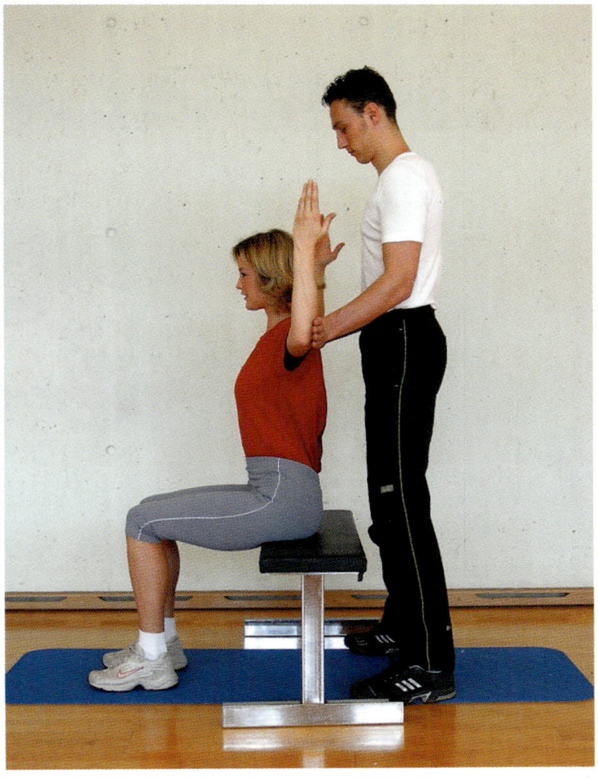

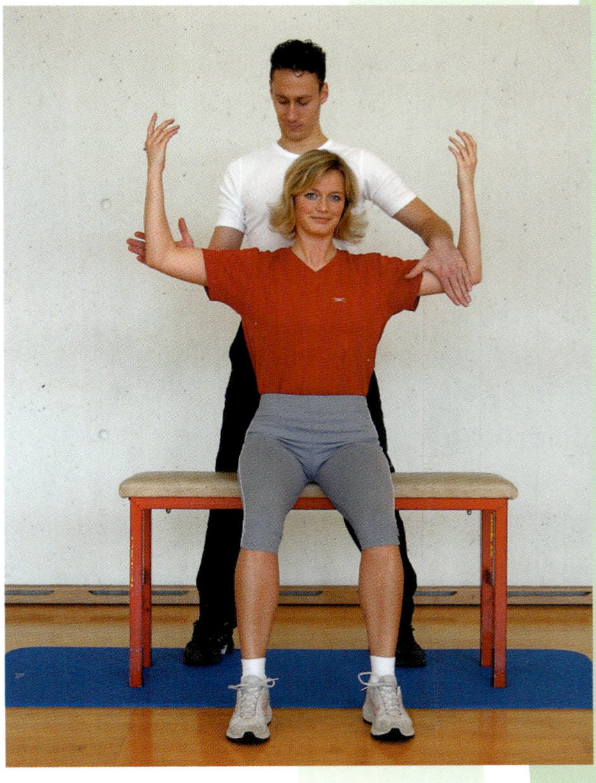

9. Kräftigung der vorderen Oberschenkelmuskulatur

Aufstehen aus dem Sitz

- Im Sitz auf einem Hocker (einem Stuhl, einer Bank) den Rücken gerade halten.
- Aus dieser Position langsam aufstehen, das Gesäß etwas abheben und halten; dann das Gesäß noch etwas mehr abheben und wieder halten.
- Der Rücken bleibt die ganze Zeit gerade.

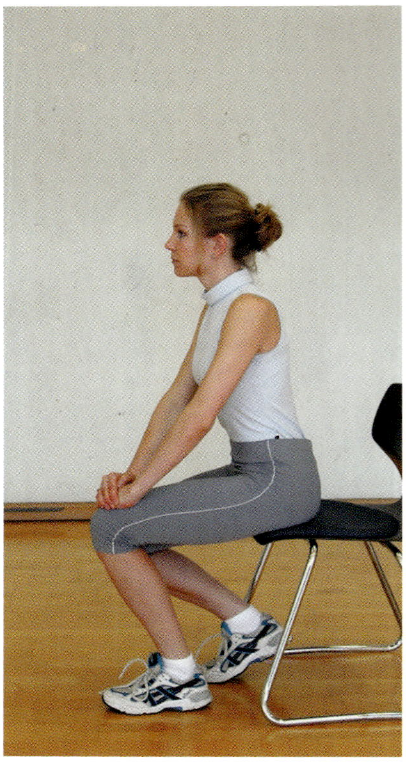
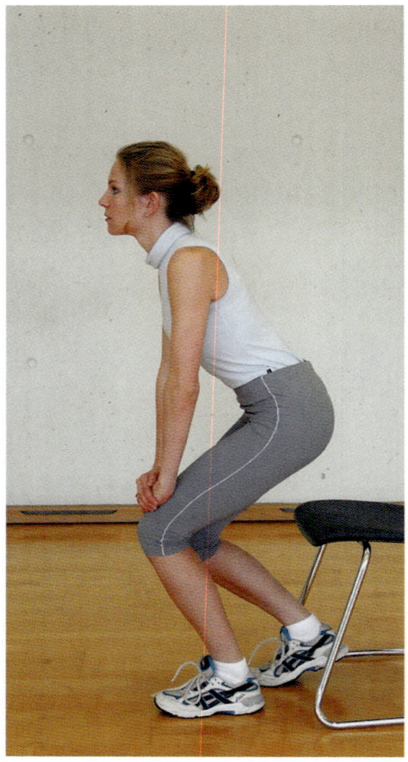
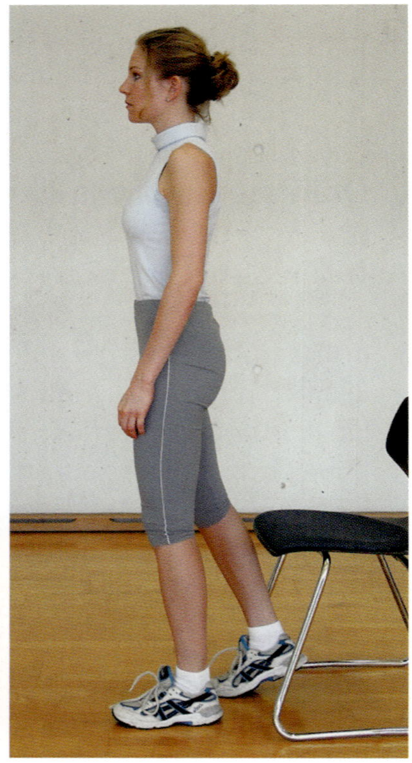

10. Kräftigung der unteren Rücken-, Gesäß- und hinteren Oberschenkelmuskulatur

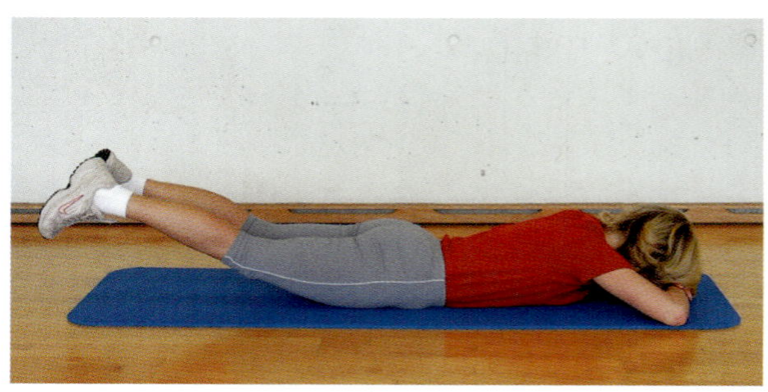

Beinrückheben in Bauchlage

- In Bauchlage – die Stirn liegt auf den Handrücken – die gestreckten Beine etwas vom Boden abheben.
- *Variation:* Einbeinig, mit gebeugtem Knie, einen Ball oder Luftballon zwischen die Füße klemmen.

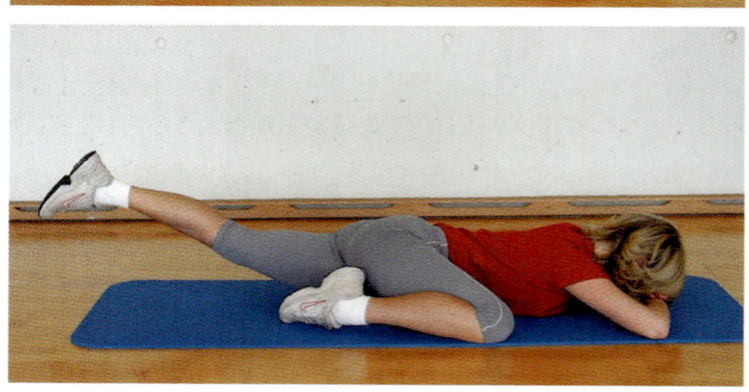

11. Kräftigung der Bauchmuskulatur

Gerader Crunch

- In Rückenlage die Knie an den Bauch ziehen; der Winkel zwischen Oberschenkel und Bauch sollte kleiner als 90° sein, um einen Einsatz der Hüftbeugemuskulatur auszuschließen. Es ist auch möglich, die Füße erhöht, z. B. auf einer Bank, abzulegen; sie sollten aber nicht fixiert werden, da sonst die Oberschenkelvorderseite einen Teil der Arbeit verrichtet.

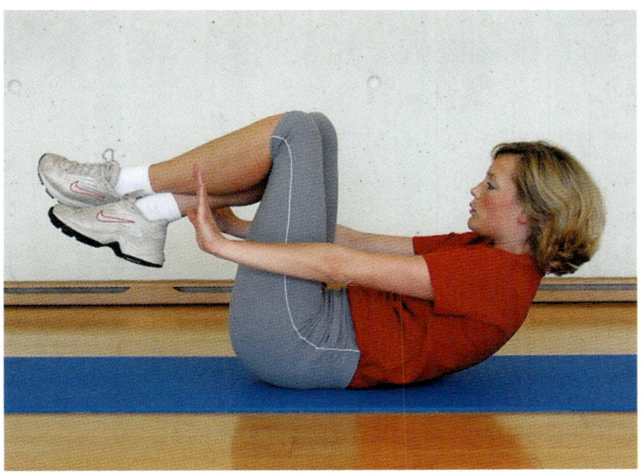

- Den Kopf und die Schultern vom Boden abheben und eine imaginäre Wand mit den Händen wegschieben; den Oberkörper nur so weit abheben, dass sich die Lendenwirbelsäule noch am Boden befindet, da sonst die Hüftbeugemuskulatur einbezogen wird.
- Beim Anheben des Oberkörpers ausatmen.
- Die Schultern sollten während der Übung möglichst nicht auf dem Boden abgelegt werden (ständige Spannung der Bauchmuskulatur); bei Personen mit schwacher Bauchmuskulatur kann das Ablegen von Kopf und Schultern zwischen den einzelnen Wiederholungen akzeptiert werden.

12. Koordination, Rückenkräftigung und -mobilisation

Katzenbuckelkreisen

- Auf allen vieren die Katzenbuckelposition einnehmen.
- Den Oberkörper nach vorne unten bewegen, dabei den Rücken „gerade machen"; dann den Oberkörper nach oben hinten bewegen und wieder in die Katzenbuckelposition kommen.

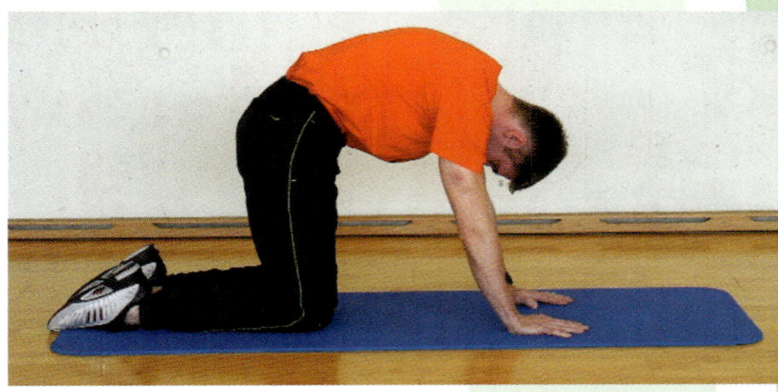

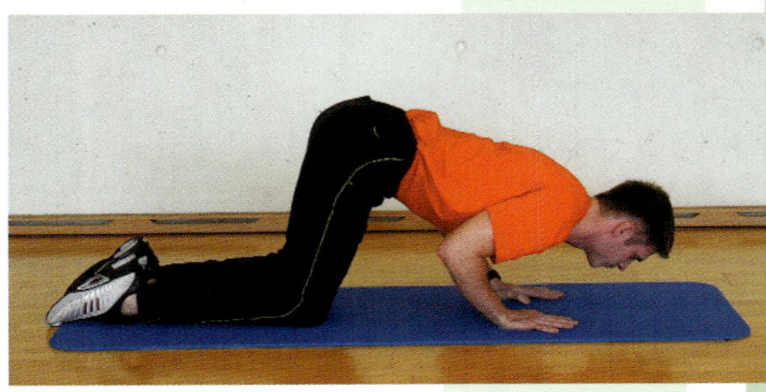

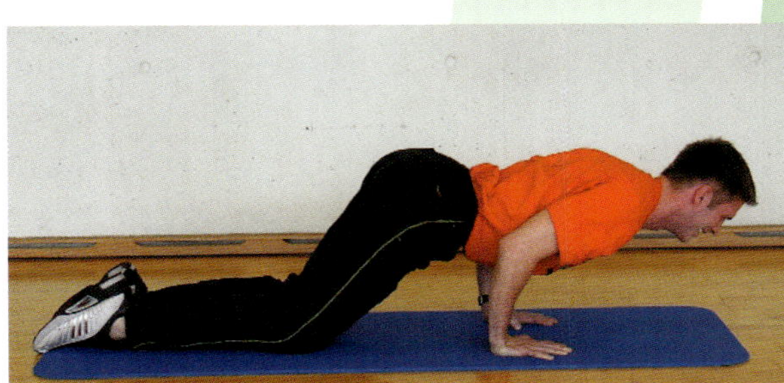

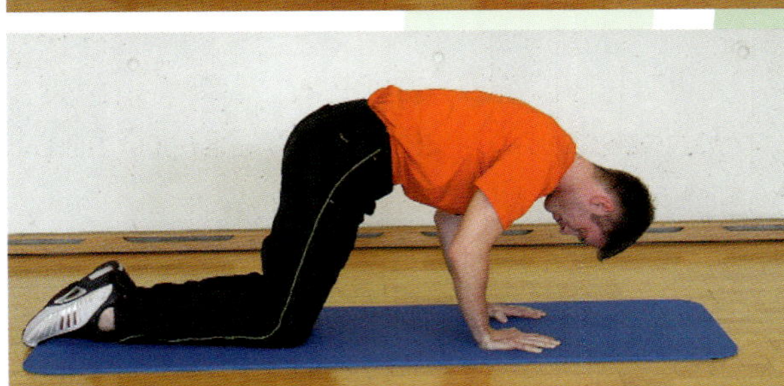

Kurseinheit 2

Sequenz	Inhalt	Zeit (min)
Einstieg	• Rückblick auf die letzte Kurseinheit • Besprechung der Aufgaben der letzten Woche • Erläuterung des Stundenthemas	10
Einstimmung mit Musik	*Geräte: Gymnastikbälle* Geh-/Laufvariationen mit Gymnastikbällen, z. B.: • Den Ball prellen (rechts/links) • Den Ball hochwerfen und auffangen • Den Ball um den Bauch kreisen • Den Ball einem Partner übergeben, später zuwerfen • Den Ball rückengerecht auf den Boden legen und einen anderen Ball rückengerecht aufheben (vorher erklären) • Den Ball rückengerecht gegenseitig zukegeln (zurollen) und rückengerecht wieder aufheben	10
Information/ rückengerechtes Verhalten	*Geräte: Zwei Wasserkästen (leer bzw. halbvoll)* Informationen zum Thema „Aufbau und Funktion der Wirbelsäule und der Bandscheiben (anatomische Grundlagen)“ (Arbeitsblätter 4-8) Informationen und Übungen zum Thema „rückengerechtes Heben und Tragen“ (Arbeitsblatt 8): • Problematisierung des Hebens und Tragens schwerer Gegenstände • Demonstration unterschiedlicher Möglichkeiten des rückengerechten Hebens und Tragens • Tragespiel mit Wasserkästen	15

Funktionelles Training	*Geräte: Gymnastikbälle* M. Arm-Bein-Schwingen M. Das Becken aufrichten und kippen K. Bauchmuskulatur: Gerader Crunch mit Ball K. Rückenmuskulatur: Den Ball übergeben im Sitz D. Untere Rückenmuskulatur: Den Rumpf einrollen im Sitz K. Schräge Bauchmuskulatur: Twisted Crunch mit Ball K. Rückenmuskulatur: Den Ball übergeben in Bauchlage M. Hampelmann-Adler D. Hüftbeugemuskulatur: Riesenausfallschritt D. Hüftbeuge- und vordere Oberschenkelmuskulatur: Käfer in Seitlage *Hinweis:* Die Kräftigung der Beinmuskulatur erfolgt durch die Übungen in der Sequenz „rückengerechtes Verhaltenstraining".	20
Information/ Entspannung	Kurzinformation zur „Bedeutung der Entspannung" Entspannungsübung, z. B.: • Reise durch den Körper	15
Ausklang & Abschluss	Kurze Reflexion der Kurseinheit Aufgaben für die folgende Woche: • Bewusstes Heben im Alltag (Selbstbeobachtung/ Fremdbeobachtung) • Regelmäßige Durchführung der „Übungen der Woche 2": Riesenausfallschritt; Käfer in Seitlage • Fortführung der „Übungen der Woche 1"	5

M. = Mobilisation/Koordination/Ganzkörpertraining; K. = Kräftigung; D. = Dehnung

1. Koordination

Arm-Bein-Schwingen

- Das Gewicht gleichmäßig auf beide Beine verteilen; die Arme hängen locker an der Seite.

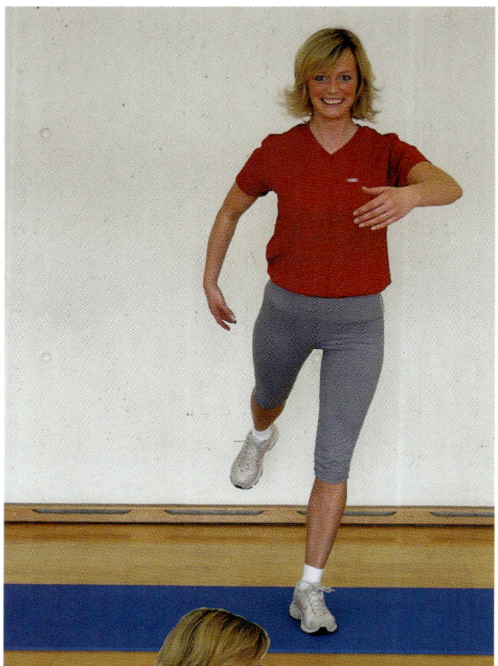

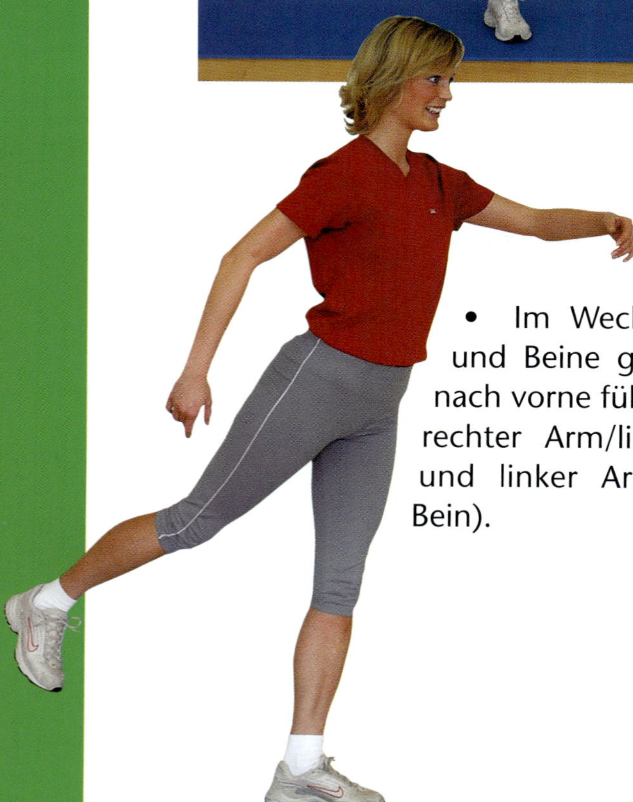

- Im Wechsel Arme und Beine gegenseitig nach vorne führen (d. h. rechter Arm/linkes Bein und linker Arm/rechtes Bein).

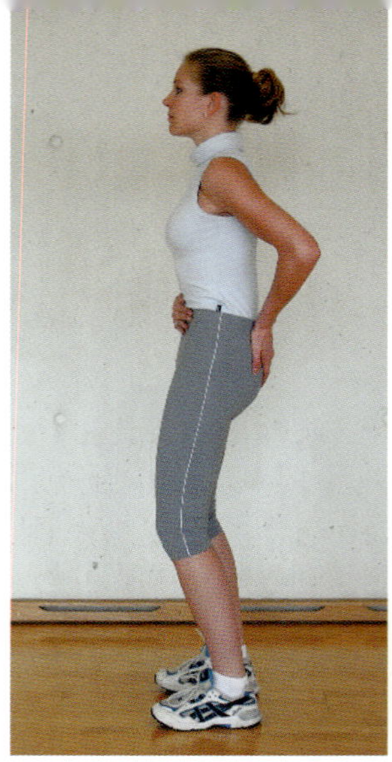

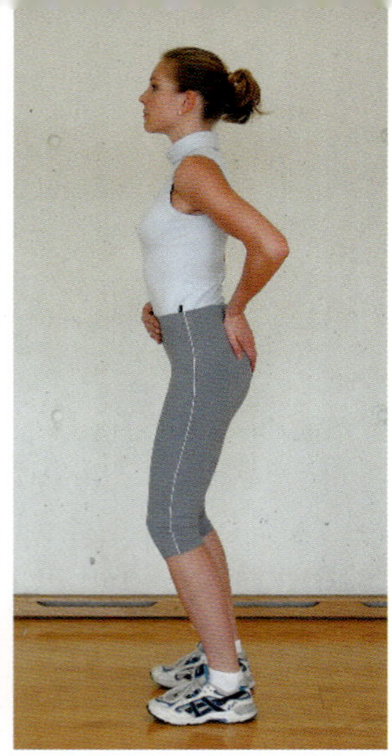

2. Mobilisation

Das Becken aufrichten und kippen

- Im Stand – Füße schulterbreit geöffnet, Knie leicht gebeugt – eine Hand auf den Bauch, eine Hand auf das Gesäß legen.
- Durch Anspannung und Entspannung der Bauch- und Gesäßmuskulatur das Becken im Wechsel aufrichten und kippen.

3. Kräftigung der Bauchmuskulatur

Gerader Crunch mit Ball

- In Rückenlage die Knie an den Bauch ziehen; der Winkel zwischen Oberschenkel und Bauch sollte kleiner als 90° sein, um einen Einsatz der Hüftbeugemuskulatur auszuschließen.
- Den Ball auf den Unterschenkeln ablegen und wieder abholen; den Ober-

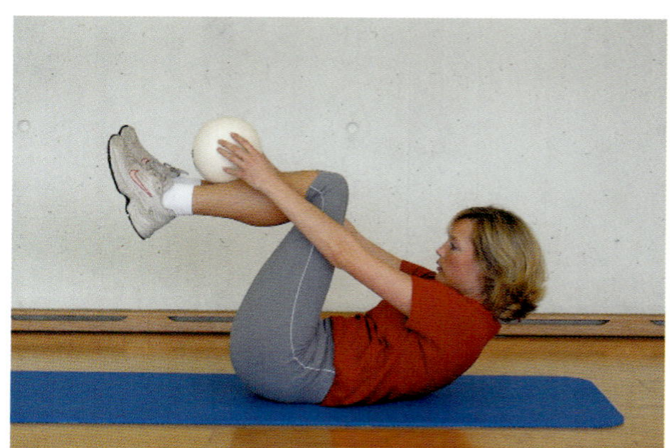

körper dabei nur so weit abheben, dass sich die Lendenwirbelsäule noch am Boden befindet, da sonst die Hüftbeugemuskulatur einbezogen wird.
- Die Schultern sollten während der Übung möglichst nicht auf dem Boden abgelegt werden (ständige Spannung der Bauchmuskulatur); bei Personen mit schwacher Bauchmuskulatur kann das Ablegen von Kopf und Schultern zwischen den einzelnen Wiederholungen akzeptiert werden.

4. Kräftigung der Rückenmuskulatur

Den Ball übergeben im Sitz

- Im Schneidersitz aufrecht hinsetzen.
- Den Ball über dem Kopf und hinter dem Rücken übergeben.

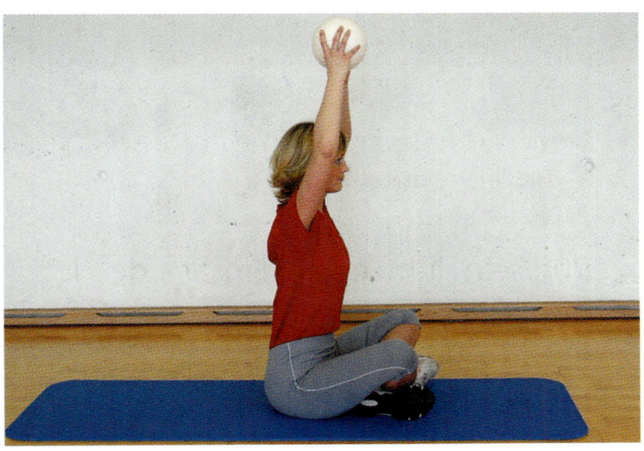

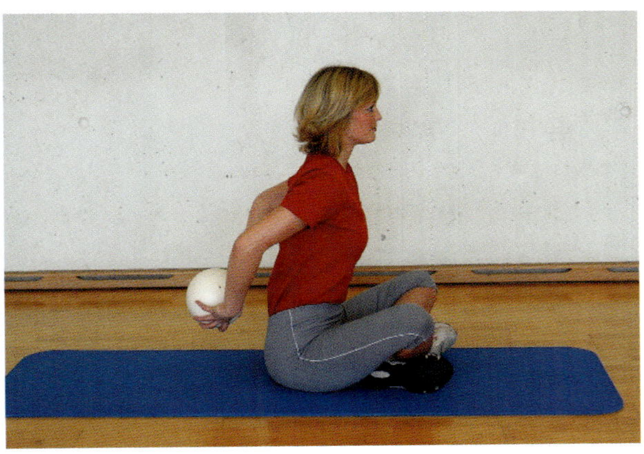

5. Dehnung der unteren Rückenmuskulatur

Den Rumpf einrollen im Sitz

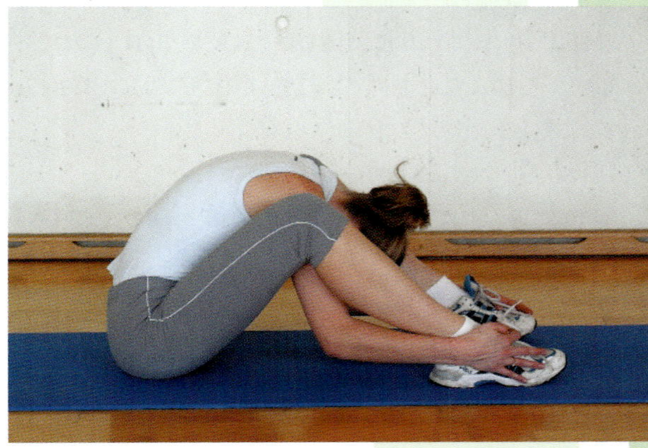

- Im Sitz auf dem Boden den Oberkörper nach vorne beugen und den Rücken ganz runden, bis eine Dehnung vor allem im unteren Rücken spürbar wird.
- Ein leichter Zug der Hände an den Knöcheln verstärkt die Dehnung.

6. Kräftigung der schrägen Bauchmuskulatur

Twisted Crunch mit Ball

- In Rückenlage die Knie an den Bauch ziehen; der Winkel zwischen Oberschenkel und Bauch sollte kleiner als 90° sein, um einen Einsatz der Hüftbeugemuskulatur auszuschließen.

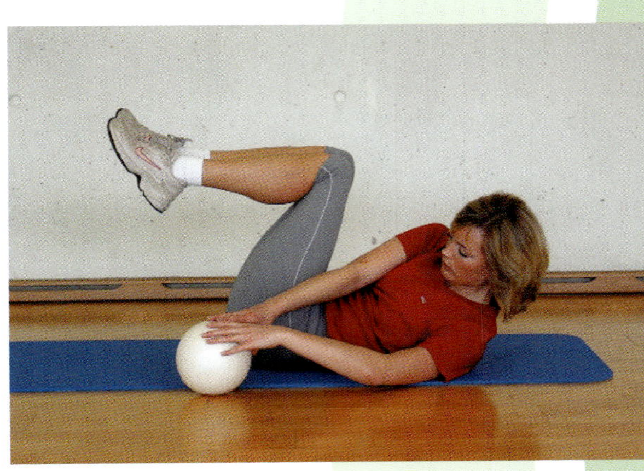

- Den Ball mit beiden Händen neben dem Körper nach vorne (rechts und links) rollen; den Oberkörper dabei nur so weit zur Seite aufrichten, dass sich die Lendenwirbelsäule noch am Boden befindet, da sonst die Hüftbeugemuskulatur einbezogen wird.
- Die Schultern sollten während der Übung möglichst nicht auf dem Boden abgelegt werden (ständige Spannung der Bauchmuskulatur); bei Personen mit schwacher Bauchmuskulatur kann das Ablegen von Kopf und Schultern zwischen den einzelnen Wiederholungen akzeptiert werden.

7. Kräftigung der oberen Rückenmuskulatur

Den Ball übergeben in Bauchlage

- In Bauchlage – die Stirn berührt den Boden (die Matte) oder Kopf in Verlängerung der Wirbelsäule – den Ball mit abgehobenen Armen vor dem Kopf und hinter dem Rücken übergeben.

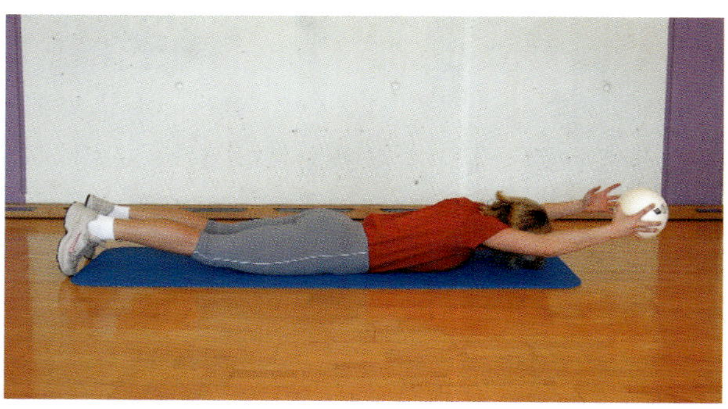

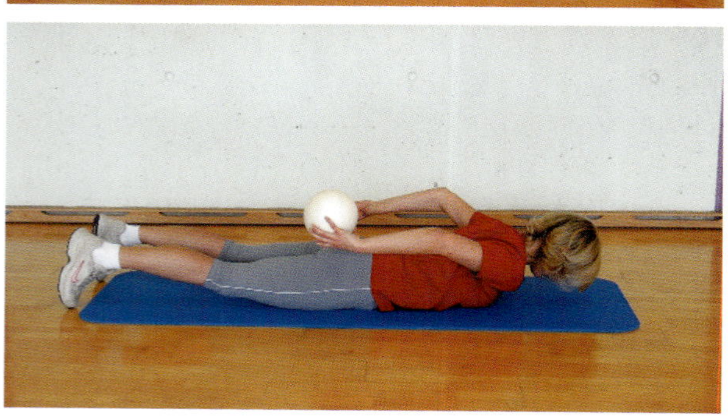

8. Koordination, Kraftausdauer und Mobilisation

Hampelmann-Adler

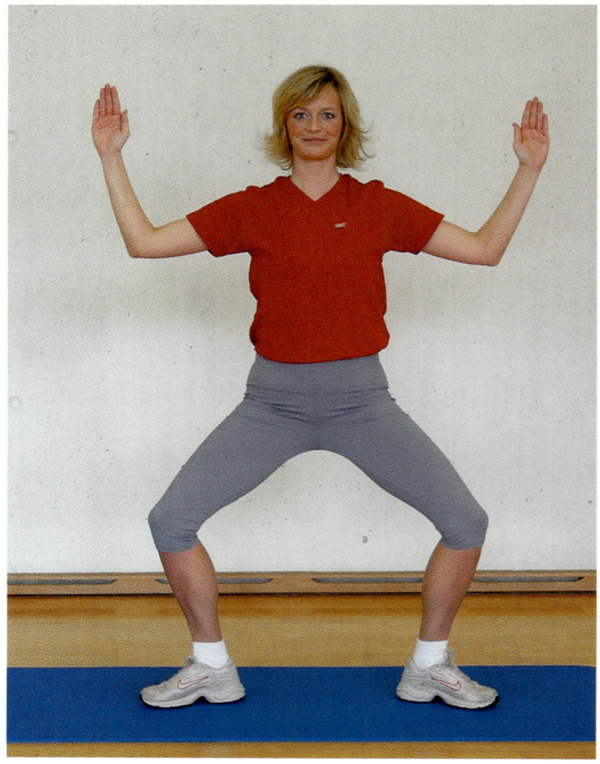

- Leichte Grätschstellung, die Fußspitzen zeigen nach außen.
- In die leichte Hokke gehen (Knie nach außen). Die Arme angewinkelt nach außen führen (Adler).
- Gleichzeitig die Ellbogen vor dem Körper zusammenführen und die Knie strecken; dann zurück in die Ausgangsposition.

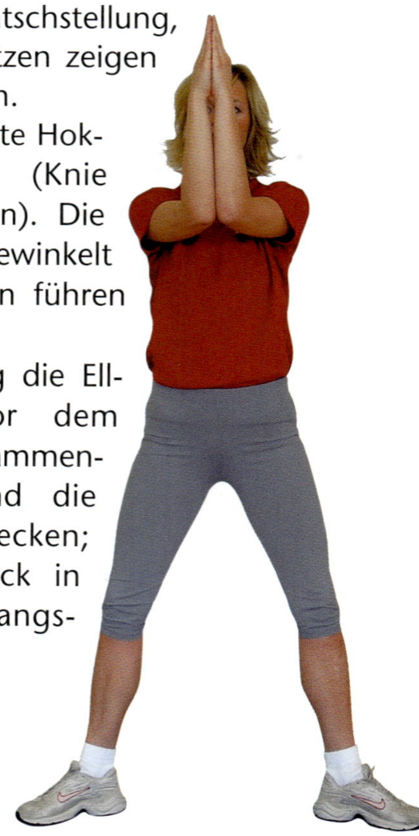

9. Dehnung der Hüftbeugemuskulatur

Riesenausfallschritt

- Im Riesenausfallschritt den Oberkörper auf dem Oberschenkel oder daneben ablegen; mit den Händen auf dem Boden abstützen.
- Die Hüfte des hinteren Beins in Richtung Boden drücken und das hintere Knie strecken, bis eine Dehnung im Hüftbereich spürbar wird.
- Der häufig zur Dehnung der Hüftbeuger verwendete Ausfallschritt mit aufrechtem Oberkörper führt – wie Untersuchungen von Boeckh-Behrens und Buskies (2003) nachgewiesen haben – auf Grund der fehlenden Beckenfixation zu keiner (!) verbesserten Dehnfähigkeit der Hüftbeugemuskulatur.

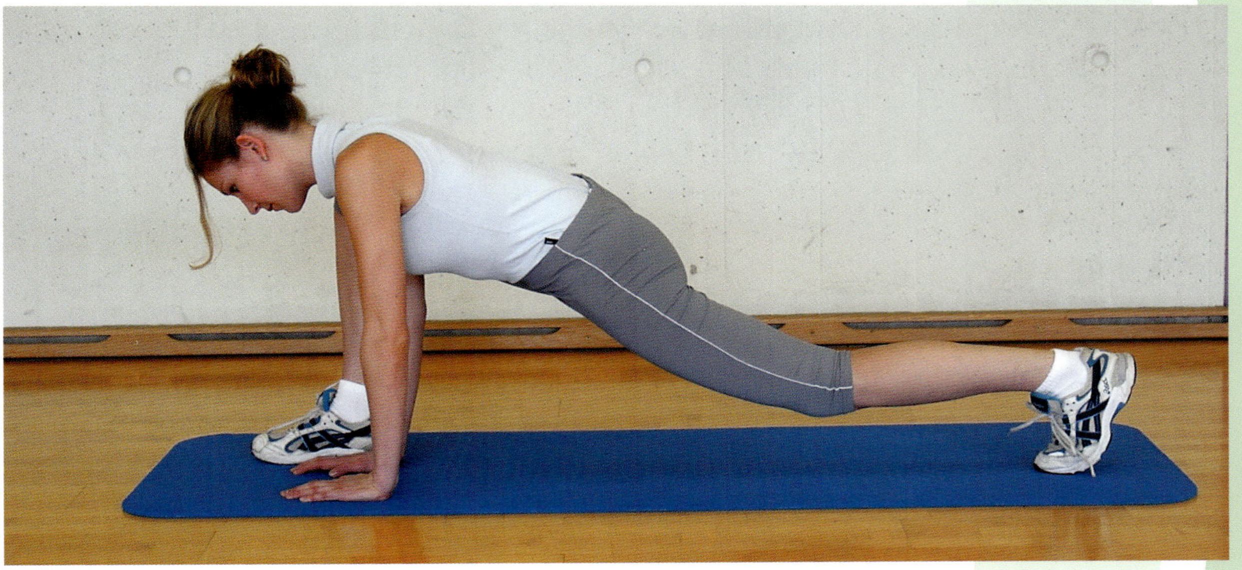

10. Dehnung der Hüftbeuge- und der vorderen Oberschenkelmuskulatur

Käfer in Seitlage

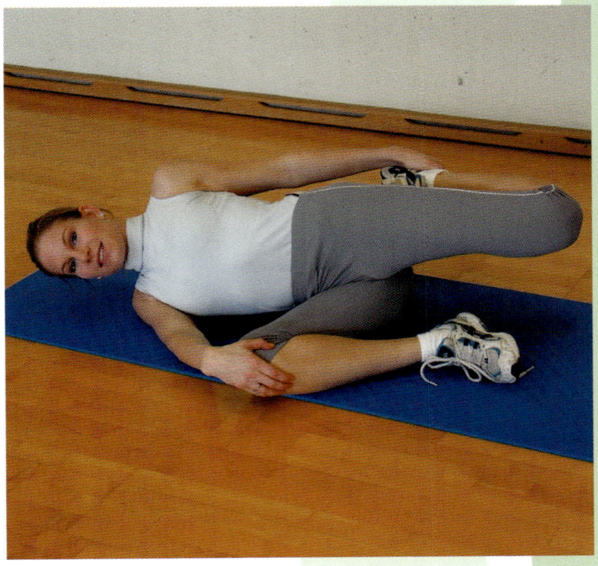

- In Seitlage das untere Bein möglichst maximal unter den Körper ziehen.
- Das Fußgelenk des zu dehnenden Beins greifen, die Ferse an das Gesäß bringen und dort in der Endposition fixieren.
- Die Hüfte des oben liegenden Beins nach vorne schieben, bis eine Dehnung in der Hüfte und in der Oberschenkelvorderseite spürbar wird.

Kurseinheit 3

Sequenz	Inhalt	Zeit (min)
Einstieg	• Rückblick auf die letzte Kurseinheit • Besprechung der Aufgaben der letzten Woche • Erläuterung des Stundenthemas	5
Einstimmung mit Musik	*Geräte: Igelbälle* Geh-/Laufvariationen mit Igelbällen, z. B.: • Den Ball hochwerfen und auffangen • Verschiedene Körperteile mit dem Ball massieren • Den Ball hinter dem Rücken und über dem Kopf von einer Hand in die andere übergeben • Den Ball gegenseitig zuwerfen und fangen • Den Ball auf den Boden werfen und rückengerecht wieder aufheben	10
Information/ rückengerechtes Verhalten	*Geräte: Matten (und z. B. Bänke) für Mattenberg (Bettsimulation)* Informationen und Übungen zum Thema „rückengerechtes Hinlegen und Aufstehen" (Arbeitsblätter 9, 10): • Demonstration und Diskussion unterschiedlicher Möglichkeiten des Hinlegens und Aufstehens • Ausprobieren und Diskussion unterschiedlicher Liegepositionen	15

Information/ funktionelles Training	*Geräte: Igelbälle* Informationen zum Thema „muskuläre Defizite" (Arbeitsblätter 11, 12) M. Arm-Bein-Schwingen • Übungsprogramm für den LWS-Bereich: M. Das Becken aufrichten und kippen K. Bauchmuskulatur: Gerader Crunch mit Igelball K. Untere Rücken-, Gesäß- und hintere Oberschenkelmuskulatur: Kickback im Unterarmstutz D. Hüftbeugemuskulatur: Riesenausfallschritt K. Hintere Oberschenkelmuskulatur: Fersendrücker K. Bauchmuskulatur: Gerader Crunch mit Achterkreisen (des Igelballs) D. Untere Rückenmuskulatur: Den Rumpf einrollen im Sitz D. Hüftbeuge- und vordere Oberschenkelmuskulatur: Käfer in Seitlage M. Durchschwingen	30
Entspannung	*Geräte: Igelbälle* Igelballmassage mit Partner	10
Ausklang & Abschluss	Kurze Reflexion der Kurseinheit Aufgaben für die folgende Woche: • Bewusstes Hinlegen und Aufstehen (Selbstbeobachtung/Fremdbeobachtung) • Regelmäßige Durchführung der „Übungen der Woche 3": Fersendrücker; Kickback • Fortführung der „Übungen der Woche 1 und 2"	5

M. = Mobilisation/Koordination/Ganzkörpertraining; K. = Kräftigung; D. = Dehnung

1. Koordination

Arm-Bein-Schwingen

- Das Gewicht gleichmäßig auf beide Beine verteilen; die Arme hängen locker an der Seite.
- Im Wechsel Arme und Beine gegenseitig nach vorne führen (d. h. rechter Arm/linkes Bein und linker Arm/rechtes Bein).

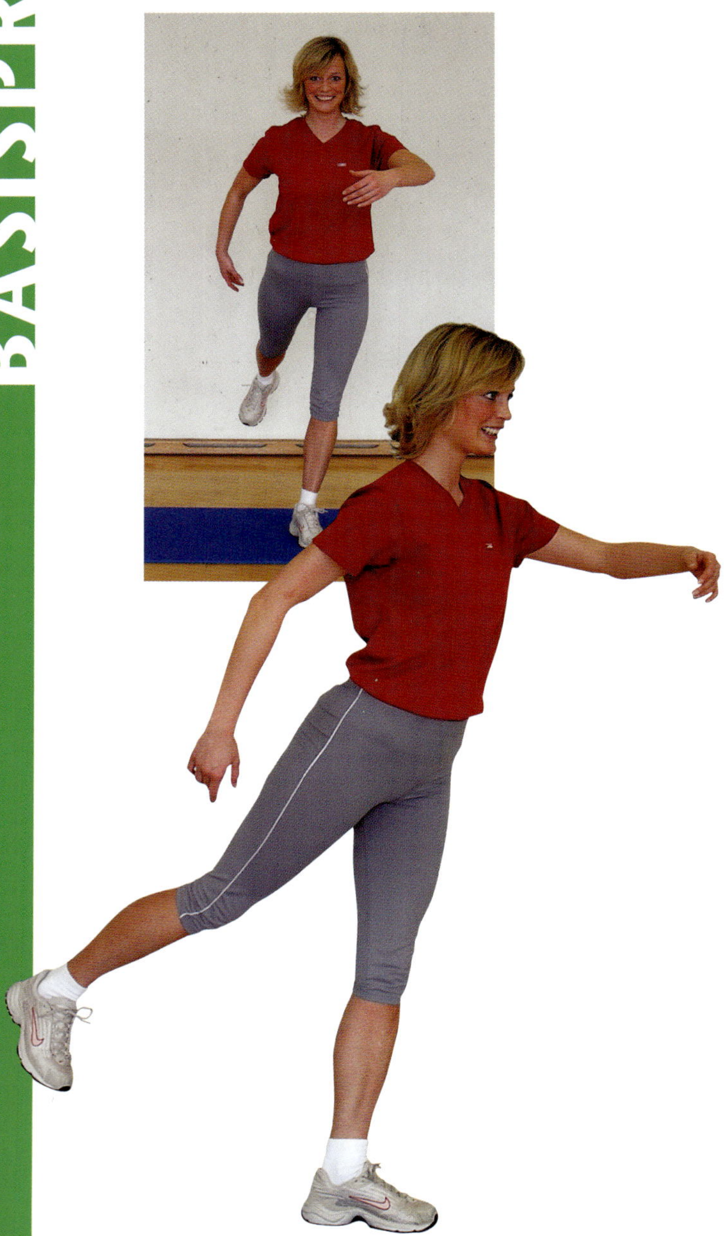

2. Mobilisation

Das Becken aufrichten und kippen

- Im Stand – Füße schulterbreit geöffnet, Knie leicht gebeugt – eine Hand auf den Bauch, eine Hand auf das Gesäß legen.
- Durch Anspannung und Entspannung der Bauch- und Gesäßmuskulatur das Becken im Wechsel aufrichten und kippen.

- *Variation:* Die Hände in die Hüftbeuge legen.

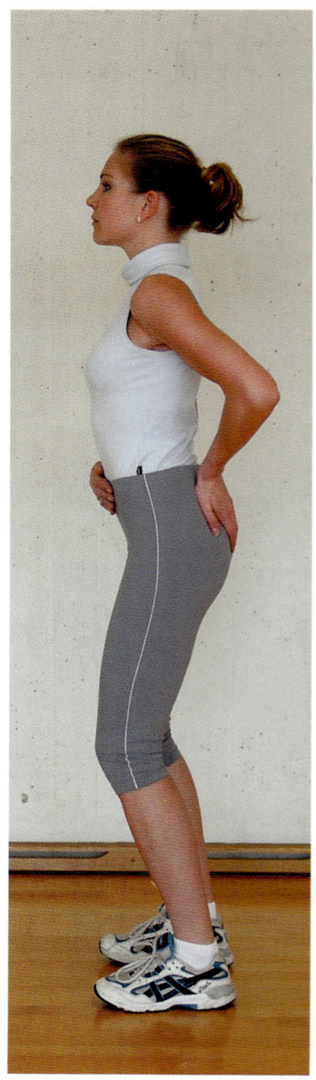

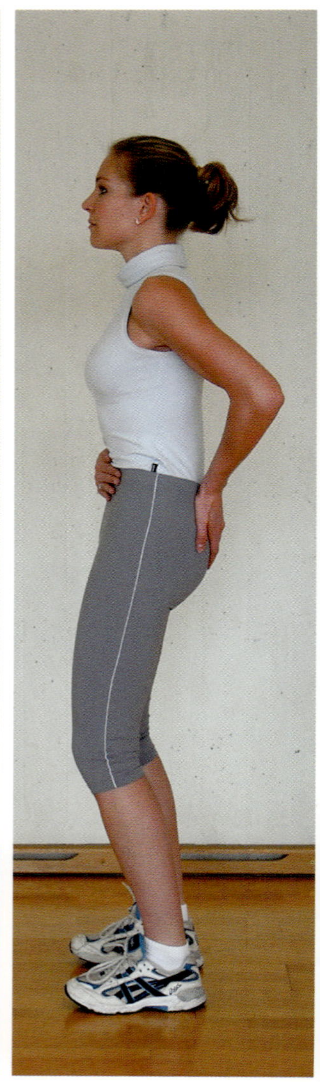

3. Kräftigung der Bauchmuskulatur

Gerader Crunch mit Igelball

- In Rückenlage die Knie an den Bauch ziehen; der Winkel zwischen Oberschenkel und Bauch sollte kleiner als 90° sein, um einen Einsatz der Hüftbeugemuskulatur auszuschließen.
- Den Igelball um die Oberschenkel (oder Unterschenkel) kreisen; den Oberkörper dabei nur so weit abheben, dass sich die Lendenwirbelsäule noch am Boden befindet, da sonst die Hüftbeugemuskulatur einbezogen wird.

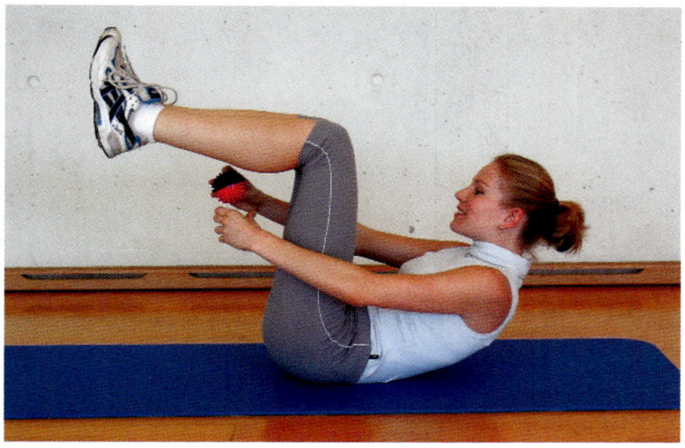

- Personen mit schwacher Bauchmuskulatur können zwischendurch Kopf und Schultern kurz ablegen.

4. Kräftigung der unteren Rücken-, Gesäß- und hinteren Oberschenkelmuskulatur

Kickback im Unterarmstütz

- Im Unterarmkniestütz ein Bein unter den Rumpf ziehen; hierdurch wird das Becken aufgerichtet und bei der folgenden Übung eine Überstreckung in der Hüfte verhindert.
- Das Trainingsbein maximal nach hinten oben führen, dann den Unterschenkel gegen einen imaginären Widerstand anwinkeln.

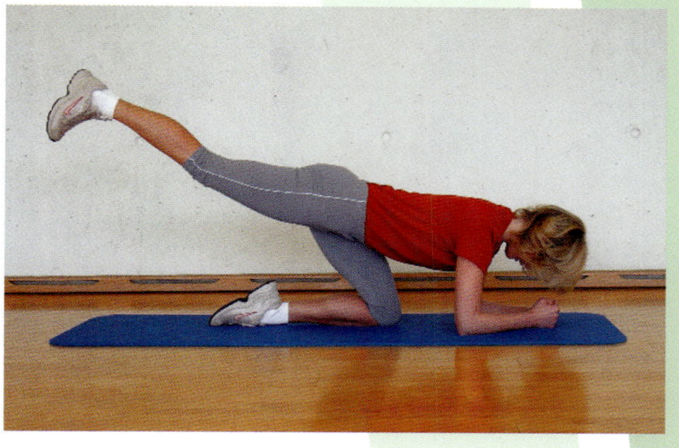

5. Dehnung der Hüftbeugemuskulatur

Riesenausfallschritt

- Im Riesenausfallschritt den Oberkörper auf dem Oberschenkel oder daneben ablegen; mit den Händen auf dem Boden abstützen.
- Die Hüfte des hinteren Beins in Richtung Boden drücken und das hintere Knie strecken, bis eine Dehnung im Hüftbereich spürbar wird.

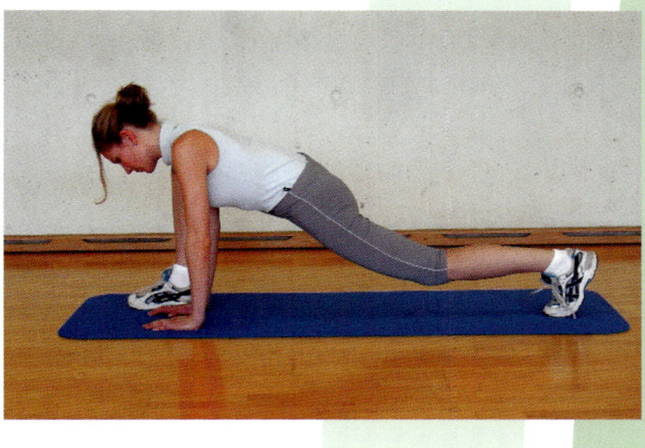

- Der häufig zur Dehnung der Hüftbeuger verwendete Ausfallschritt mit aufrechtem Oberkörper führt auf Grund der fehlenden Beckenfixation zu keiner (!) verbesserten Dehnfähigkeit der Hüftbeugemuskulatur.

6. Kräftigung der hinteren Oberschenkelmuskulatur

Fersendrücker (statisch)

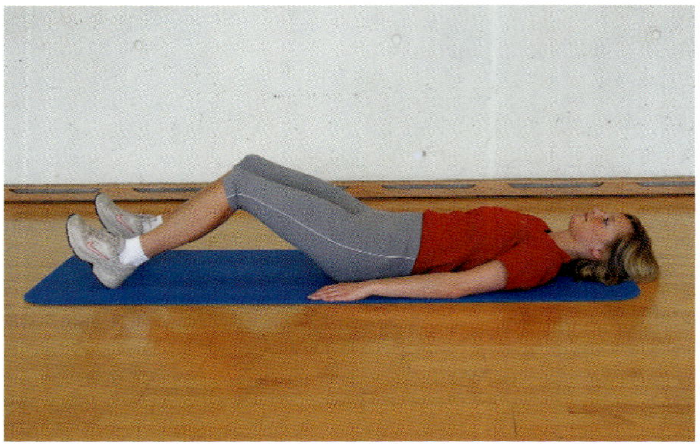

- In Rückenlage die Beine anwinkeln und die Fußspitzen zum Schienbein anziehen.
- Die Bauch- und Gesäßmuskulatur anspannen und die Lendenwirbelsäule auf den Boden drücken (Becken aufrichten), die Fersen in den Boden drükken und Zug in Richtung Gesäß ausüben; regelmäßig atmen.

- *Variationen:* Einbeinig/beidbeinig oder mit engem/weiterem Kniegelenkwinkel; bei einem weiten Kniegelenkwinkel erhöht sich die Beanspruchung.

7. Kräftigung der Bauchmuskulatur

Gerader Crunch mit Achterkreisen (des Igelballs)

- In Rückenlage die Beine so aufstellen, dass die Knie schulterbreit geöffnet sind.
- Zuerst das Becken aufrichten (Bauch- und Gesäßmuskulatur anspannen), dann den Oberkörper abheben und den Igelball in einer Acht um die Oberschenkel kreisen.
- Den Oberkörper dabei nur so weit abheben, dass sich die Lendenwirbelsäule noch am Boden befindet, da sonst die Hüftbeugemuskulatur einbezogen wird.
- Personen mit schwacher Bauchmuskulatur können zwischendurch Kopf und Schultern kurz ablegen.

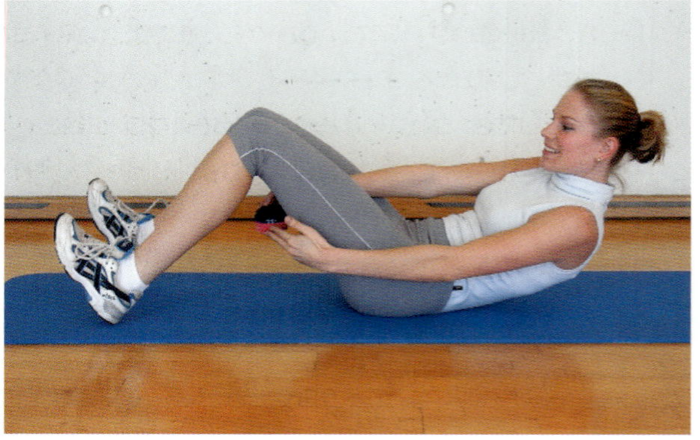

8. Dehnung der unteren Rückenmuskulatur

Den Rumpf einrollen im Sitz

- Im Sitz auf dem Boden den Oberkörper nach vorne beugen und den Rücken ganz runden, bis eine Dehnung vor allem im unteren Rücken spürbar wird.
- Ein leichter Zug der Hände an den Knöcheln verstärkt die Dehnung.

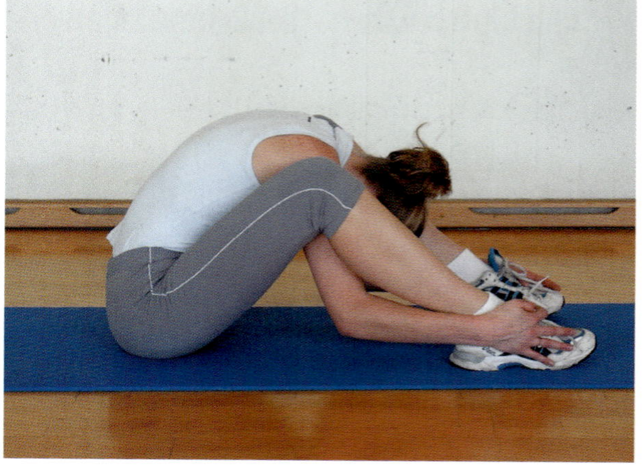

9. Dehnung der Hüftbeuge- und vorderen Oberschenkelmuskulatur

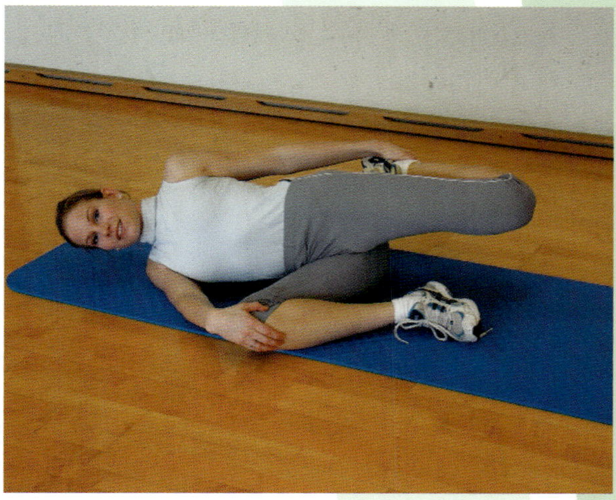

Käfer in Seitlage

- In Seitlage das untere Bein möglichst maximal unter den Körper ziehen.
- Das Fußgelenk des zu dehnenden Beins greifen, die Ferse an das Gesäß bringen und dort in der Endposition fixieren.
- Die Hüfte des oben liegenden Beins nach vorne schieben, bis eine Dehnung in der Hüfte und in der Oberschenkelvorderseite spürbar wird.

10. Koordination, Kraftausdauer und Mobilisation

Durchschwingen

- Aufrechte Körperhaltung einnehmen, Arme hochhalten.
- Durch die mitteltiefe Hocke schwingen und die Beine wieder strecken, dabei die Hände/Arme hinten hochführen.
- Dann das Ganze zurück.
- Auf die Atmung achten.

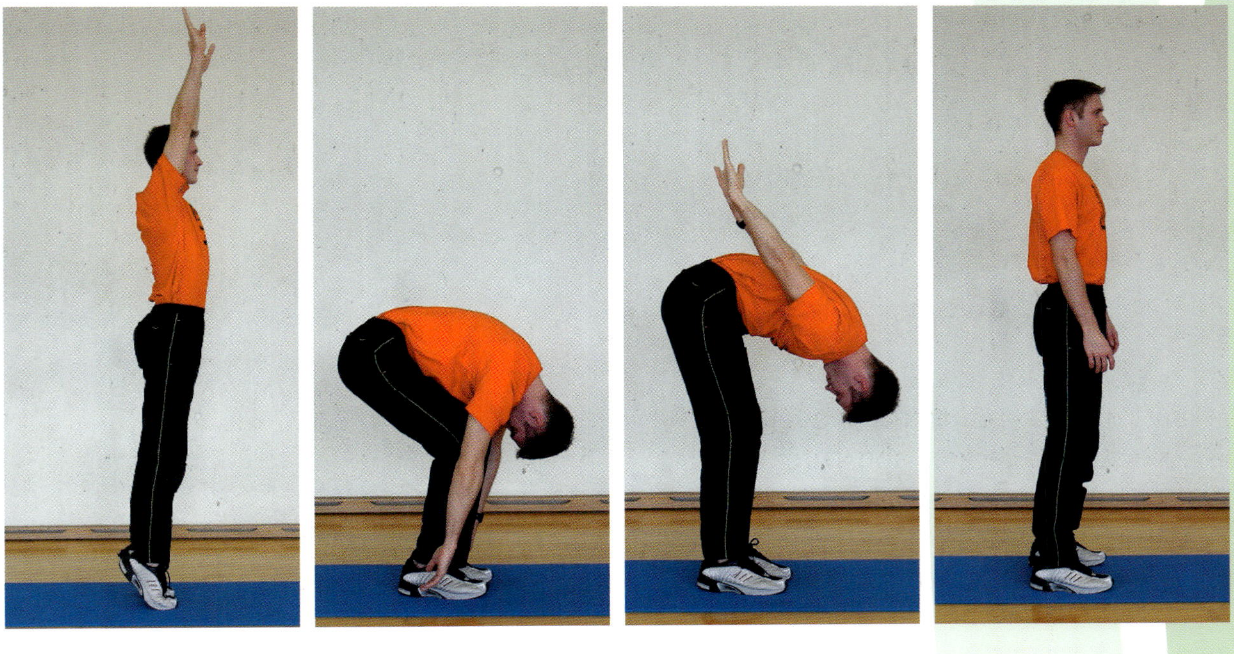

Kurseinheit 4

Sequenz	Inhalt	Zeit (min)
Einstieg	• Rückblick auf die letzte Kurseinheit • Besprechung der Aufgaben der letzten Woche • Erläuterung des Stundenthemas	5
Einstimmung mit Musik	Partner- und Gruppenübungen, z. B.: • Atomspiel: Bei Musikstopp findet sich eine bestimmte Anzahl von Personen zusammen • Nach Augenfarbe zusammenlaufen • Nach Haarfarbe zusammenlaufen • Nach Farbe des Oberteils zusammenlaufen • Nach Altersgruppen zusammenlaufen • Bei Musikstopp in der Position verharren (Stoppspiel)	10
Information/ rückengerechtes Verhalten	Informationen und Übungen zum Thema „rückengerechtes Verhalten am Arbeitsplatz/zu Hause“ (Arbeitsblätter 3, 8), z. B.: • Telefonieren im Stehen • Punkte als Erinnerungsstütze an alle Stellen am Arbeitsplatz und/oder im Haushalt kleben, die besondere Haltungen erfordern • Dynamisches Sitzen • Auf gute Sitzmöbel achten • Richtige Höhe des Tischs/der Arbeitsplatte beachten • Bewusst den Arbeitsplatz so gestalten, dass man öfter aufstehen muss, um etwas zu erreichen (Mobilität am Arbeitsplatz) • Tätigkeiten im Haus/Garten rückengerecht ausführen	15

Information/ funktionelles Training	M. Arm-Bein-Schwingen Kurzinformationen und Übungsprogramm zum HWS-/ BWS-Bereich: M./D. Seitliche Hals-Nacken-Muskulatur: Den Kopf zur Seite neigen K. Seitliche Hals-Nacken-Muskulatur: Den Kopf seitlich gegen den Widerstand der Hand drükken K. Hintere Hals-Nacken-Muskulatur: Den Kopf nach hinten gegen den Widerstand der Hände drücken D. Brustmuskulatur: Türsteher K. Rückenmuskulatur: Den Ball vor dem Kopf kreisen D. Brustmuskulatur und K. obere Rückenmuskulatur: Adler im Sitz K. Obere Rückenmuskulatur: Den Ball im Nacken K. Obere Rückenmuskulatur: Den Ball übergeben in Bauchlage M. Ministergruß	20
Entspannung	Einführung in eines der beiden Entspannungsverfahren: • Progressive Muskelrelaxation oder • „Psychohygiene-Atmung“	15
Ausklang & Abschluss	Kurze Reflexion der Kurseinheit Aufgaben für die folgende Woche: • Bewusstes Verhalten am Arbeitsplatz/zu Hause (vgl. Sequenz „rückengerechtes Verhaltenstraining“) • Regelmäßige Durchführung der „Übungen der Woche“: Türsteher; Rumpfeinrollen im Sitz • Fortführung der „Übungen der Woche 1-3“	10

M. = Mobilisation/Koordination/Ganzkörpertraining; K. = Kräftigung; D. = Dehnung

1. Koordination

Arm-Bein-Schwingen

- Das Gewicht gleichmäßig auf beide Beine verteilen; die Arme hängen locker an der Seite.
- Im Wechsel Arme und Beine gegenseitig nach vorne führen (d. h. rechter Arm/linkes Bein und linker Arm/rechtes Bein).

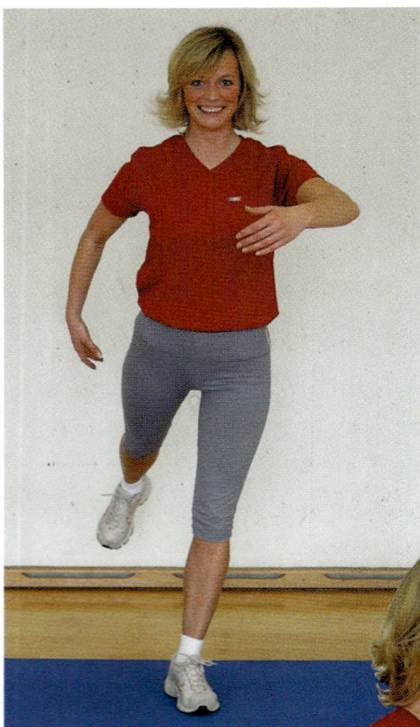

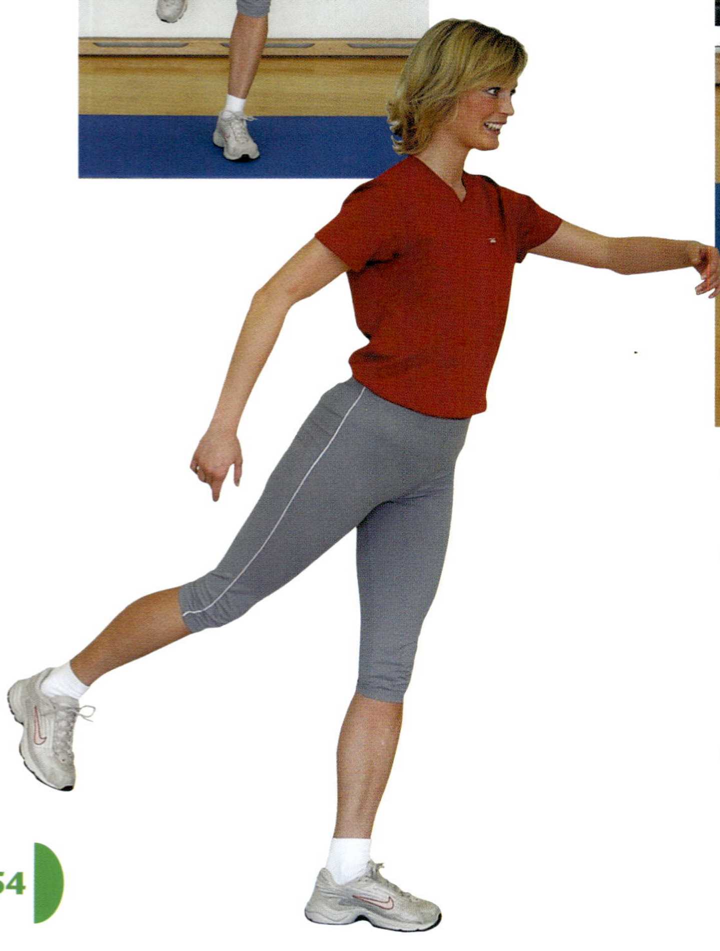

2. Mobilisation sowie Dehnung der seitlichen Hals-Nacken-Muskulatur

Den Kopf zur Seite neigen

- Im Sitz (oder Stand) den Kopf zur Seite neigen.

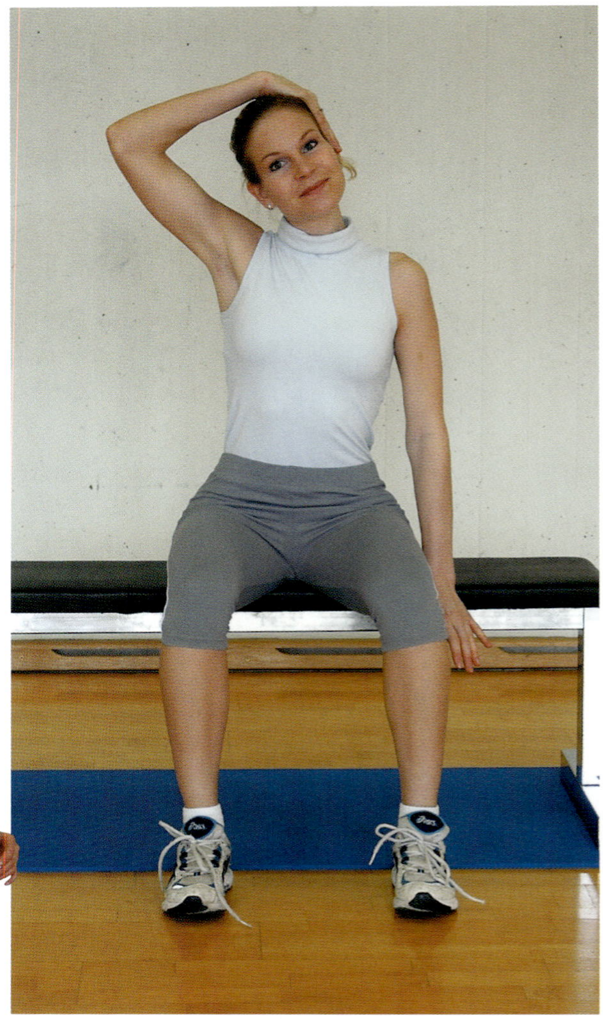

- Eine Hand über den Kopf legen; so kann der Zug etwas verstärkt werden.
- Die Schulter der zu dehnenden Seite aktiv nach unten drücken, bis die Dehnung in der seitlichen Halsmuskulatur spürbar wird.

- *Variation:* Die Kinnspitze der zu dehnenden Seite etwas nach oben drehen.

3. Kräftigung der seitlichen Hals-Nacken-Muskulatur

Den Kopf seitlich gegen den Widerstand der Hand drücken (statisch)

- Im aufrechten Sitz (oder Stand) eine Hand seitlich an den Kopf legen.
- Den Kopf gegen den Handwiderstand zur Seite drücken; dabei den Druck langsam aufbauen.

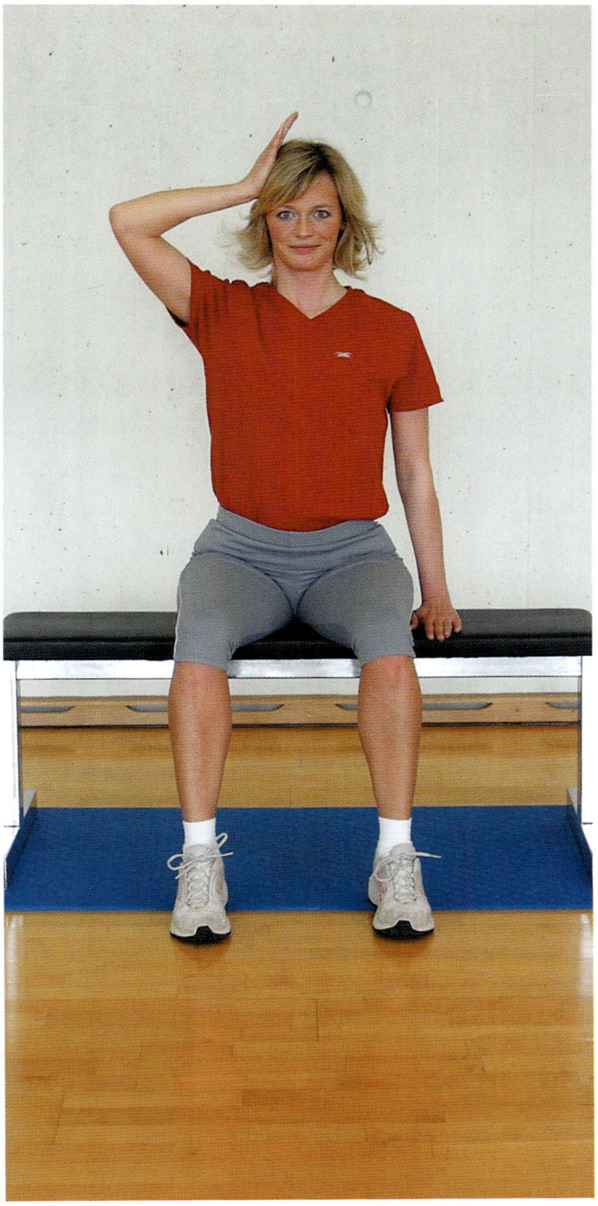

4. Kräftigung der hinteren Hals-Nacken-Muskulatur

Den Kopf nach hinten gegen den Widerstand der Hände drücken (statisch)

- Im aufrechten Sitz (oder Stand) die verschränkten Hände in den Nacken legen.
- Den Kopf gegen den Handwiderstand nach hinten drücken; dabei den Druck langsam aufbauen.

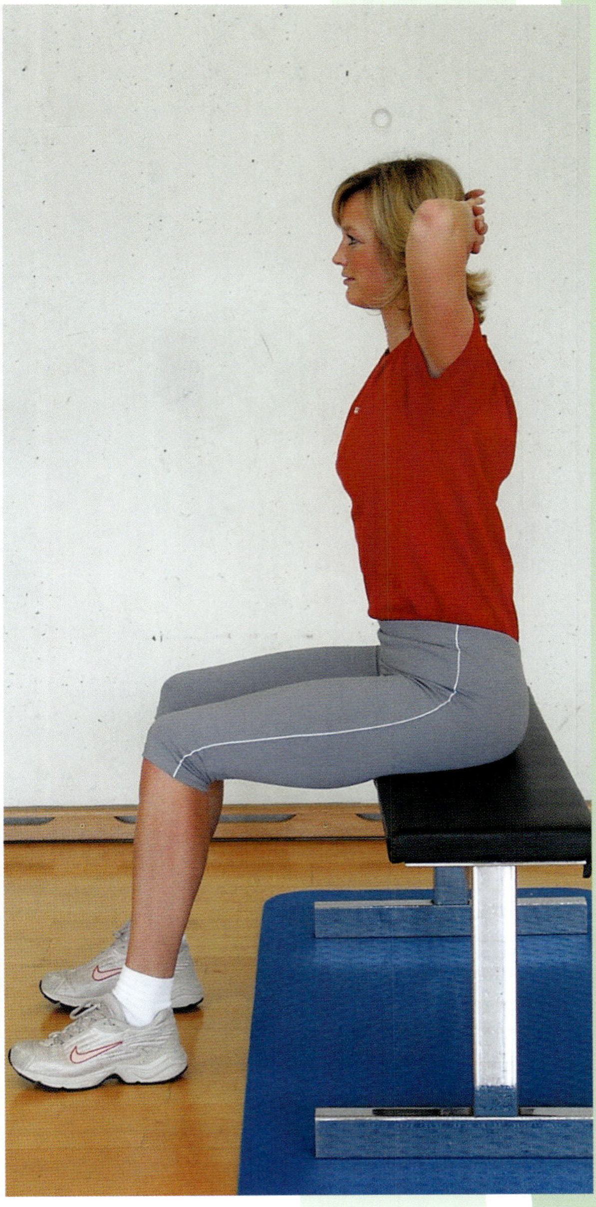

5. Dehnung der Brustmuskulatur

Türsteher

- Den Oberarm etwas über waagerecht halten, Unterarm und Kleinfingerkante (Hand) an eine Sprossenwand (Türrahmen oder Wand) anlegen.
- Den Rumpf vom Arm wegdrehen, bis eine Dehnung in der Brustmuskulatur spürbar wird.

- *Variation:* Die Griffhöhe (Arm-Rumpf-Winkel kleiner bzw. größer als 90°) verändern; hierdurch erfolgt eine Dehnung unterschiedlicher Anteile der Brustmuskulatur.

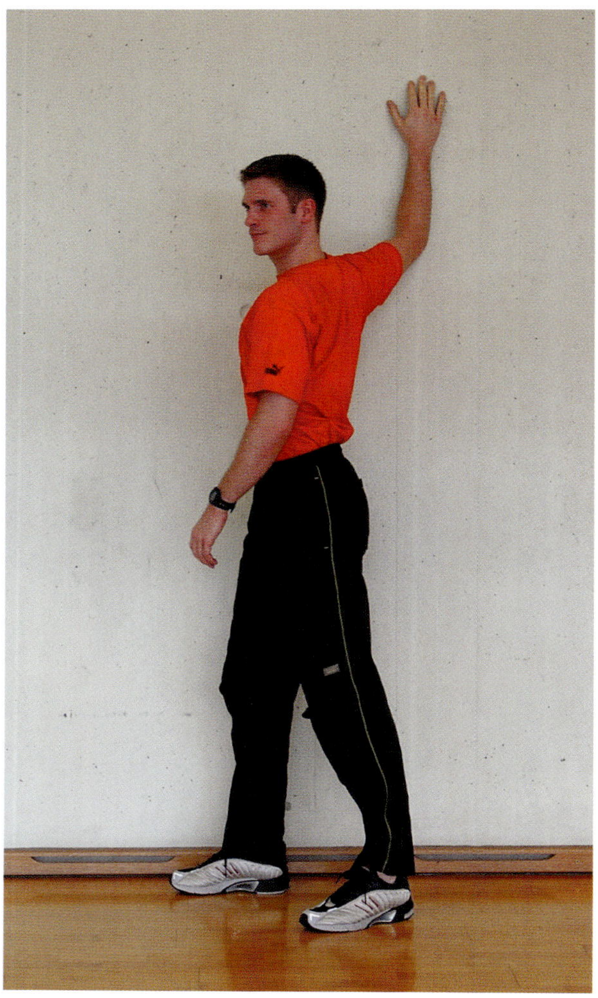

6. Kräftigung der Rückenmuskulatur

Den Ball vor dem Kopf kreisen

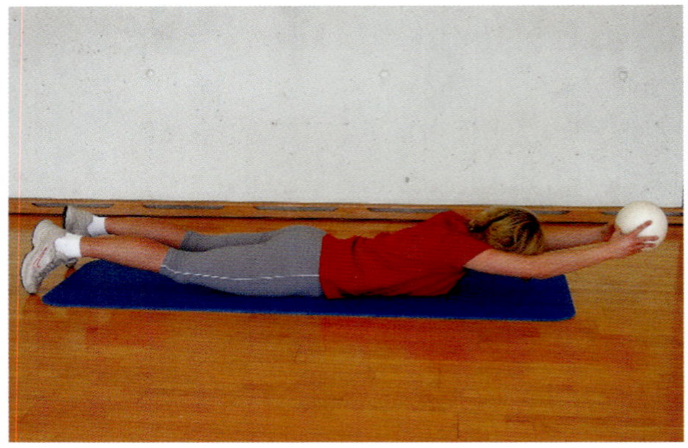

- In Bauchlage – die Stirn berührt den Boden (die Matte) oder Kopf in Verlängerung der Wirbelsäule – den Ball mit gestreckten Armen vor dem Kopf heben und kleine Kreisbewegungen durchführen.

7. Dehnung der Brustmuskulatur und Kräftigung der oberen Rückenmuskulatur

Adler im Sitz

- Im Sitz (oder Stand) den Rücken gerade halten, die Bauchmuskulatur leicht anspannen.
- Die Arme maximal weit rück-hoch führen und halten.
- Die Dehnung erfolgt durch die Anspannung der oberen Rückenmuskulatur.

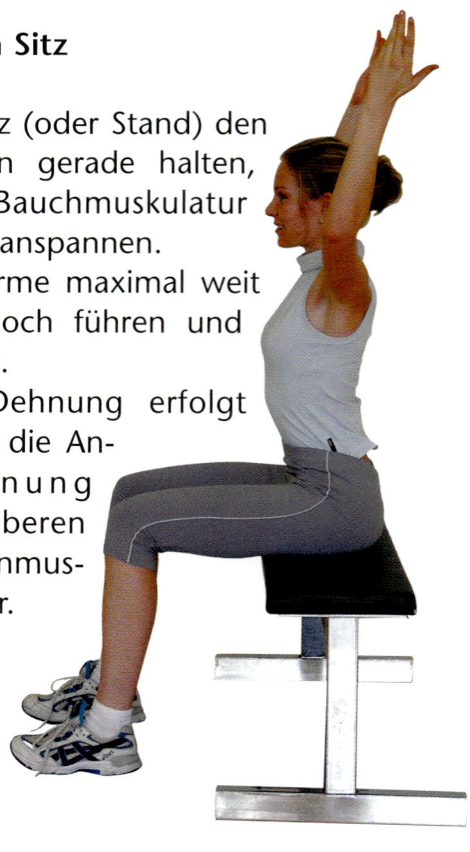

8. Kräftigung der oberen Rückenmuskulatur

Den Ball im Nacken

- In Bauchlage den Ball in den Nacken legen.
- Die Ellbogen nach hinten oben ziehen und halten.

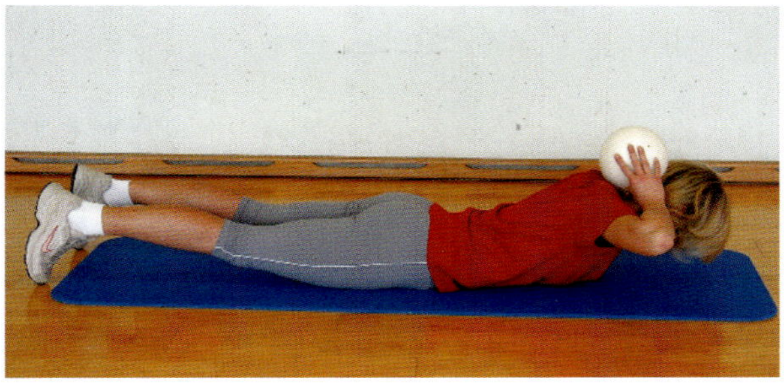

9. Kräftigung der oberen Rückenmuskulatur

Den Ball übergeben in Bauchlage

- In Bauchlage – die Stirn berührt den Boden (die Matte) oder Kopf in Verlängerung der Wirbelsäule – den Ball mit abgehobenen Armen vor dem Kopf und hinter dem Rücken übergeben.

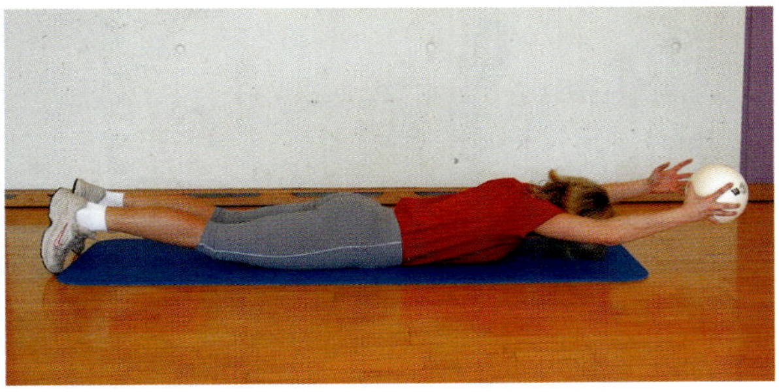

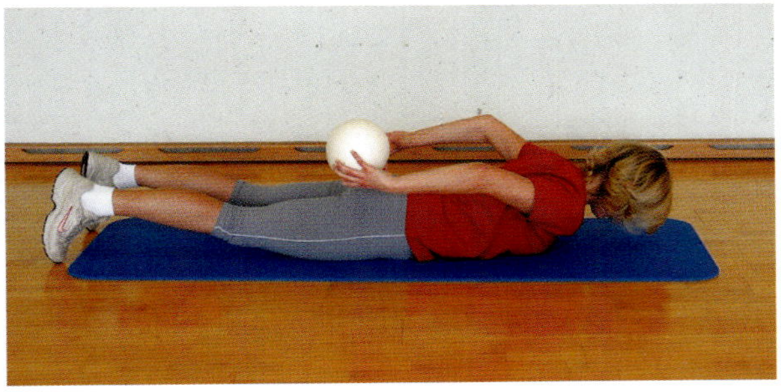

10. Koordination, Kraftausdauer und Mobilisation

Ministergruß

- Aufrechte Körperhaltung einnehmen; dann mit geradem Rücken nach vorne beugen, Kopf in Verlängerung der Wirbelsäule, Arme in Adlerhaltung.

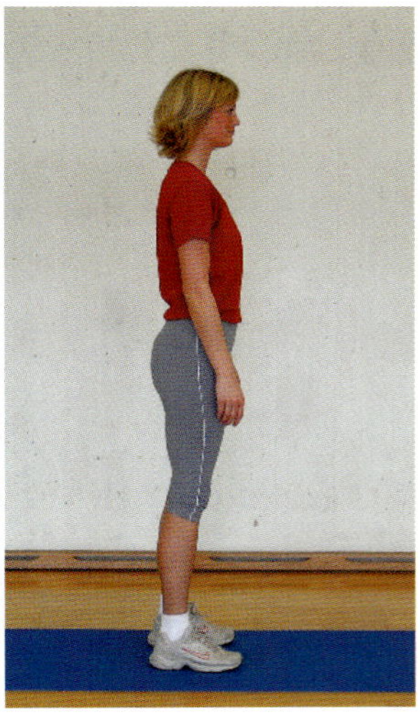

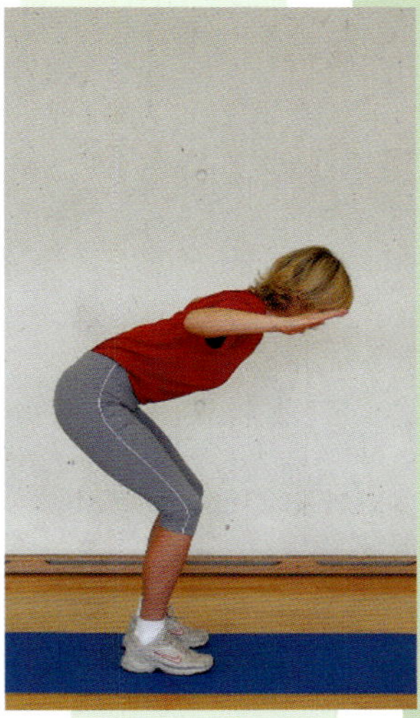

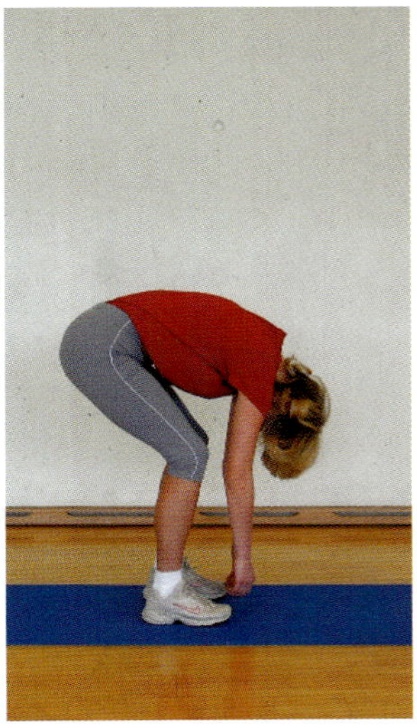

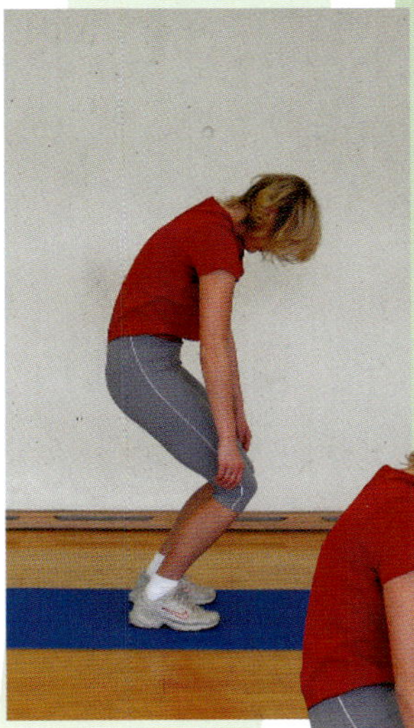

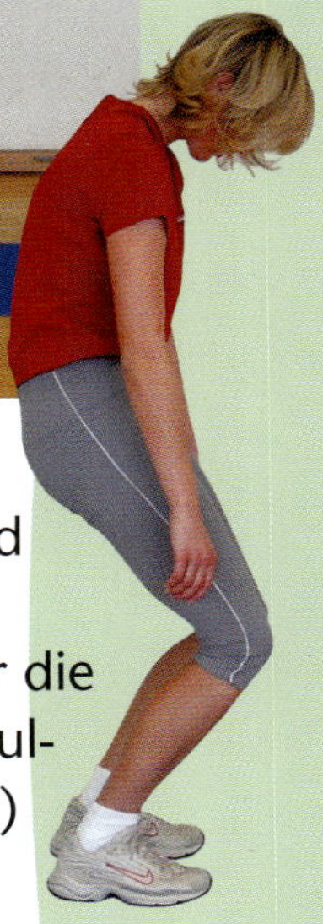

- Den Oberkörper locker durchhängen lassen; die Knie sind dabei leicht gebeugt.
- Anschließend nacheinander über die Streckung von Knie, Hüfte, Schultern und Kopf (nicht Rücken) wieder aufrichten.

Kurseinheit 5

Sequenz	Inhalt	Zeit (min)
Einstieg	• Rückblick auf die letzte Kurseinheit • Besprechung der Aufgaben der letzten Woche • Erläuterung des Stundenthemas	5
Einstimmung mit Musik	Laufvariationen ohne und mit Partner, z. B.: • Im Wechsel seitwärts, vorwärts und rückwärts laufen • Mit und ohne Armeinsatz laufen • Schattenlaufen (identische Bewegungen von Vorder- und Hintermann) • Spiegelbilder zeichnen (z. B. zu den Themen „Alltagsverhalten", „Körperhaltung", „Funktionsgymnastik")	10
Information/ rückengerechtes Verhalten	Informationen und Übungen zum Thema „rückengerechtes Sporttreiben" (Arbeitsblatt 13): • Kurzer Überblick über positive Effekte regelmäßigen Sporttreibens • Diskussion verschiedener Sportarten im Hinblick auf rückengerechtes Verhalten sowie auf positive (unterstützende) und negative Effekte bezüglich des Rückentrainings • Rückengerechte Ausführung ausgewählter sportmotorischer Bewegungsabläufe	15
Funktionelles Training	• Wiederholung bereits bekannter Übungen Die Kursleitung gibt hierzu verschiedene Übungen bzw. Muskelgruppen vor, z. B.: M. Ministergruß K. Bauchmuskulatur D. Brustmuskulatur K. Obere Rückenmuskulatur D. Untere Rückenmuskulatur K. Gesäßmuskulatur D. Hüftbeugemuskulatur M. Durchschwingen	25

	K. Hintere Oberschenkelmuskulatur D. Hintere Oberschenkelmuskulatur K. Vordere Oberschenkelmuskulatur D. Vordere Oberschenkelmuskulatur Einige freiwillige Teilnehmer zeigen zu den Muskelgruppenbereichen bekannte Übungen, die dann von allen anderen Kursteilnehmern ebenfalls ausgeführt werden; Korrektur durch den Übungsleiter (Ziel: Ausbildung bzw. Verbesserung von Handlungskompetenz/Handlungs- und Effektwissen). • Erstellung/Auswahl individueller Trainingsübungen für zu Hause (z. B. für Nackenprobleme oder Lendenwirbelsäulenprobleme)	
Information/ Entspannung	Informationen zur „richtigen Ausführung des (jeweiligen) Entspannungsverfahrens" und Fortsetzung aus der letzten Kurseinheit: • Progressive Muskelrelaxation oder • „Psychohygiene-Atmung"	15
Ausklang & Abschluss	Kurze Reflexion der Kurseinheit Aufgaben für die folgende Woche: • Bewusstes (rückengerechtes) Verhalten beim Sporttreiben (Selbstbeobachtung/Fremdbeobachtung) • Regelmäßige Durchführung des Trainingsprogramms für zu Hause (vgl. Sequenz „funktionelles Training") und „Übungen der Woche" • Regelmäßige Durchführung des gewählten Entspannungsverfahrens	5

M. = Mobilisation/Koordination/Ganzkörpertraining; K. = Kräftigung; D. = Dehnung

Kurseinheit 6

Sequenz	Inhalt	Zeit (min)
Einstieg	• Rückblick auf die letzte Kurseinheit • Besprechung der Aufgaben der letzten Woche • Erläuterung des Stundenthemas	5
Einstimmung mit Musik	*Material: Zeitungen* Laufvariationen mit Zeitungen, z. B.: • Mit einer Zeitung über dem Kopf (wie eine Fahne) laufen • Mit einer Zeitung vor dem Bauch laufen (Variation: nicht mit den Händen festhalten) oder mit der Zeitung verschiedene Aufgaben ausführen (z. B. Armkreisen, Zahlen/Buchstaben in die Luft schreiben) • Eine Zeitung im Wechsel über dem Kopf und vor dem Bauch halten • Mit einer Zeitung auf dem Kopf gehen, Schuhe zubinden • Eine Zeitung zu einem Ball formen und diesen um den Bauch kreisen • Ein Zeitungsknäuel zuwerfen, fangen, fallen lassen und rückengerecht wieder aufheben	10
Information/ rückengerechtes Verhalten	*Geräte für den Rückenparcours* (abhängig von den gewählten Stationen) Informationen und Übungen zum Thema „rückengerechtes Alltagsverhalten" (Arbeitsblätter 8, 14) Durchführung eines Rückenparcours mit unterschiedlichen Alltagsstationen, z. B.: • Ein Auto beladen • Wischen • Fegen • Bügeln • Heben und Tragen • Hinlegen und Aufstehen • Kehren • Die Schuhe anziehen	15

	Ergänzende Hinweise zur Durchführung des Parcours: • Erläuterung der einzelnen Stationen und Aufgaben durch die Kursleitung (offene Aufgabenstellungen: in Zweier- oder Dreiergruppen rückengerechte Lösungsmöglichkeiten ausprobieren) • Ausführung aller Übungen durch die Teilnehmer • Verbesserung der demonstrierten Handlung durch die Gruppe, bis die Zielform erreicht ist • Diskussion der Lösungsvorschläge	
Funktionelles Training	M. Arm-Bein-Rotation M. Den Rumpf verschieben K. Bauchmuskulatur: Gerader Crunch K. Untere Rücken-, Gesäß- und hintere Oberschenkelmuskulatur: Kickback D. Hüftbeugemuskulatur: Riesenausfallschritt M. Katzenstrecker D. Hüftbeuge- und vordere Oberschenkelmuskulatur: Käfer in Seitlage K. Untere Rücken-, Gesäß- und hintere Oberschenkelmuskulatur: Beinrückheben in Bauchlage D. Untere Rückenmuskulatur: Den Rumpf einrollen im Sitz K. Hintere Oberschenkelmuskulatur: Fersendrücker D. Hintere Oberschenkelmuskulatur: Good morning M. Ministergruß	25
Entspannung	Fortsetzung aus der letzten Kurseinheit: • Progressive Muskelrelaxation oder • „Psychohygiene-Atmung“	15
Ausklang & Abschluss	Kurze Reflexion der Kurseinheit Aufgaben für die folgende Woche: • Selbstbeobachtung und Fremdbeobachtung bei Alltagssituationen • Regelmäßige Durchführung des Trainingsprogramms für zu Hause und „Übungen der Woche“ • Regelmäßige Durchführung des gewählten Entspannungsverfahrens	5

M. = Mobilisation/Koordination/Ganzkörpertraining; K. = Kräftigung; D. = Dehnung

1. Koordination

Arm-Bein-Rotation

- Das Gewicht gleichmäßig auf beide Beine verteilen. Die Arme und Hände zeigen angewinkelt nach vorne.
- Gleichzeitig Drehen/Rotieren des rechten Unterarms nach rechts und des angewinkelten linken Beins nach links. Dasselbe mit linkem Unterarm/rechtem Bein.

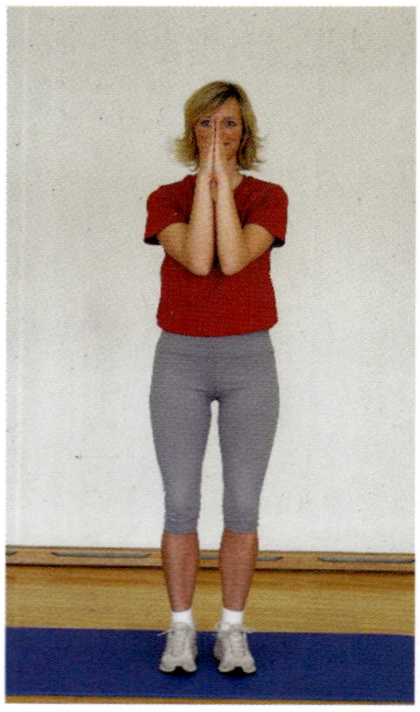

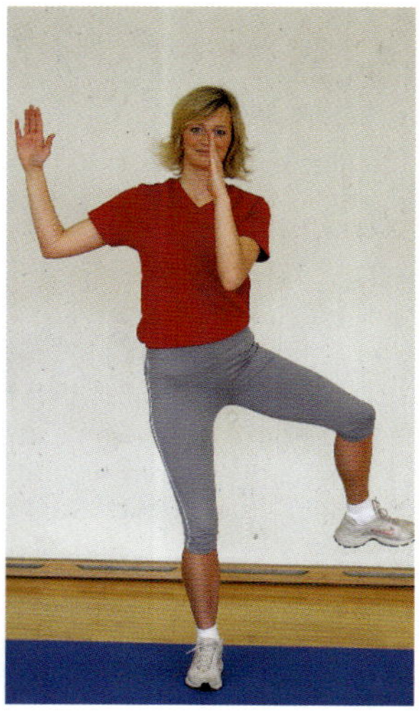

2. Mobilisation

Den Rumpf nach links und rechts verschieben

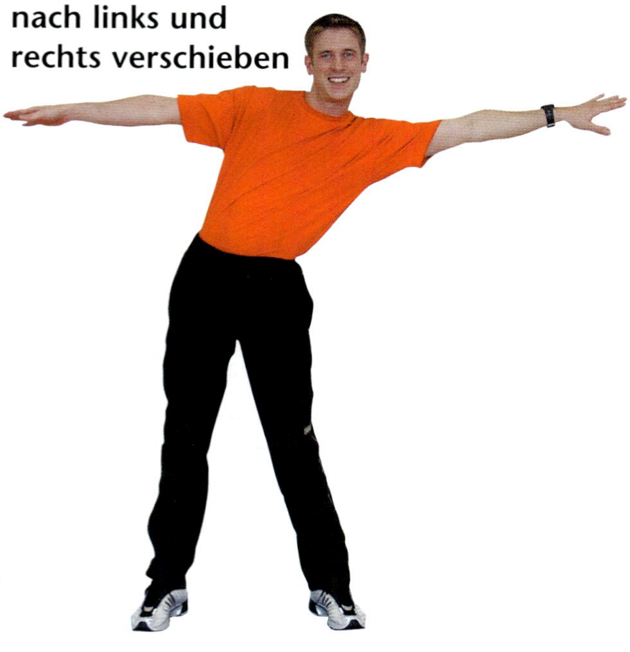

3. Kräftigung der Bauchmuskulatur

Gerader Crunch

- In Rückenlage die Knie an den Bauch ziehen; der Winkel zwischen Oberschenkel und Bauch sollte kleiner als 90° sein, um einen Einsatz der Hüftbeugemuskulatur auszuschließen. Es ist auch möglich, die Füße erhöht, z. B. auf einer Bank, abzulegen; sie sollten aber nicht fixiert werden, da sonst die Oberschenkelvorderseite einen Teil der Arbeit verrichtet.
- Den Kopf und die Schultern vom Boden abheben und eine imaginäre Wand mit den Händen wegschieben; den Oberkörper nur so weit abheben, dass sich die Lendenwirbelsäule noch am Boden befindet, da sonst die Hüftbeugemuskulatur einbezogen wird.

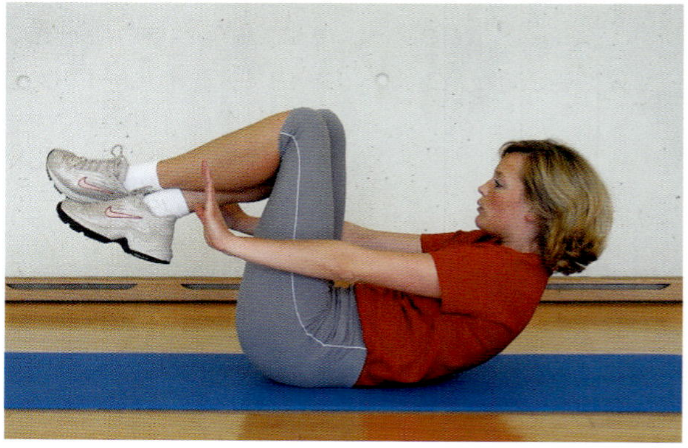

- Beim Anheben des Oberkörpers ausatmen.
- Die Schultern sollten während der Übung möglichst nicht auf dem Boden abgelegt werden (ständige Spannung der Bauchmuskulatur); bei Personen mit schwacher Bauchmuskulatur kann das Ablegen von Kopf und Schultern zwischen den einzelnen Wiederholungen akzeptiert werden.

4. Kräftigung der unteren Rücken-, Gesäß- und hinteren Oberschenkelmuskulatur

Kickback im Unterarmstütz

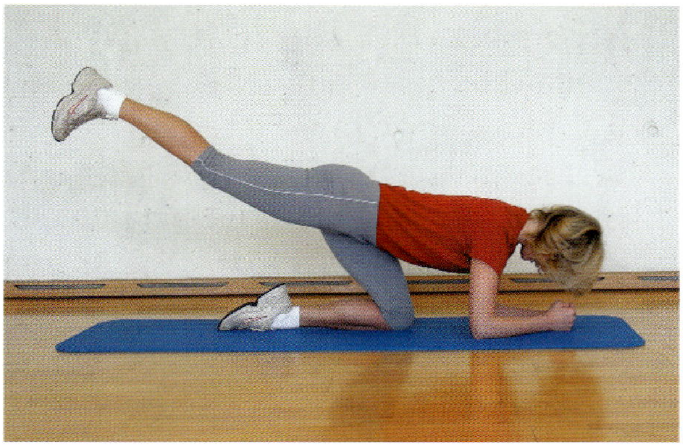

- Im Unterarmkniestütz ein Bein unter den Rumpf ziehen; hierdurch wird das Becken aufgerichtet und bei der folgenden Übung eine Überstreckung in der Hüfte verhindert.
- Das Trainingsbein maximal nach hinten oben führen, dann den Unterschenkel gegen einen imaginären Widerstand anwinkeln.

5. Dehnung der Hüftbeugemuskulatur

Riesenausfallschritt

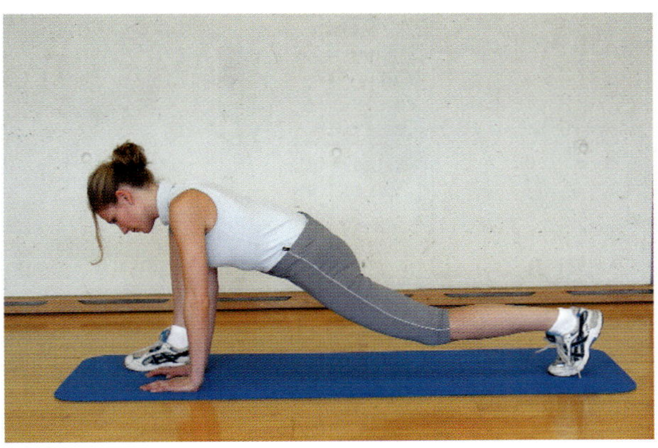

- Im Riesenausfallschritt den Oberkörper auf dem Oberschenkel oder daneben ablegen; mit den Händen auf dem Boden abstützen.
- Die Hüfte des hinteren Beins in Richtung Boden drücken und das hintere Knie strecken, bis eine Dehnung im Hüftbereich spürbar wird.
- Der häufig zur Dehnung der Hüftbeuger verwendete Ausfallschritt mit aufrechtem Oberkörper führt auf Grund der fehlenden Beckenfixation zu keiner (!) verbesserten Dehnfähigkeit der Hüftbeugemuskulatur.

6. Koordination, Rückenkräftigung und -mobilisation

Katzenstrecker

- Auf allen vieren den linken Arm und das rechte Bein zuerst strecken, dann in der Mitte zusammenführen; Arm- und Beinwechsel.

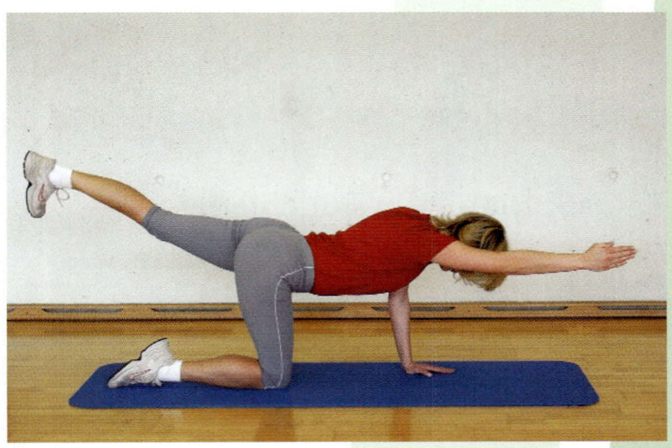

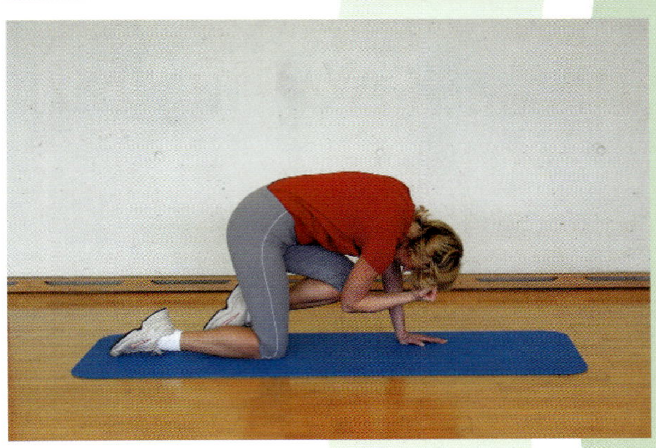

7. Dehnung der Hüftbeuge- und vorderen Oberschenkelmuskulatur

Käfer in Seitlage

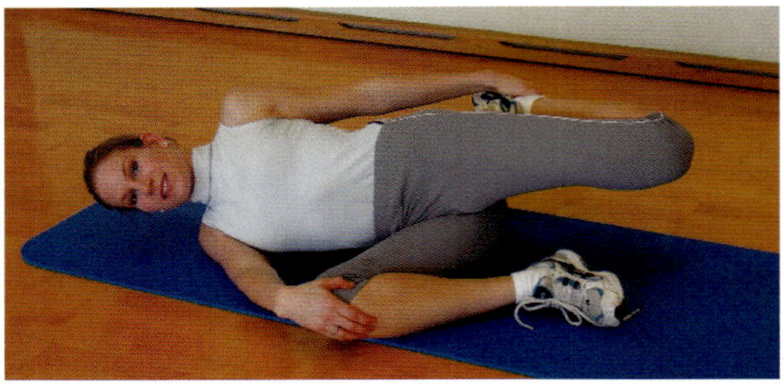

- In Seitlage das untere Bein möglichst maximal unter den Körper ziehen.
- Das Fußgelenk des zu dehnenden Beins greifen, die Ferse an das Gesäß bringen und dort in der Endposition fixieren.
- Die Hüfte des oben liegenden Beins nach vorne schieben, bis eine Dehnung in der Hüfte und in der Oberschenkelvorderseite spürbar wird.

8. Kräftigung der unteren Rücken-, Gesäß- und hinteren Oberschenkelmuskulatur

Beinrückheben in Bauchlage

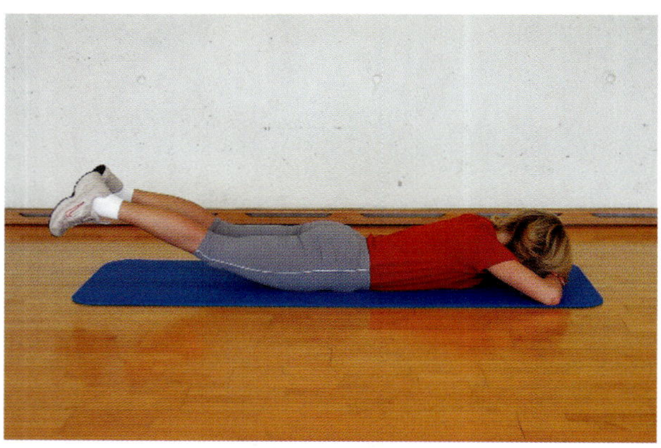

- In Bauchlage – die Stirn auf den Handrücken oder Kopf in Verlängerung der Wirbelsäule – die gestreckten Beine etwas vom Boden abheben.

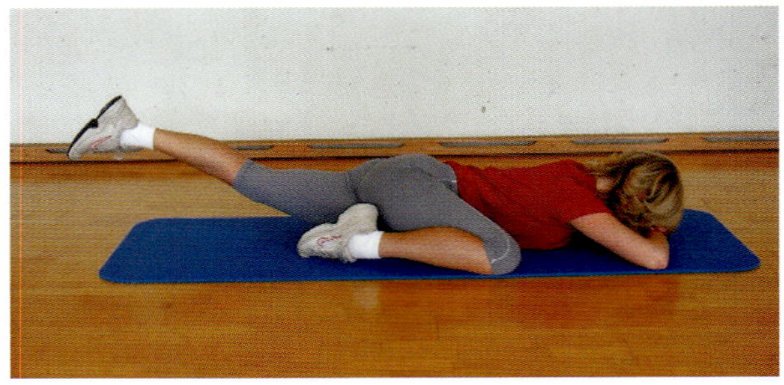

- *Variationen:* Einbeinig, mit gebeugtem Knie, einen Ball oder Luftballon zwischen die Füße klemmen.

9. Dehnung der unteren Rückenmuskulatur

Den Rumpf einrollen im Sitz

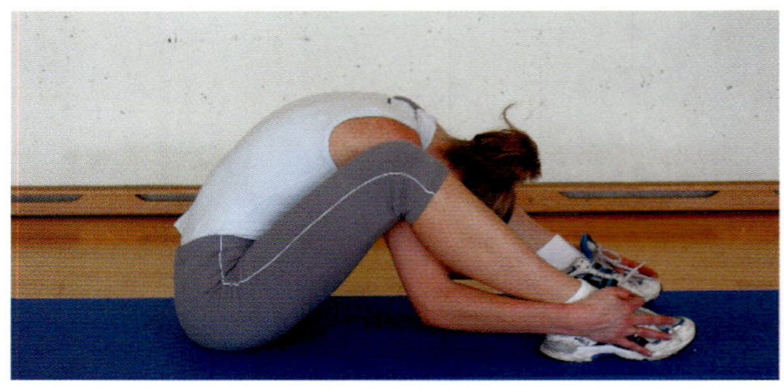

- Im Sitz auf dem Boden den Oberkörper nach vorne beugen und den Rücken ganz runden, bis eine Dehnung vor allem im unteren Rücken spürbar wird.
- Ein leichter Zug der Hände an den Knöcheln verstärkt die Dehnung.

10. Kräftigung der hinteren Oberschenkelmuskulatur

Fersendrücker (statisch)

- In Rückenlage die Beine anwinkeln und die Fußspitzen zum Schienbein anziehen.
- Die Bauch- und Gesäßmuskulatur anspannen und die Lendenwirbelsäule auf den Boden drücken (Becken aufrichten), die Fersen in den Boden drükken und Zug in Richtung Gesäß ausüben; regelmäßig atmen.

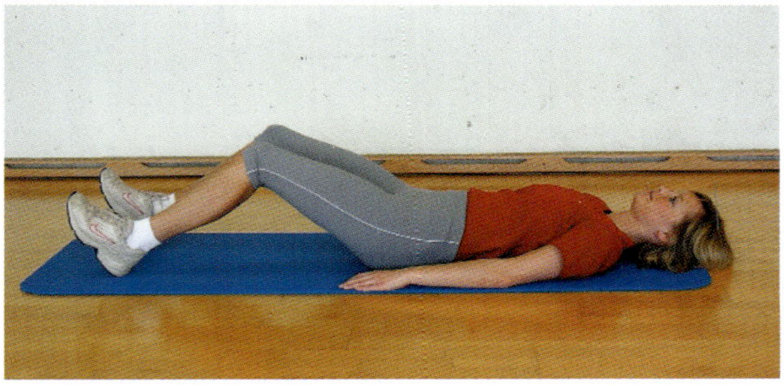

- *Variationen:* Einbeinig/beidbeinig oder mit engerem/weiterem Kniegelenkwinkel; bei einem weiten Kniegelenkwinkel erhöht sich die Beanspruchung.

11. Dehnung der hinteren Oberschenkelmuskulatur

Good morning

- Einen Fuß mit der Ferse auf einen niedrigen Hocker (eine Erhöhung) stellen, die Fußspitze nach innen drehen und das Kniegelenk strecken. Das gestreckte Kniegelenk stellt trotz fehlender Muskelspannung im Rahmen des kurzen, kontrollierten Dehnvorgangs keine unfunktionelle Belastung dar.
- Die Beckenachse befindet sich im 90°-Winkel zum gestreckten Bein.
- Das Becken kippen (Tendenz Hohlkreuz) und das Hüftgelenk beugen, bis eine Dehnung in der Oberschenkelrükkseite spürbar wird; den Rücke gerade halten.
- Ein bewusstes Anziehen der Fußspitze ist unnötig, da hierbei lediglich die Wadenmuskulatur etwas mitgedehnt, die Dehnung der Oberschenkelrückseite hingegen nicht optimiert wird.

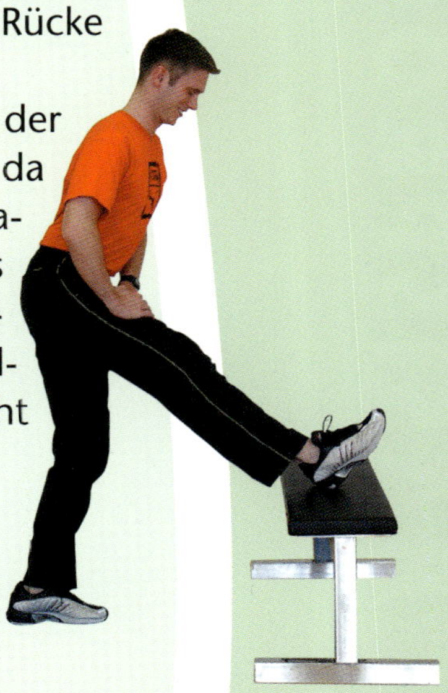

12. Koordination, Kraftausdauer und Mobilisation

Ministergruß

- Aufrechte Körperhaltung einnehmen; dann mit geradem Rücken nach vorne beugen, Kopf in Verlängerung der Wirbelsäule, Arme in Adlerhaltung.
- Den Oberkörper locker durchhängen lassen; die Knie sind dabei leicht gebeugt.
- Anschließend nacheinander über die Streckung von Knie, Hüfte, Schultern und Kopf (nicht Rücken) wieder aufrichten.

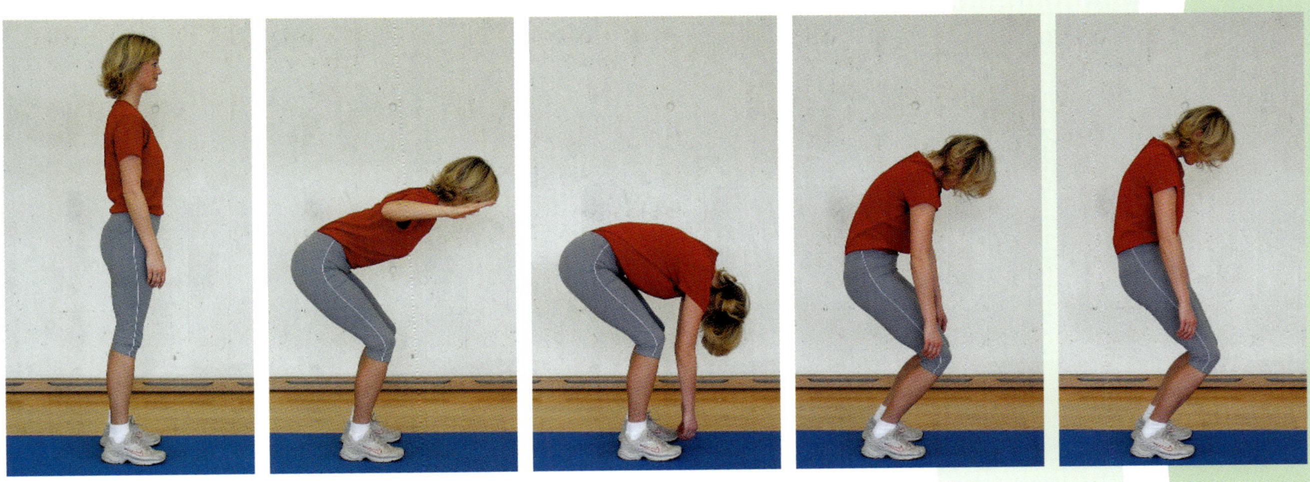

Kurseinheit 7

Sequenz	Inhalt	Zeit (min)
Einstieg	• Rückblick auf die letzte Kurseinheit • Besprechung der Aufgaben der letzten Woche • Erläuterung des Stundenthemas	5
Einstimmung mit Musik	*Geräte: Gymnastikstäbe* Übungsvariationen mit Gymnastikstäben, z. B.: • Den Stab um den Körper herumführen • Balanceübungen mit einem Stab • Den Stab in Achterbahnen kreisen • Den Stab etwas hochwerfen und auffangen	10
Information/ rückengerechtes Verhalten	Informationen zum Thema „typische Beschwerden/Schädigungen im Bereich der Bandscheiben" (Arbeitsblätter 5-8): • Aufbau und Funktionen der Bandscheiben (Wiederholung) • Typische Schädigungen und Beschwerden • Bedeutung des muskulären Korsetts Übungen zum „rückengerechten Heben und Tragen" (Wiederholung)	15

Funktionelles Training	*Geräte: Gymnastikstäbe* M./D. Hintere Hals-Nacken-Muskulatur: Den Kopf nach vorne neigen M./D. Seitliche Hals-Nacken-Muskulatur: Den Kopf zur Seite neigen D. Brustmuskulatur und K. obere Rückenmuskulatur: Adler im Sitz mit Stab K. Rückenmuskulatur: Latziehen mit Stab D. Untere Rückenmuskulatur: Den Rumpf einrollen im Sitz auf einem Hocker K. Obere Rückenmuskulatur: Adler in Bauchlage auf einem Hocker K. Bauchmuskulatur: Gerader Crunch mit Stab K. Untere Rücken-, Gesäß- und hintere Oberschenkelmuskulatur: Beinrückheben in Bauchlage M. Katzenstrecker M. Katzenbuckelkreisen K. Hintere Oberschenkelmuskulatur: Fersendrükker D. Hintere Oberschenkelmuskulatur: Good morning	25
Entspannung	Fortsetzung aus der letzten Kurseinheit: • Progressive Muskelrelaxation oder • „Psychohygiene-Atmung"	15
Ausklang & Abschluss	Kurze Reflexion der Kurseinheit Aufgaben für die folgende Woche: • Regelmäßige Durchführung des Trainingsprogramms für zu Hause und „Übungen der Woche" • Regelmäßige Durchführung des gewählten Entspannungsverfahrens	5

M. = Mobilisation/Koordination/Ganzkörpertraining; K. = Kräftigung; D. = Dehnung

1. Mobilisation sowie Dehnung der hinteren Hals-Nacken-Muskulatur

Den Kopf nach vorne neigen

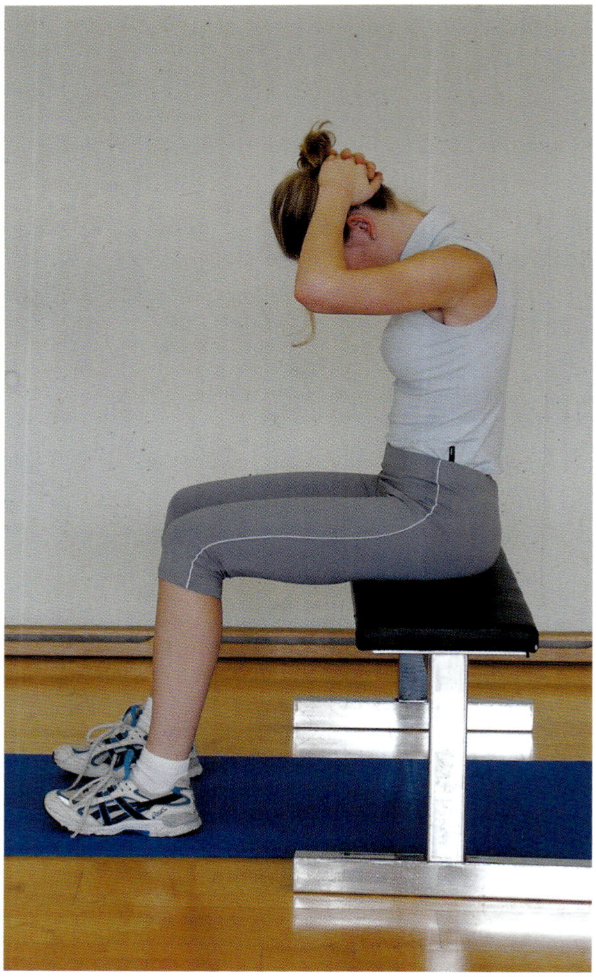

- Im Sitz (oder Stand) den Kopf nach vorne neigen, bis eine Dehnung in der hinteren Hals-Nacken-Muskulatur spürbar wird.
- Die Dehnung kann etwas verstärkt werden, indem die hinter dem Kopf verschränkten Hände leichten Druck auf den Hinterkopf ausüben.

2. Mobilisation sowie Dehnung der seitlichen Hals-Nacken-Muskulatur

Den Kopf zur Seite neigen

- Im Sitz (oder Stand) den Kopf zur Seite neigen.
- Eine Hand über den Kopf legen; so kann der Zug etwas verstärkt werden.
- Die Schulter der zu dehnenden Seite aktiv nach unten drücken, bis die Dehnung in der seitlichen Halsmuskulatur spürbar wird.

- *Variation:* Die Kinnspitze der zu dehnenden Seite etwas nach oben drehen.

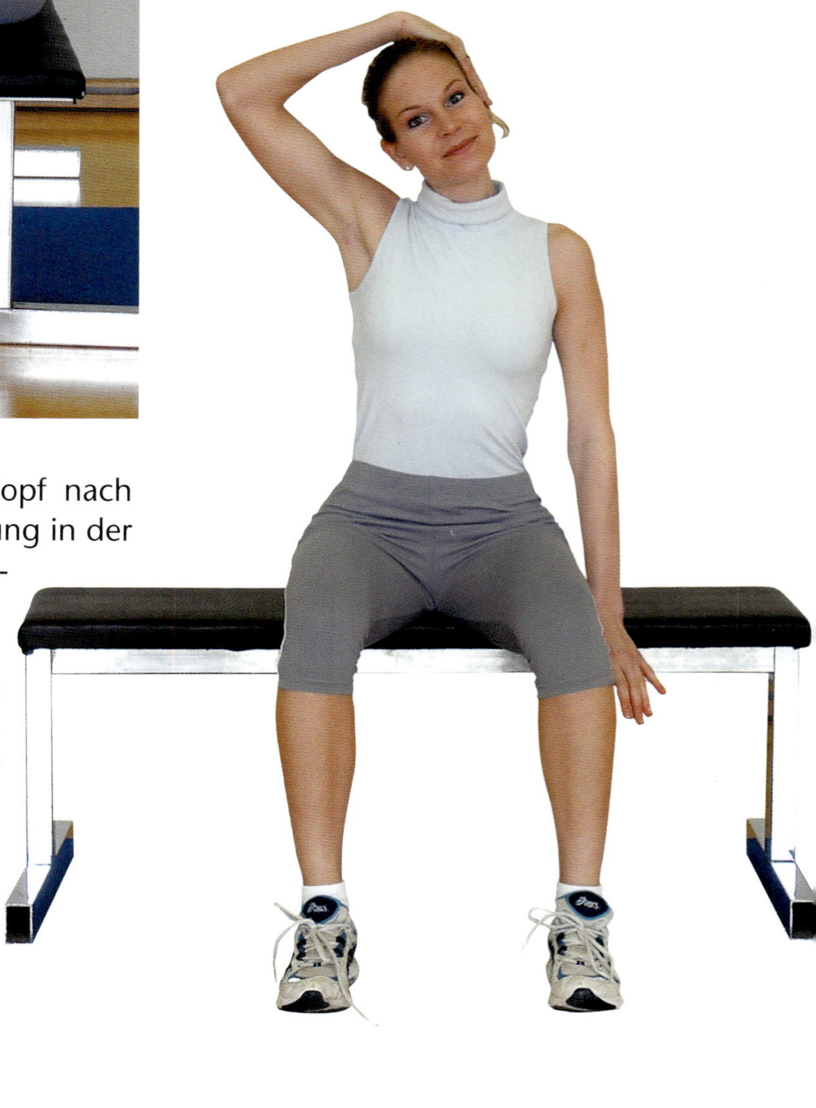

3. Dehnung der Brustmuskulatur und Kräftigung der oberen Rückenmuskulatur

Adler im Sitz mit Stab

- Im Sitz auf einem Hocker (Stuhl, Bank) den Rücken gerade halten, die Bauchmuskulatur leicht anspannen.
- Den Stab mit beiden Händen rückhoch ziehen und halten.
- Der Zug wird durch die Anspannung der oberen Rückenmuskulatur so weit verstärkt, bis eine Dehnung in der Brustmuskulatur spürbar wird.

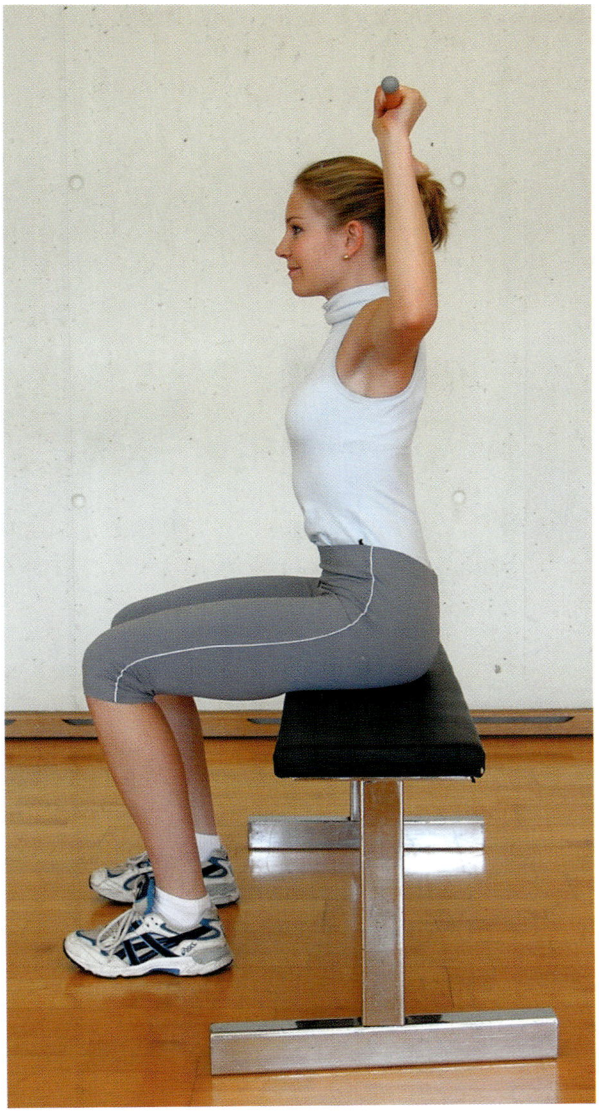

4. Kräftigung der Rückenmuskulatur

Latziehen mit Stab

- Im aufrechten Sitz auf einem Hocker (Stuhl, Bank) einen Stab mit fast gestreckten, erhobenen Armen über dem Kopf halten.
- Den Stab aus dieser Position langsam unter bewusster Muskelspannung in den Nacken ziehen. Die Anspannung der Muskulatur wird erleichtert, indem sich der Trainierende vorstellt, dass die Zugbewegung gegen einen schweren Widerstand erfolgt.
- Es ist sinnvoll, auch die anschließende Ausstoßbewegung gegen einen imaginären Widerstand durchzuführen.

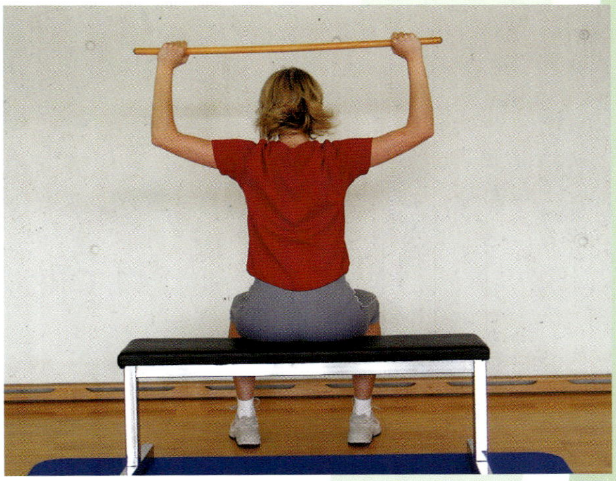

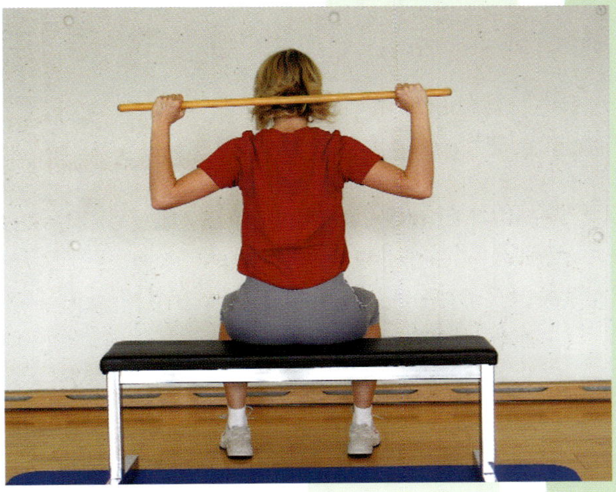

5. Dehnung der unteren Rückenmuskulatur

Den Rumpf einrollen im Sitz auf einem Hocker

- Im Sitz auf einem Hocker (einem Stuhl, einer Bank, dem Boden) den Oberkörper nach vorne beugen und den Rücken ganz runden, bis eine Dehnung vor allem im unteren Rücken spürbar wird.
- Ein leichter Zug der Hände an den Knöcheln verstärkt die Dehnung.
- Beim Aufrichten mit den Händen auf den Oberschenkeln abstützen.

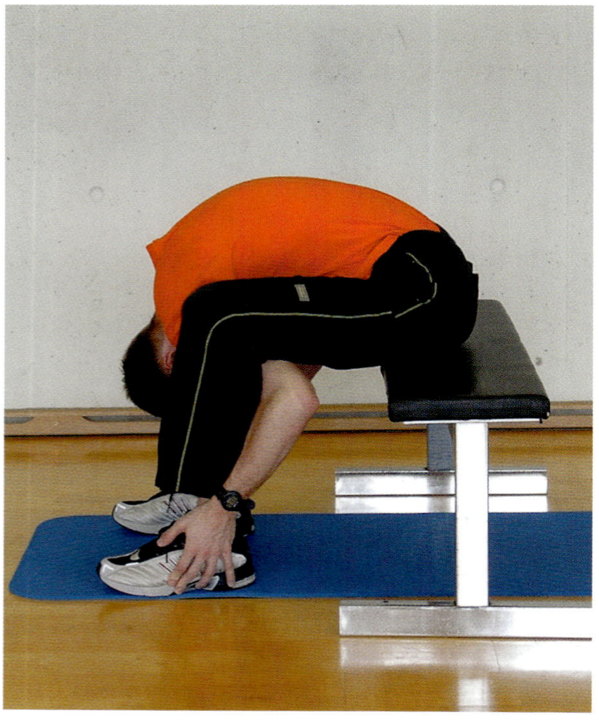

6. Kräftigung der oberen Rückenmuskulatur

Adler in Bauchlage auf einem Hocker

- Vor einem Hocker (einem Stuhl, einer Bank) gegebenenfalls auf einem Kissen knien und den Rumpf ablegen.
- Der Oberarm-Rumpf-Winkel und der Ellbogenwinkel betragen jeweils deutlich über 90°. Der Kopf ist in Verlängerung des Rumpfs, Blick zum Boden.

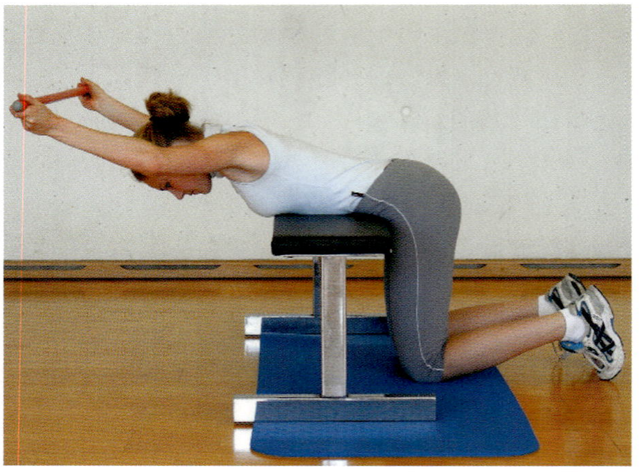

- Die Schulterblätter so weit wie möglich nach hinten ziehen.
- *Variation:* Einen Stab vor dem Kopf halten.

7. Kräftigung der Bauchmuskulatur

Gerader Crunch mit Stab

- In Rückenlage die Knie an den Bauch ziehen; der Winkel zwischen Oberschenkel und Bauch sollte kleiner als 90° sein, um einen Einsatz der Hüftbeugemuskulatur auszuschließen.
- Den Stab auf den Unterschenkeln ablegen und wieder abholen; den Oberkörper dabei nur so weit abheben, dass sich die Lendenwirbelsäule noch am Boden befindet, da sonst die Hüftbeugemuskulatur einbezogen wird.
- Die Schultern sollten während der Übung möglichst nicht auf dem Boden abgelegt werden (ständige

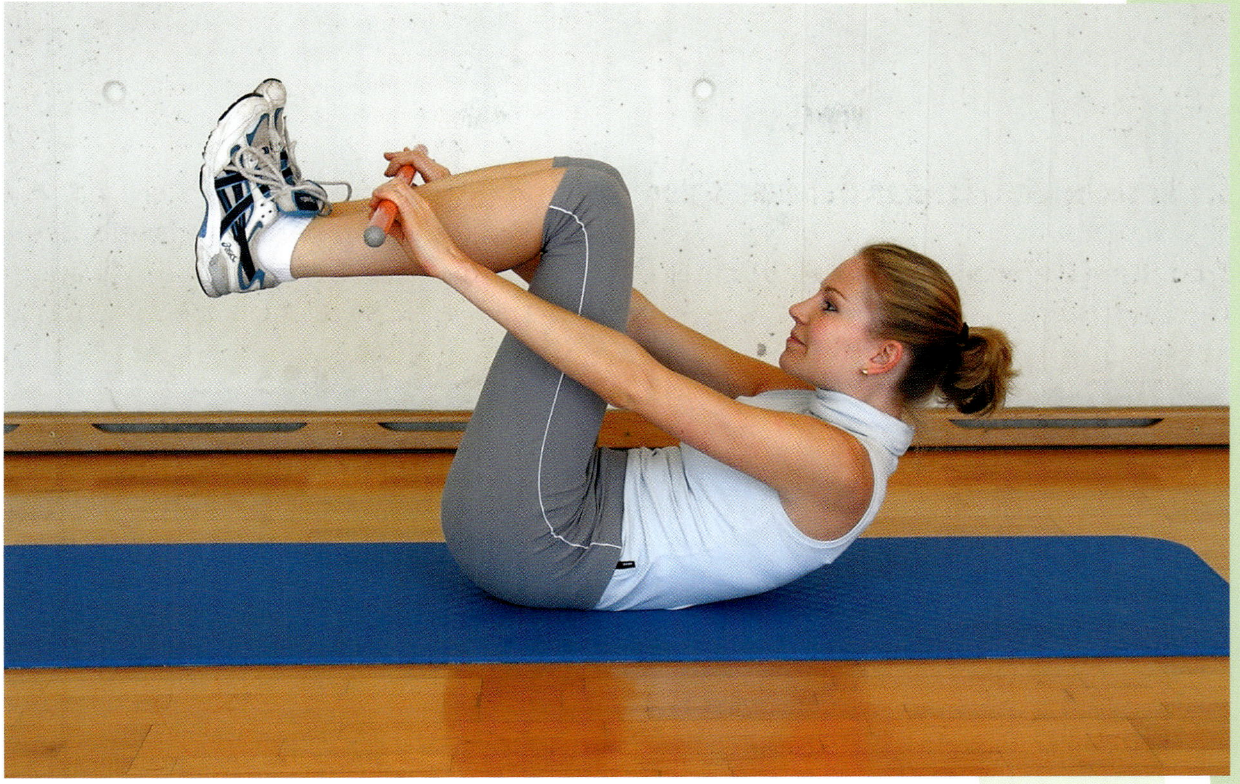

Spannung der Bauchmuskulatur); bei Personen mit schwacher Bauchmuskulatur kann das Ablegen von Kopf und Schultern zwischen den einzelnen Wiederholungen akzeptiert werden.

8. Kräftigung der unteren Rücken-, Gesäß- und hinteren Oberschenkelmuskulatur

Beinrückheben in Bauchlage

- In Bauchlage – die Stirn liegt auf den Handrücken oder Kopf in Verlängerung der Wirbelsäule – die gestreckten Beine etwas vom Boden abheben.

- *Variationen:* Einbeinig, mit gebeugten Knien, einen Ball oder Luftballon zwischen die Füße klemmen bzw. einen Stab auf die Achillessehnen legen.

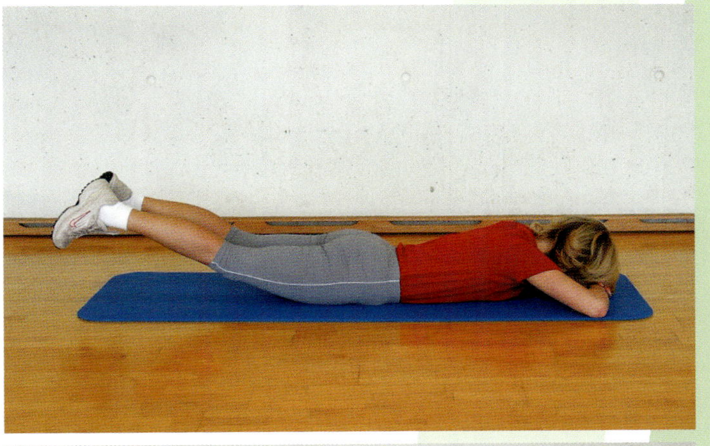

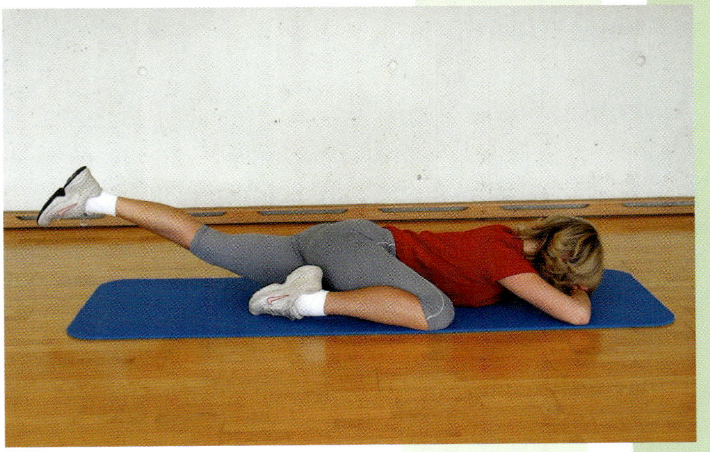

9. Koordination, Rückenkräftigung und -mobilisation

Katzenstrecker

- Auf allen vieren den linken Arm und das rechte Bein zuerst strecken, dann in der Mitte zusammenführen; Arm- und Beinwechsel.

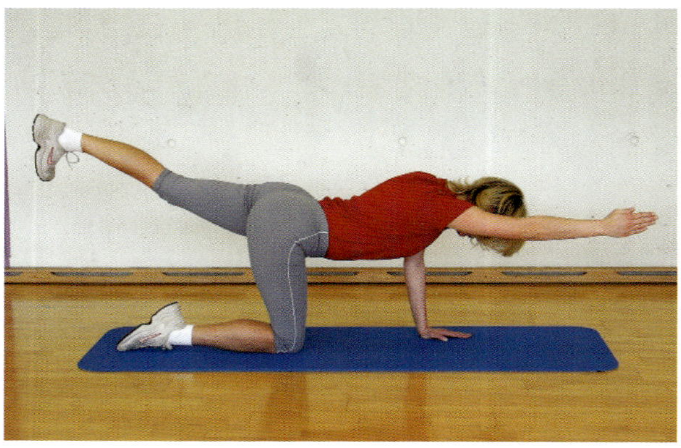

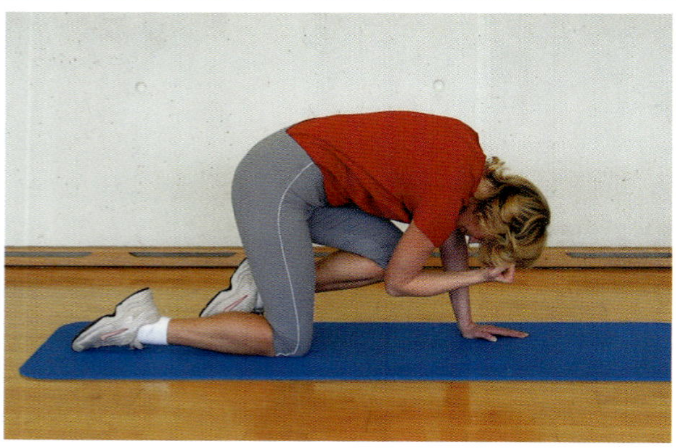

10. Koordination, Rückenkräftigung und -mobilisation

Katzenbuckelkreisen

- Auf allen vieren die Katzenbuckelposition einnehmen.
- Den Oberkörper nach vorne unten bewegen, dabei den Rücken „gerade machen"; dann den Oberkörper nach oben hinten bewegen und wieder in die Katzenbuckelposition kommen.

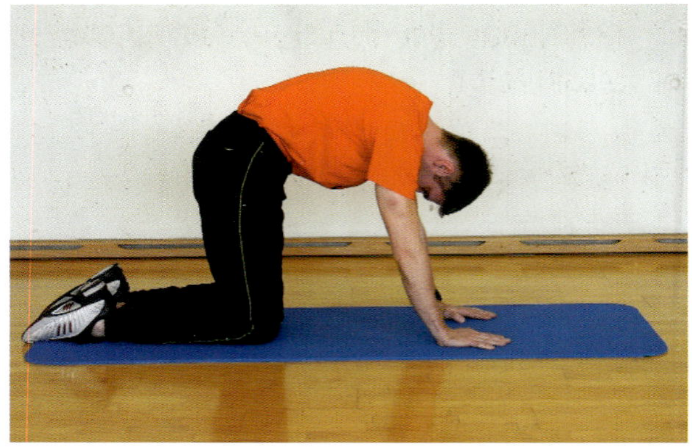

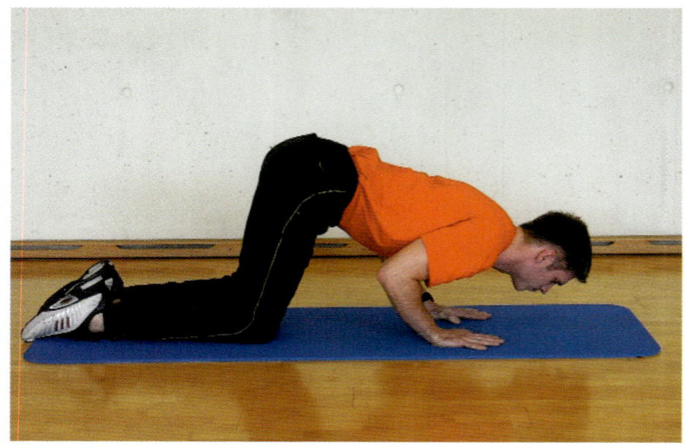

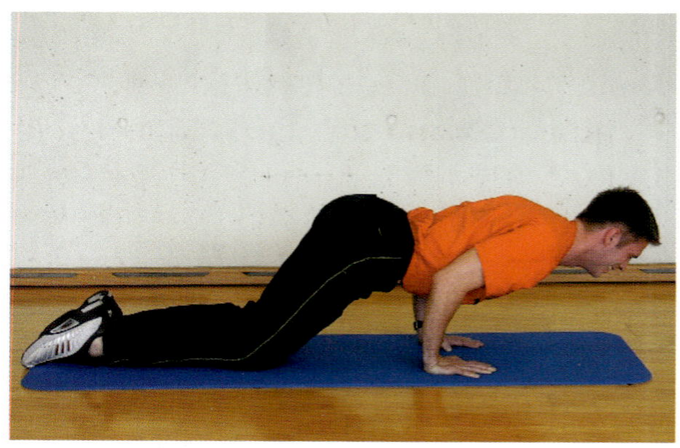

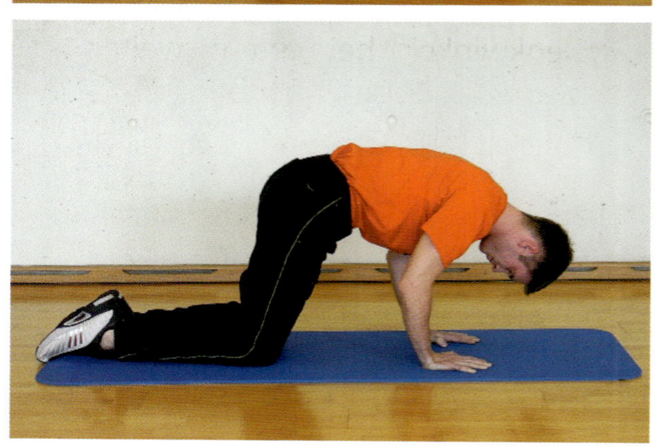

11. Kräftigung der hinteren Oberschenkelmuskulatur

Fersendrücker (statisch)

- In Rückenlage die Beine anwinkeln und die Fußspitzen zum Schienbein anziehen.

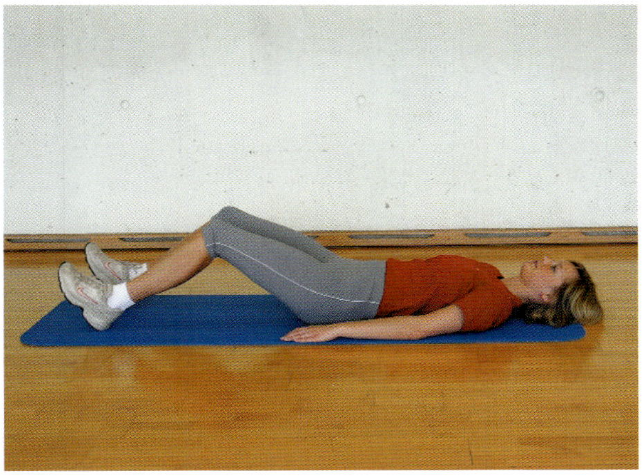

- Die Bauch- und Gesäßmuskulatur anspannen und die Lendenwirbelsäule auf den Boden drücken (Becken aufrichten), die Fersen in den Boden drücken und Zug in Richtung Gesäß ausüben; regelmäßig atmen.

- *Variationen:* Einbeinig/beidbeinig oder mit engerem/weiterem Kniegelenkwinkel; bei einem weiten Kniegelenkwinkel erhöht sich die Beanspruchung.

12. Dehnung der hinteren Oberschenkelmuskulatur

Good morning

- Einen Fuß mit der Ferse auf einen niedrigen Hocker (eine Erhöhung) stellen, die Fußspitze nach innen drehen und das Kniegelenk strecken. Das gestreckte Kniegelenk stellt trotz fehlender Muskelspannung im Rahmen des kurzen, kontrollierten Dehnvorgangs keine unfunktionelle Belastung dar.
- Die Beckenachse befindet sich im 90°-Winkel zum gestreckten Bein.
- Das Becken kippen (Tendenz Hohlkreuz) und das Hüftgelenk beugen, bis eine Dehnung in der Oberschenkelrückseite spürbar wird; den Rücken gerade halten.

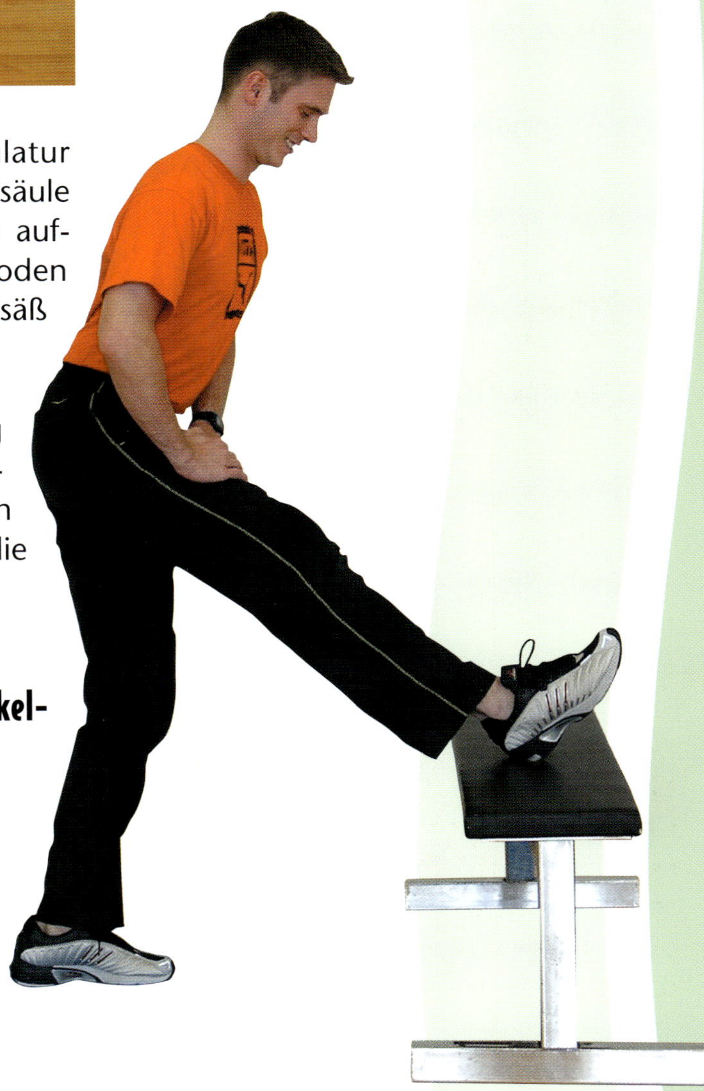

Kurseinheit 8

Sequenz	Inhalt	Zeit (min)
Einstieg	• Rückblick auf die letzte Kurseinheit • Besprechung der Aufgaben der letzten Woche • Erläuterung des Stundenthemas	5
Einstimmung mit Musik/ rückengerechtes Verhalten	Gruppenübung „den Tag rückengerecht beginnen" (rückengerechtes Alltagsverhalten – Wiederholungen und Fortsetzung; Arbeitsblätter 8,14), z. B.: • Aufstehen, recken, strecken • Fenster öffnen • Waschen, Zähne putzen • Anziehen, Schuhe zubinden • Ins Freie gehen, im Wald joggen • Frau Müller begrüßen (alle winken) • An der Ampel stehen (auf der Stelle laufen) • Slalom um „Bäume" laufen • Duschen und Partner einseifen • Frühstücken • Zur Arbeit gehen	10
Funktionelles Training	*Geräte: Gymnastikbälle* Partnerübungen (Kräftigungsübungen mit der Unterstützung bzw. dem Widerstand eines Partners durchführen), z. B.: M. Arm-Bein-Rotation K. Rückenmuskulatur: Den Ball dem Partner übergeben D. Untere Rückenmuskulatur: Den Rumpf einrollen im Sitz K. Bauchmuskulatur: Crunch mit Partner und Ball K. Rückenmuskulatur: Den Ball halten gegen Partnerwiderstand D. Hintere Oberschenkelmuskulatur: Good morning M. Hampelmann-Adler M. Den Rumpf verschieben K. Hintere Oberschenkelmuskulatur: Legcurls mit Partner	30

	K. Vordere Oberschenkelmuskulatur: Kniebeugen mit Partner und Ball D. Hüftbeuge- und vordere Oberschenkelmuskulatur: Käfer in Seitlage	
Information	Informationen zum Thema „Bedeutung und Möglichkeiten der Entspannung“ (Arbeitsblatt 15): • Erläuterung der Bedeutung ausreichender Entspannung • Erfahrungsaustausch über die Wirksamkeit bereits bekannter Entspannungstechniken, insbesondere der gewählten systematischen Technik (progressive Muskelrelaxation oder „Psychohygiene-Atmung“)	10
Entspannung	Fortsetzung aus der letzten Kurseinheit: • Progressive Muskelrelaxation oder • „Psychohygiene-Atmung“	15
Ausklang & Abschluss	Kurze Reflexion der Kurseinheit Aufgaben für die folgende Woche: • Animation der Partner der Kursteilnehmer zum Mitmachen (Jeder ist sein eigener Rückenexperte, kann sich rückengerecht verhalten und das Wissen dazu weitergeben.) • Regelmäßige Durchführung des Trainingsprogramms für zu Hause und „Übungen der Woche“ • Regelmäßige Durchführung des gewählten Entspannungsverfahrens	5

M. = Mobilisation/Koordination/Ganzkörpertraining; K. = Kräftigung; D. = Dehnung

1. Koordination

Arm-Bein-Rotation

- Das Gewicht gleichmäßig auf beide Beine verteilen. Die Arme und Hände zeigen angewinkelt nach vorne.
- Gleichzeitig Drehen/Rotieren des rechten Unterarms nach rechts und des angewinkelten linken Beins nach links. Dasselbe mit linkem Unterarm/rechtem Bein.

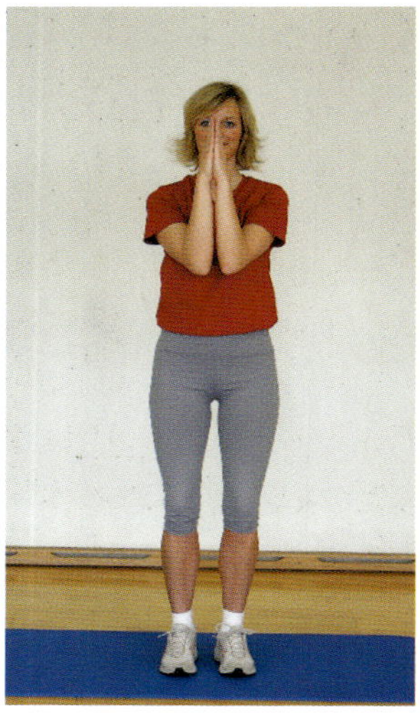

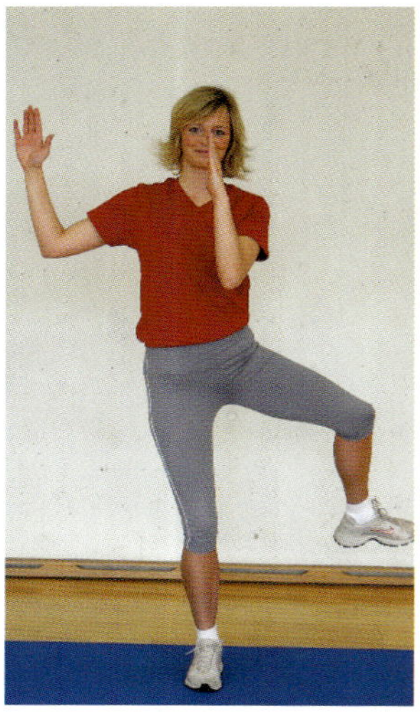

2. Kräftigung der Rückenmuskulatur

Den Ball dem Partner übergeben

- Die Partner liegen sich in Bauchlage gegenüber, sodass sich die nach vorn ausgestreckten Arme berühren.
- Den Ball dem Partner übergeben; dieser übergibt den Ball hinter dem Rücken von einer Hand in die andere und gibt dann den Ball zum Partner zurück; dieser macht das Gleiche usw.
- Der Partner ohne Ball kann entweder die Arme ablegen (= Pause) oder die Arme oben halten (= Spannung erhalten).

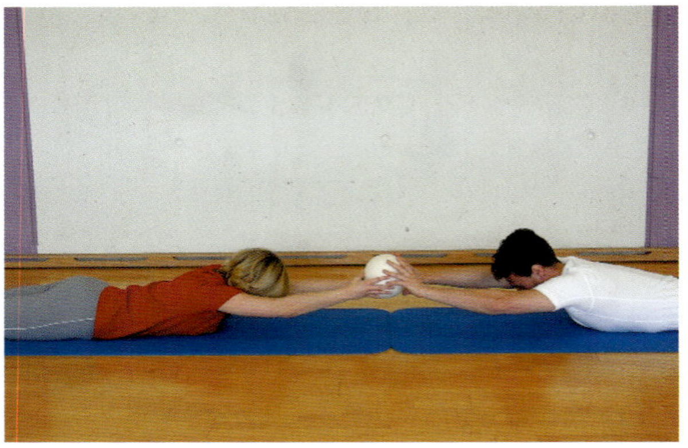

- *Variation:* Beide Partner drücken mit abgehobenen und annähernd gestreckten Armen gegen den Ball und versuchen, mit der verlängerten Ausatmung den Ball wegzuschieben (statisch); während der Einatmung keinen Druck ausüben.

3. Dehnung der unteren Rückenmuskulatur

Den Rumpf einrollen im Sitz

- Im Sitz auf dem Boden den Oberkörper nach vorne beugen und den Rücken ganz runden, bis eine Dehnung vor allem im unteren Rücken spürbar wird.

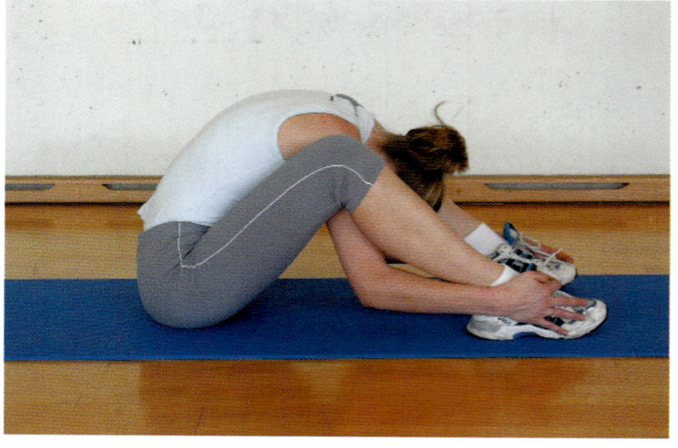

- Ein leichter Zug der Hände an den Knöcheln verstärkt die Dehnung.

4. Kräftigung der Bauchmuskulatur

Crunch mit Partner und Ball

- Beide Partner liegen sich in Rückenlage gegenüber, sodass sie sich anschauen können.
- Der Ball wird vom Partner mit beiden Händen übernommen, 2 x um die eigenen Oberschenkel gekreist und wieder übergeben.

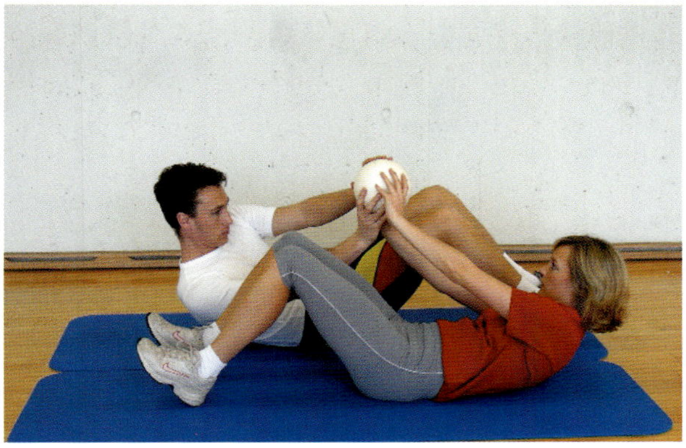

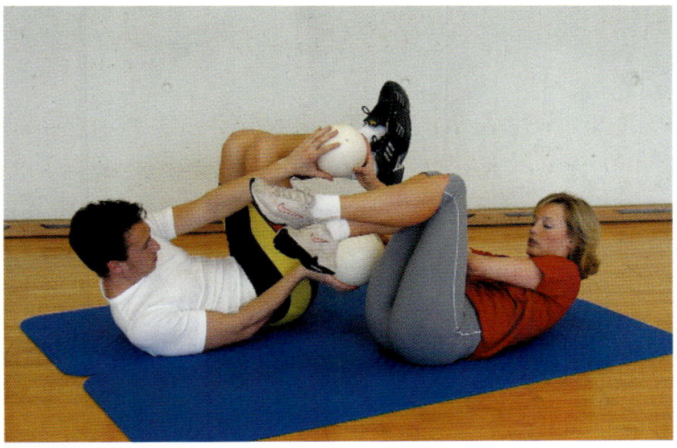

- Der Partner (ohne Ball) kann die Schultern auf dem Boden ablegen (= Pause) oder oben halten (= Spannung erhalten).

- *Variation:* Beide Partner drücken bei der Ausatmung gegen den Ball (statisch); bei der Einatmung Spannung lösen.

5. Kräftigung der Rückenmuskulatur

Den Ball halten gegen Partnerwiderstand

- Ein Partner befindet sich in Bauchlage, der andere kniet vor dessen ausgestreckten Armen.

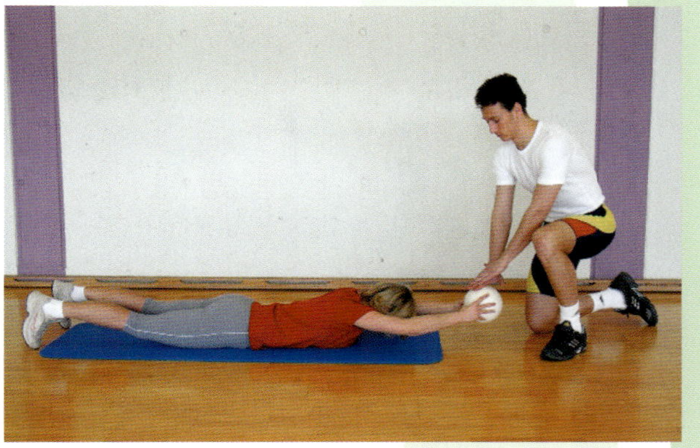

- Den Ball mit den gestreckten Armen abheben, der Partner gibt dosierten Widerstand links, rechts oder oben auf dem Ball. Der Trainierende hält dagegen und versucht, sich nicht verschieben zu lassen; Pressatmung unbedingt vermeiden (sehr anspruchsvoll).

6. Dehnung der hinteren Oberschenkelmuskulatur

Good morning

- Einen Fuß mit der Ferse auf einen niedrigen Hocker (eine Erhöhung) stellen, die Fußspitze nach innen drehen und das Kniegelenk strecken. Das gestreckte Kniegelenk stellt trotz fehlender Muskelspannung im Rahmen des kurzen, kontrollierten Dehnvorgangs keine unfunktionelle Belastung dar.
- Die Beckenachse befindet sich im 90°-Winkel zum gestreckten Bein.

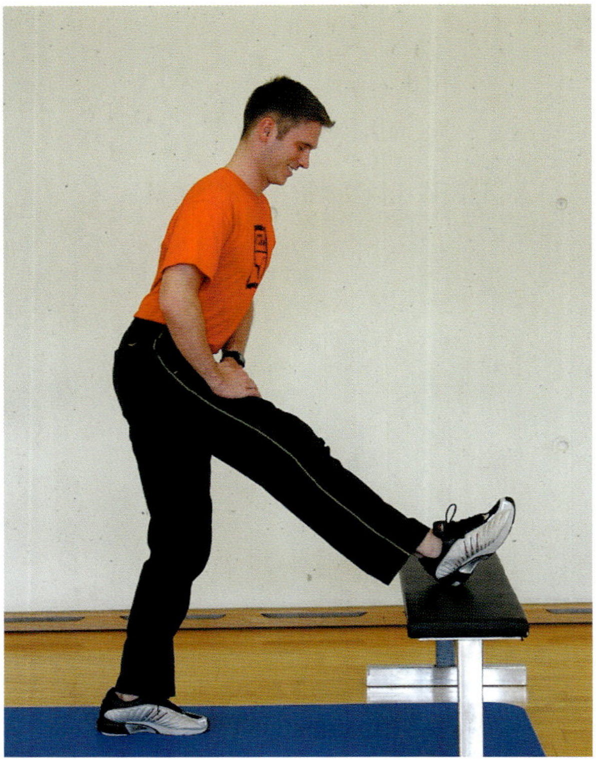

- Das Becken kippen (Tendenz Hohlkreuz) und das Hüftgelenk beugen, bis eine Dehnung in der Oberschenkelrükkseite spürbar wird; den Rücken gerade halten.

7. Koordination, Kraftausdauer und Mobilisation

Hampelmann-Adler

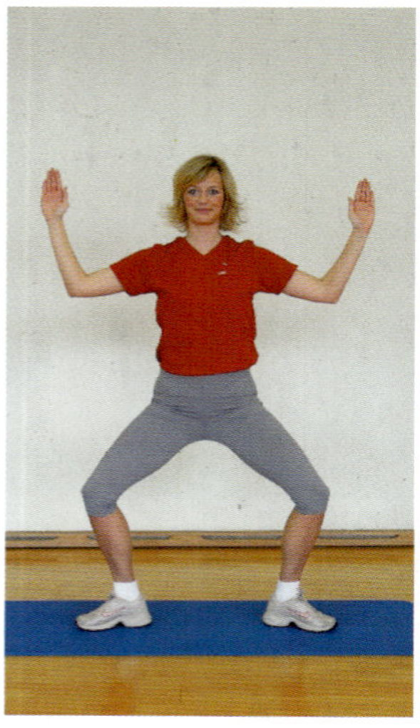

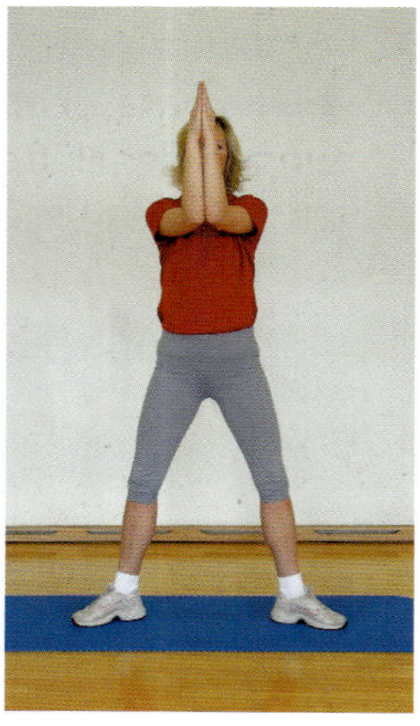

- Leichte Grätschstellung, die Fußspitzen zeigen nach außen.
- In die leichte Hocke gehen (Knie nach außen). Die Arme angewinkelt nach außen führen (Adler).
- Gleichzeitig die Ellbogen vor dem Körper zusammenführen und die Knie strecken; dann zurück in die Ausgangsposition.

8. Mobilisation

Den Rumpf nach links und rechts verschieben

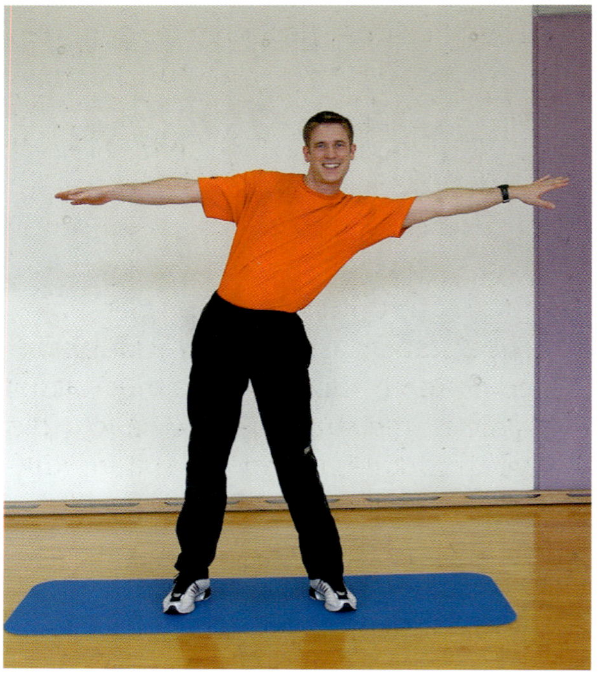

9. Kräftigung der hinteren Oberschenkelmuskulatur

Legcurls mit Partner

- Der Trainierende befindet sich in Bauchlage (gegebenenfalls die Hüfte mit einer Handtuchrolle o. Ä. unterlagern); der Partner kniet hinter ihm und gibt mit den Händen Widerstand gegen eine Ferse.

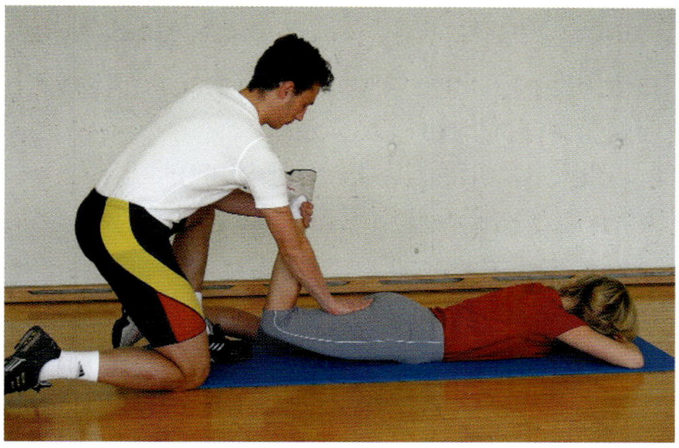

- Der Trainierende spannt zuerst die Bauchmuskulatur an; dann hebt er einen Oberschenkel (ein Knie) minimal vom Boden ab und versucht, in dieser Position das Knie gegen den dosierten Partnerwiderstand zu beugen.
- Durch das Abheben des Oberschenkels wird die Mitarbeit der Hüftbeugemuskulatur und ein Zug ins Hohlkreuz ausgeschlossen. Zudem wird bei dieser Übungsausführung neben der Kniebeuge- auch die Hüftstreckfunktion der hinteren Oberschenkelmuskulatur trainiert; gleichzeitig wird auch die Gesäßmuskulatur und der untere Rükken gekräftigt.

- *Variation:* Zusätzlich leichten Widerstand auf den Oberschenkel geben.

10. Kräftigung der vorderen Oberschenkelmuskulatur

Kniebeugen mit Partner und Ball

- Zwei Partner stehen Rücken an Rücken, dazwischen befindet sich ein Ball.
- Einer der beiden Partner führt halbe Kniebeugen aus, der andere bleibt stehen und lässt sich auf diese Weise den Rücken massieren.

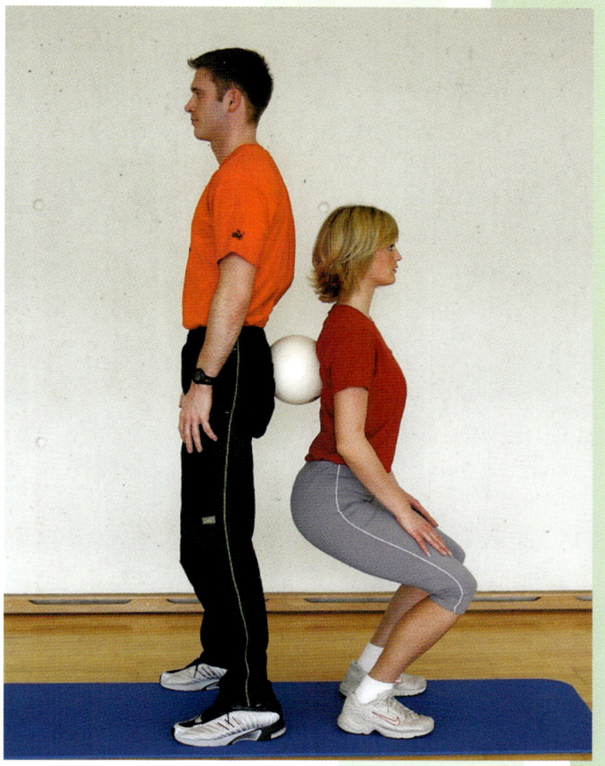

11. Dehnung der Hüftbeuge- und vorderen Oberschenkelmuskulatur

Käfer in Seitlage

- In Seitlage das untere Bein möglichst maximal unter den Körper ziehen.
- Das Fußgelenk des zu dehnenden Beins greifen, die Ferse an das Gesäß bringen und dort in der Endposition fixieren.
- Die Hüfte des oben liegenden Beins nach vorne schieben, bis eine Dehnung in der Hüfte und der Oberschenkelvorderseite spürbar ist.

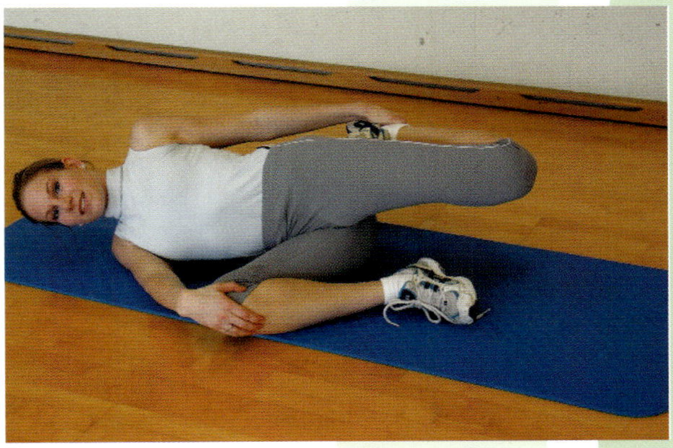

Kurseinheit 9

Sequenz	Inhalt	Zeit (min)
Einstieg	• Rückblick auf die letzte Kurseinheit • Besprechung der Aufgaben der letzten Woche • Erläuterung des Stundenthemas	5
Einstimmung mit Musik	Fitnessorientiertes Aufwärmen im Kreis mit rückengerechten Elementen, z. B. aus: • Afrodance • Fitnessgymnastik • Aerobic (keine Sprung- oder Hüpfformen)	10
Funktionelles Training	• Wiederholung bereits bekannter Übungen Die Kursleitung gibt hierzu verschiedene Übungen bzw. Muskelgruppen vor, z. B.: M. Durchschwingen K. Schräge Bauchmuskulatur D. Hüftbeugemuskulatur K. Obere Rückenmuskulatur D. Brustmuskulatur K. Untere Rückenmuskulatur D. Untere Rückenmuskulatur K. Gesäßmuskulatur D. Vordere Oberschenkelmuskulatur K. Hintere Oberschenkelmuskulatur D. Hintere Oberschenkelmuskulatur M. Ministergruß Einige freiwillige Teilnehmer zeigen zu den Muskelgruppen bekannte Übungen, die dann von allen anderen Kursteilnehmern ebenfalls ausgeführt werden; Korrektur durch den Übungsleiter (Ziel: Ausbildung bzw. Verbesserung von Handlungskompetenz/Handlungs- und Effektwissen).	25

Information/ rückengerechtes Verhalten	*Geräte: Alternative Sitz-, Liege- und Arbeitsmöbel wie z. B. Fitbälle, Ballkissen, Sitzkeile (je nach Verfügbarkeit)* Informationen und Übungen zum Thema „rückengerechtes Alltagsverhalten" (Fortsetzung; Arbeitsblatt 14): • Erläuterung und Demonstration alternativer Sitz-, Liege- und Arbeitsmöbel • Ausprobieren der alternativen Sitz-, Liege- und Arbeitsmöbel durch die Teilnehmer (z. B. Sitzen auf einem Fitball)	15
Entspannung	Fortsetzung aus der letzten Kurseinheit: • Progressive Muskelrelaxation oder • „Psychohygiene-Atmung"	10
Ausklang & Abschluss	Kurze Reflexion der Kurseinheit Aufgaben für die folgende Woche: • Regelmäßige Durchführung des Programms für zu Hause und „Übungen der Woche" • Regelmäßige Durchführung des gewählten Entspannungsverfahrens	10

Kurseinheit 10

Sequenz	Inhalt	Zeit (min)
Einstieg	• Rückblick auf die letzte Kurseinheit • Besprechung der Aufgaben der letzten Woche • Erläuterung des Stundenthemas	5
Einstimmung mit Musik	*Material: Luftballons* Laufvariationen und kleine Spiele mit Luftballons, z. B.: • Mit Luftballons winken • Den Luftballon um die eigene Hüfte oder die eines Partners kreisen • Den Luftballon beim Laufen in der Luft halten • Verschiedenfarbige Luftballons mit Partner tauschen • Bei Musikstopp mit gleichfarbigen Luftballons zusammenkommen	10
Funktionelles Training	M. Arm-Bein-Rotation • Geeignete Übungen für den LWS-Bereich: K. Hintere Oberschenkelmuskulatur: Fersendrükker K. Bauchmuskulatur: Gerader Crunch D. Hüftbeugemuskulatur: Riesenausfallschritt K. Untere Rücken-, Gesäß- und hintere Oberschenkelmuskulatur: Beinrückheben in Bauchlage D. Untere Rückenmuskulatur: Den Rumpf einrollen im Sitz D. Hüftbeuge- und vordere Oberschenkelmuskulatur: Käfer in Seitlage • Geeignete Übungen für den HWS-/BWS-Bereich: K. Seitliche Hals-Nacken-Muskulatur: Den Kopf seitlich gegen den Widerstand der Hand drücken K. Hintere Hals-Nacken-Muskulatur: Den Kopf nach hinten gegen den Widerstand der Hände drücken D. Brustmuskulatur: Türsteher	20

	D. Brustmuskulatur und K. obere Rückenmuskulatur: Adler im Sitz K. Obere Rückenmuskulatur: Adler in Bauchlage auf einem Hocker mit hoher Armführung (großer Winkel Oberarm-Rumpf) M. Ministergruß	
Entspannung	Fortsetzung aus der letzten Kurseinheit: • Progressive Muskelrelaxation oder • „Psychohygiene-Atmung“	15
Information/ Rückengerechtes Verhalten/ Ausklang & Abschluss	Teilnahmezertifikat; 20-Minuten-Programm für zu Hause (Anhang Kap. 12) Informationen zum Thema „weitere (rückengerechte) Bewegungsaktivitäten nach dem Kurs“ (Arbeitsblatt 16; ggf. Folienstift für Kursleitung): • Gemeinsames Erarbeiten von Möglichkeiten zur Fortführung von Bewegungsaktivitäten nach Beendigung des Rückenkurses (z. B. Ausführung eines gesundheitsorientierten Fitnesstrainings) • Animation/Motivation zur Fortführung von Bewegungsaktivitäten und Erläuterung/Einführung in das 20-Minuten-Programm für zu Hause (Verteilung des Programms an die Kursteilnehmer) Abschlussgespräch: • Kurskritik • Regelmäßige Kursteilnahme und Kursabschluss feiern (z. B. Kaffee und Kuchen) • Eventuell Teilnahmezertifikate verteilen	25

M. = Mobilisation/Koordination/Ganzkörpertraining; K. = Kräftigung; D. = Dehnung

1. Koordination

Arm-Bein-Rotation

- Das Gewicht gleichmäßig auf beide Beine verteilen. Die Arme und Hände zeigen angewinkelt nach vorne.
- Gleichzeitig Drehen/Rotieren des rechten Unterarms nach rechts und des angewinkelten linken Beins nach links. Dasselbe mit linkem Unterarm/rechtem Bein.

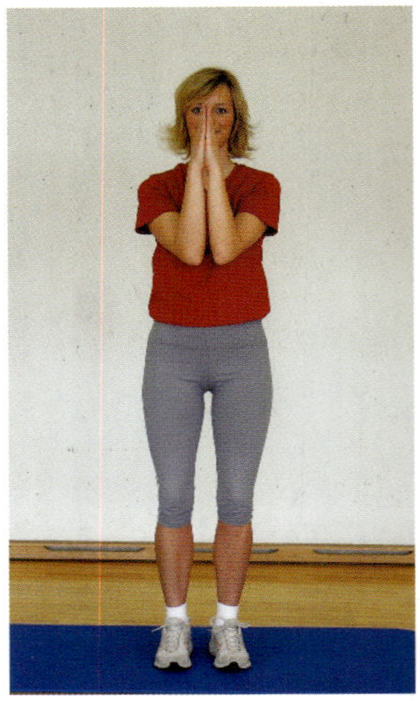

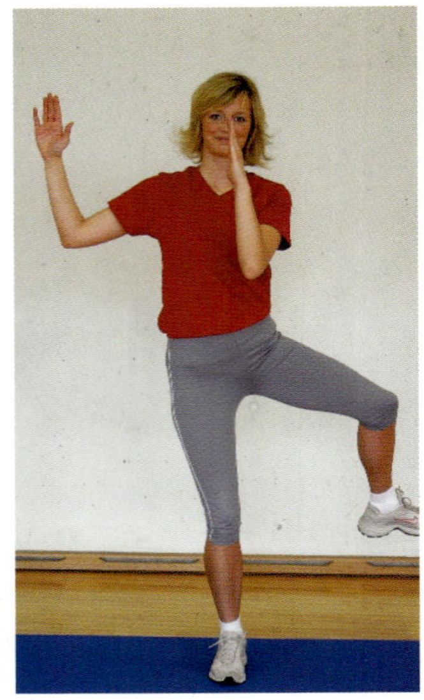

Geeignete Übungen für den LWS-Bereich

2. Kräftigung der hinteren Oberschenkelmuskulatur

Fersendrücker (statisch)

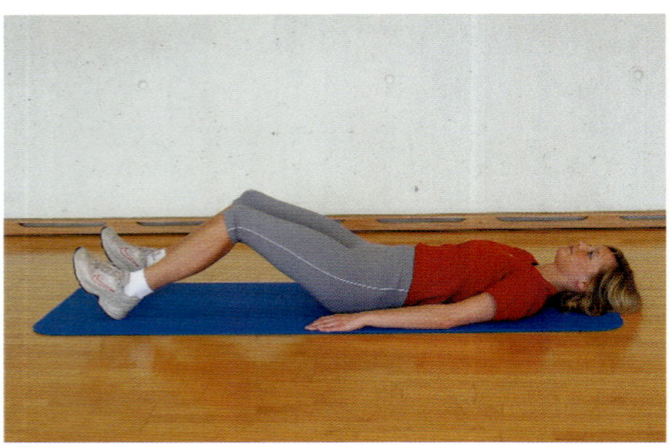

- In Rückenlage die Beine anwinkeln und die Fußspitzen zum Schienbein anziehen.
- Die Bauch- und Gesäßmuskulatur anspannen und die Lendenwirbelsäule auf den Boden drücken (Becken aufrichten), die Fersen in den Boden drükken und Zug in Richtung Gesäß ausüben; regelmäßig atmen.
- *Variationen:* Einbeinig/beidbeinig oder mit engerem/weiterem Kniegelenkwinkel; bei einem weiten Kniegelenkwinkel erhöht sich die Beanspruchung.

3. Kräftigung der Bauchmuskulatur

Gerader Crunch

- In Rückenlage die Knie an den Bauch ziehen; der Winkel zwischen Oberschenkel und Bauch sollte kleiner als 90° sein, um einen Einsatz der Hüftbeugemuskulatur auszuschließen. Es ist auch möglich, die Füße erhöht, z. B. auf einer Bank, abzulegen; sie sollten aber nicht fixiert werden, da sonst die Oberschenkelvorderseite einen Teil der Arbeit verrichtet.
- Den Kopf und die Schultern vom Boden abheben und eine imaginäre Wand mit den Händen wegschieben; den Oberkörper nur so weit abheben,

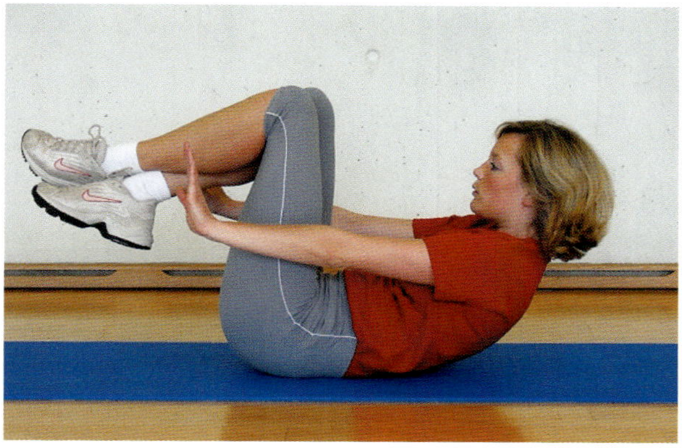

dass sich die Lendenwirbelsäule noch am Boden befindet, da sonst die Hüftbeugemuskulatur einbezogen wird.

- Beim Anheben des Oberkörpers ausatmen.
- Die Schultern sollten während der Übung möglichst nicht auf dem Boden abgelegt werden (ständige Spannung der Bauchmuskulatur); bei Personen mit schwacher Bauchmuskulatur kann das Ablegen von Kopf und Schultern zwischen den einzelnen Wiederholungen akzeptiert werden.

4. Dehnung der Hüftbeugemuskulatur

Riesenausfallschritt

- Im Riesenausfallschritt den Oberkörper auf dem Oberschenkel oder daneben ablegen; mit den Händen auf dem Boden abstützen.
- Die Hüfte des hinteren Beins in Richtung Boden drücken und das hintere Knie strecken, bis eine Dehnung im Hüftbereich spürbar wird.

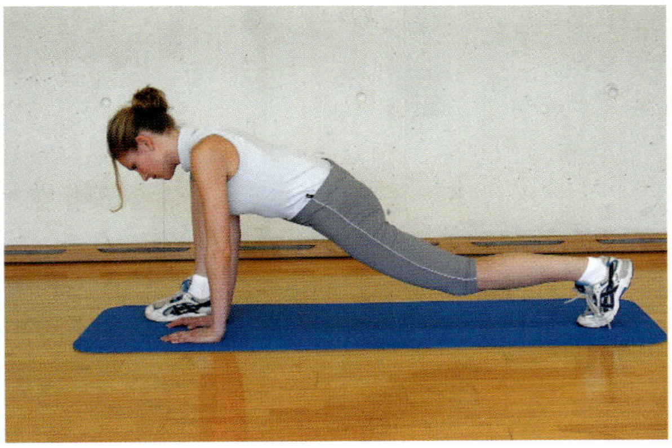

- Der häufig zur Dehnung der Hüftbeuger verwendete Ausfallschritt mit aufrechtem Oberkörper führt auf Grund der fehlenden Beckenfixation zu keiner (!) verbesserten Dehnfähigkeit der Hüftbeugemuskulatur.

5. Kräftigung der unteren Rücken-, Gesäß- und hinteren Oberschenkelmuskulatur

Beinrückheben in Bauchlage

- In Bauchlage – die Stirn liegt auf den Handrücken oder Kopf in Verlängerung der Wirbelsäule – die gestreckten Beine etwas vom Boden abheben.

- *Variationen:* Einbeinig, mit gebeugten Knien, einen Ball oder Luftballon zwischen die Füße klemmen.

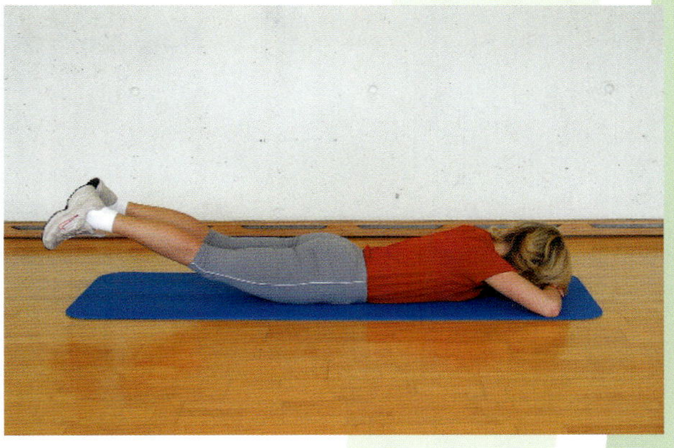

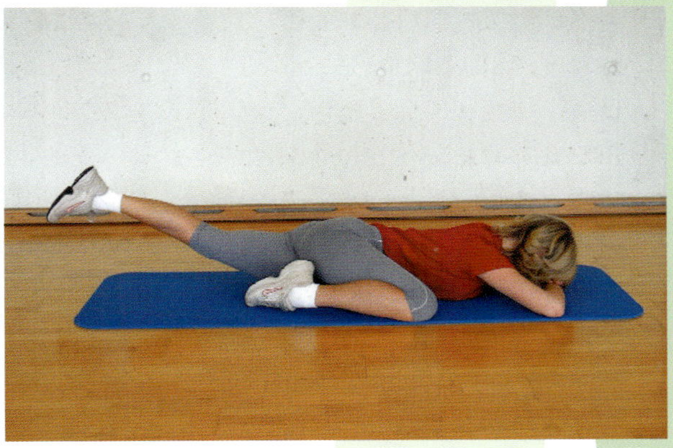

6. Dehnung der unteren Rückenmuskulatur

Den Rumpf einrollen im Sitz

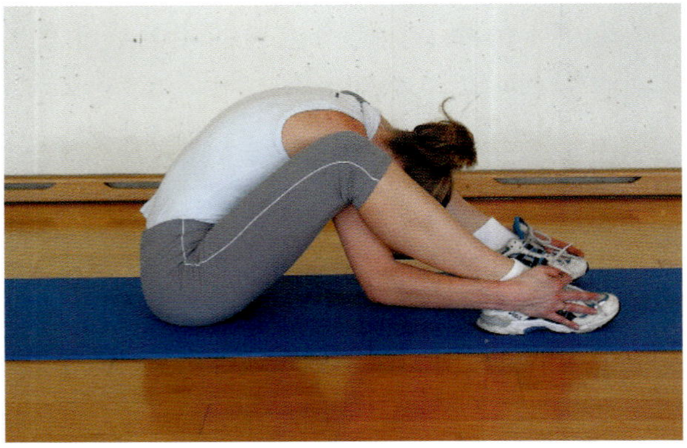

- Im Sitz auf dem Boden den Oberkörper nach vorne beugen und den Rücken ganz runden, bis eine Dehnung vor allem im unteren Rücken spürbar wird.
- Ein leichter Zug der Hände an den Knöcheln verstärkt die Dehnung.

7. Dehnung der Hüftbeuge- und vorderen Oberschenkelmuskulatur

Käfer in Seitlage

- In Seitlage das untere Bein möglichst maximal unter den Körper ziehen.
- Das Fußgelenk des zu dehnenden Beins greifen, die Ferse an das Gesäß bringen und dort in der Endposition fixieren.

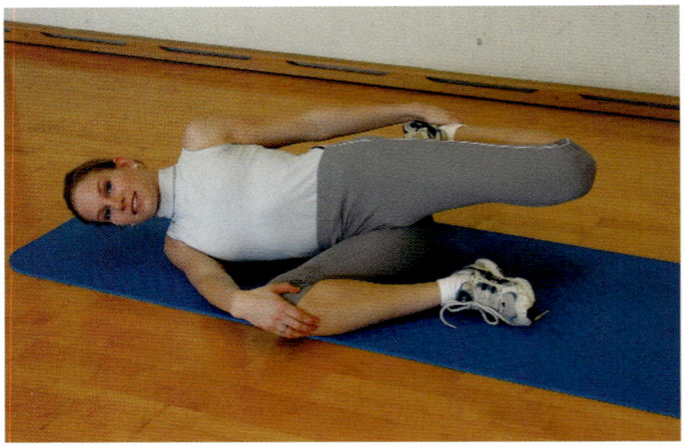

- Die Hüfte des oben liegenden Beins nach vorne schieben, bis eine Dehnung in der Hüfte und in der Oberschenkelvorderseite spürbar wird.

Geeignete Übungen für den HWS-/BWS-Bereich

8. Kräftigung der seitlichen Hals-Nacken-Muskulatur

Den Kopf seitlich gegen den Widerstand der Hand drücken (statisch)

- Im aufrechten Sitz (oder Stand) eine Hand seitlich an den Kopf legen.
- Den Kopf gegen den Handwiderstand zur Seite drücken; dabei den Druck langsam aufbauen.

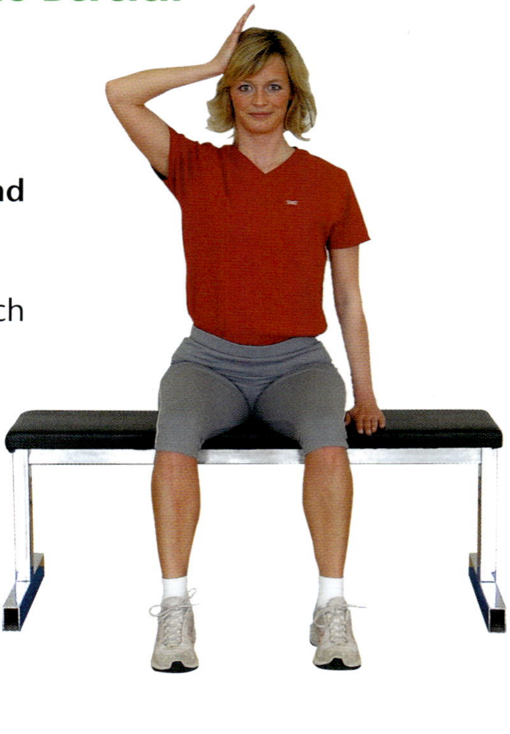

9. Kräftigung der hinteren Hals-Nacken-Muskulatur

Den Kopf nach hinten gegen den Widerstand der Hände drücken (statisch)

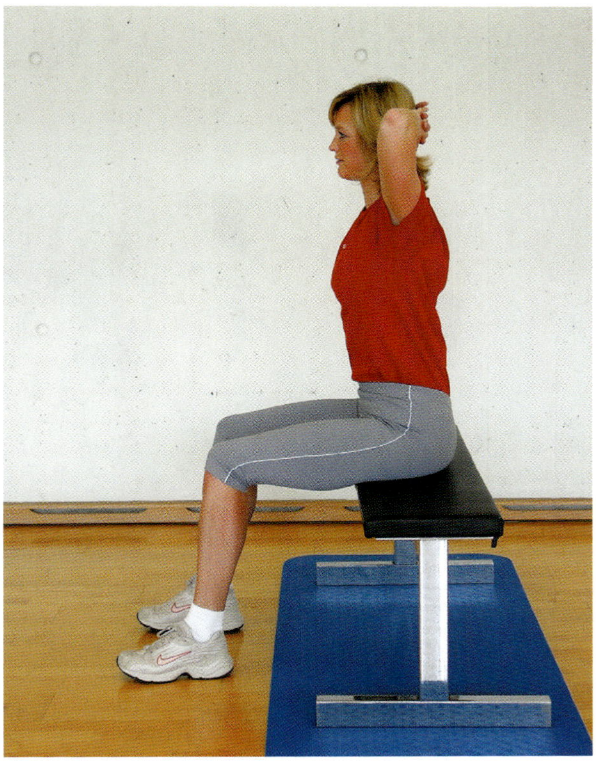

- Im aufrechten Sitz (oder Stand) die verschränkten Hände in den Nacken legen.
- Den Kopf gegen den Handwiderstand nach hinten drücken; dabei den Druck langsam aufbauen.

10. Dehnung der Brustmuskulatur

Türsteher

- Den Oberarm etwas über waagerecht halten, Unterarm und Kleinfingerkante (Hand) an eine Sprossenwand (oder einen Türrahmen, eine Wand) anlegen.
- Den Rumpf vom Arm wegdrehen, bis eine Dehnung in der Brustmuskulatur spürbar wird.
- *Variation:* Die Griffhöhe (Arm-Rumpf-Winkel kleiner bzw. größer als 90°) verändern; hierdurch erfolgt eine Dehnung unterschiedlicher Anteile der Brustmuskulatur.

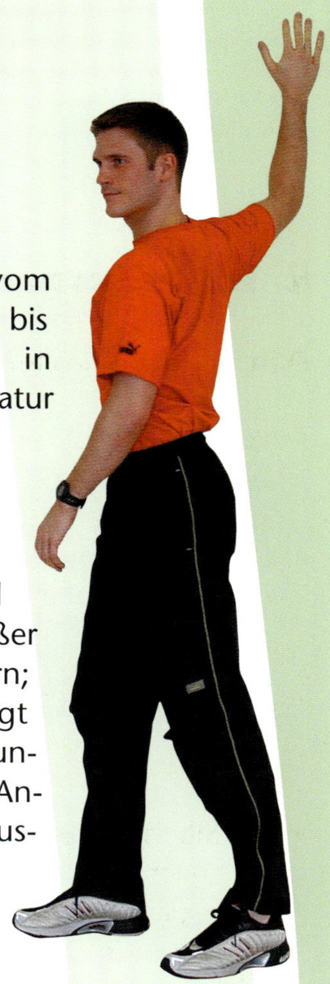

11. Dehnung der Brustmuskulatur und Kräftigung der oberen Rückenmuskulatur

Adler im Sitz

- Im Sitz (oder Stand) den Rücken gerade halten, die Bauchmuskulatur leicht anspannen.
- Die Arme maximal weit rück-hoch führen und halten.
- Durch die Anspannung der oberen Rückenmuskulatur wird eine Dehnung in der Brustmuskulatur spürbar.

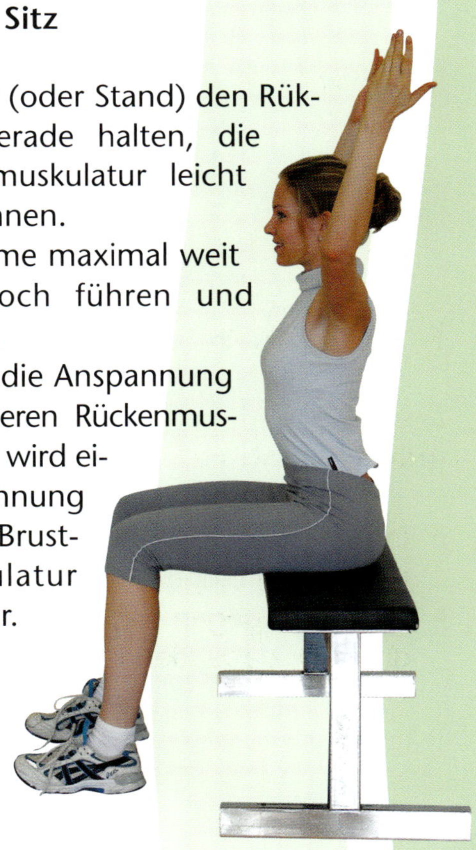

12. Kräftigung der oberen Rückenmuskulatur

Adler in Bauchlage auf einem Hocker

- Vor einem Hocker (einem Stuhl, einer Bank) gegebenenfalls auf einem Kissen knien und den Rumpf ablegen.
- Der Oberarm-Rumpf-Winkel beträgt ca. 135°. Die Arme sind nach vorne gestreckt und außenrotiert (d. h. die Handinnenseiten zeigen nach oben), der Kopf ist in Verlängerung des Rumpfs, Blick zum Boden.
- Die Schulterblätter so weit wie möglich nach hinten ziehen.

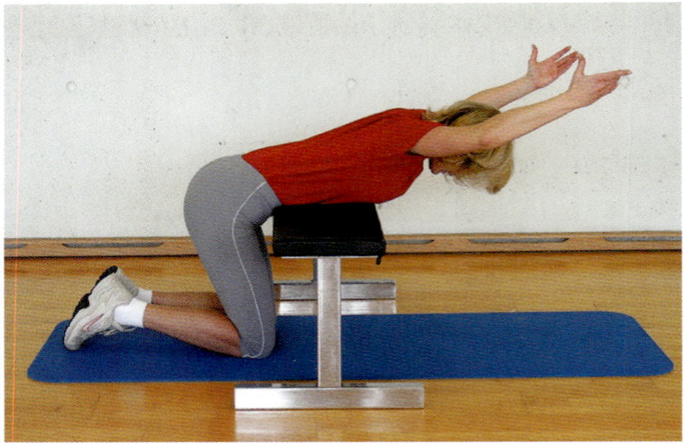

- *Variation:* Einen Stab vor dem Kopf halten.

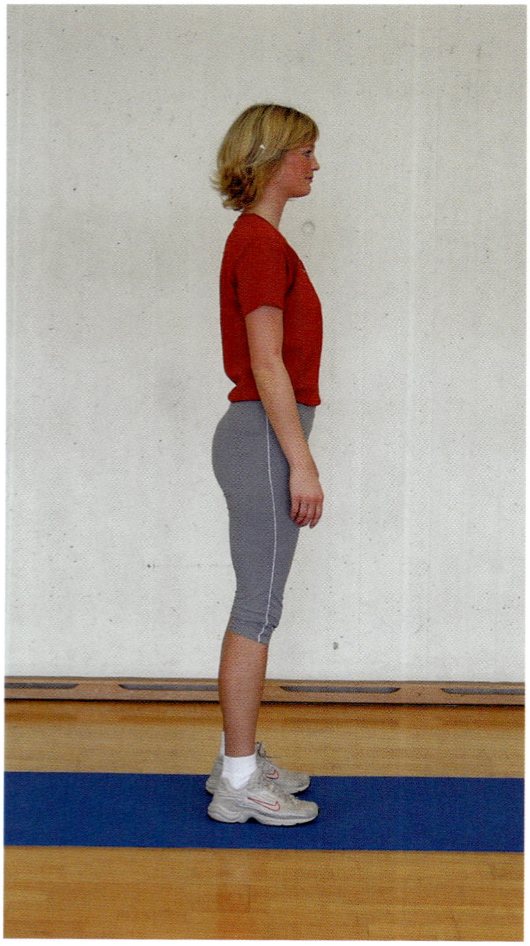

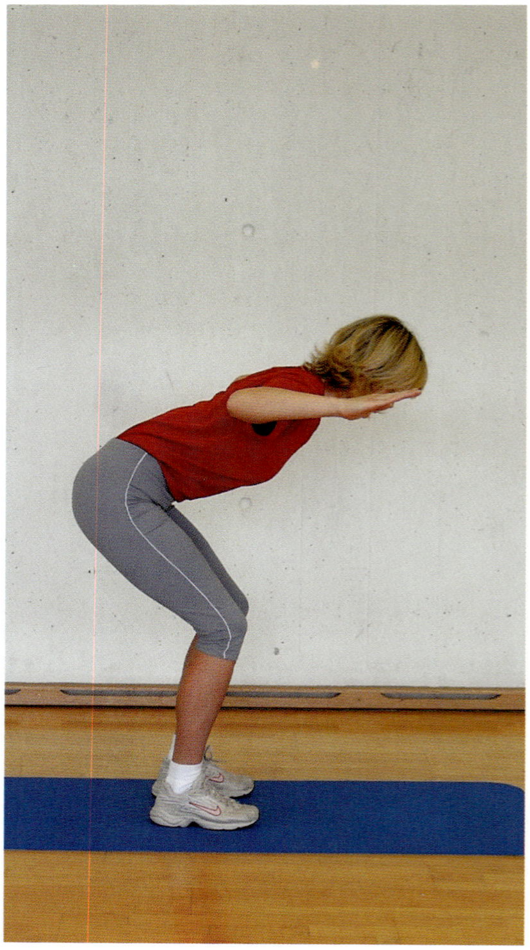

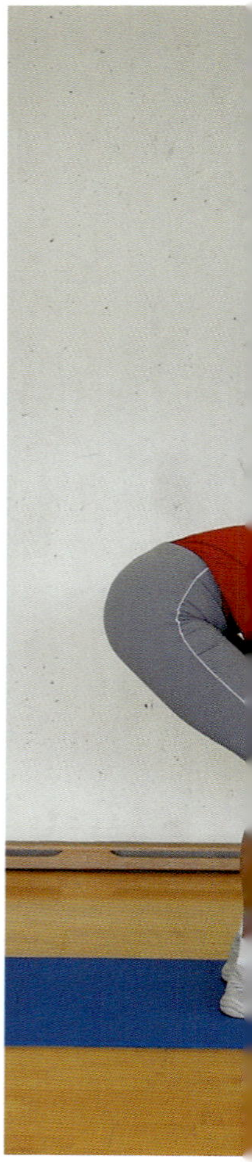

13. Koordination, Kraftausdauer und Mobilisation

Ministergruß

- Aufrechte Körperhaltung einnehmen; dann mit geradem Rücken nach vorne beugen, Kopf in Verlängerung der Wirbelsäule, Arme in Adlerhaltung.
- Den Oberkörper locker durchhängen lassen; die Knie sind dabei leicht gebeugt.
- Anschließend nacheinander über die Streckung von Knie, Hüfte, Schultern und Kopf (nicht Rücken) wieder aufrichten.

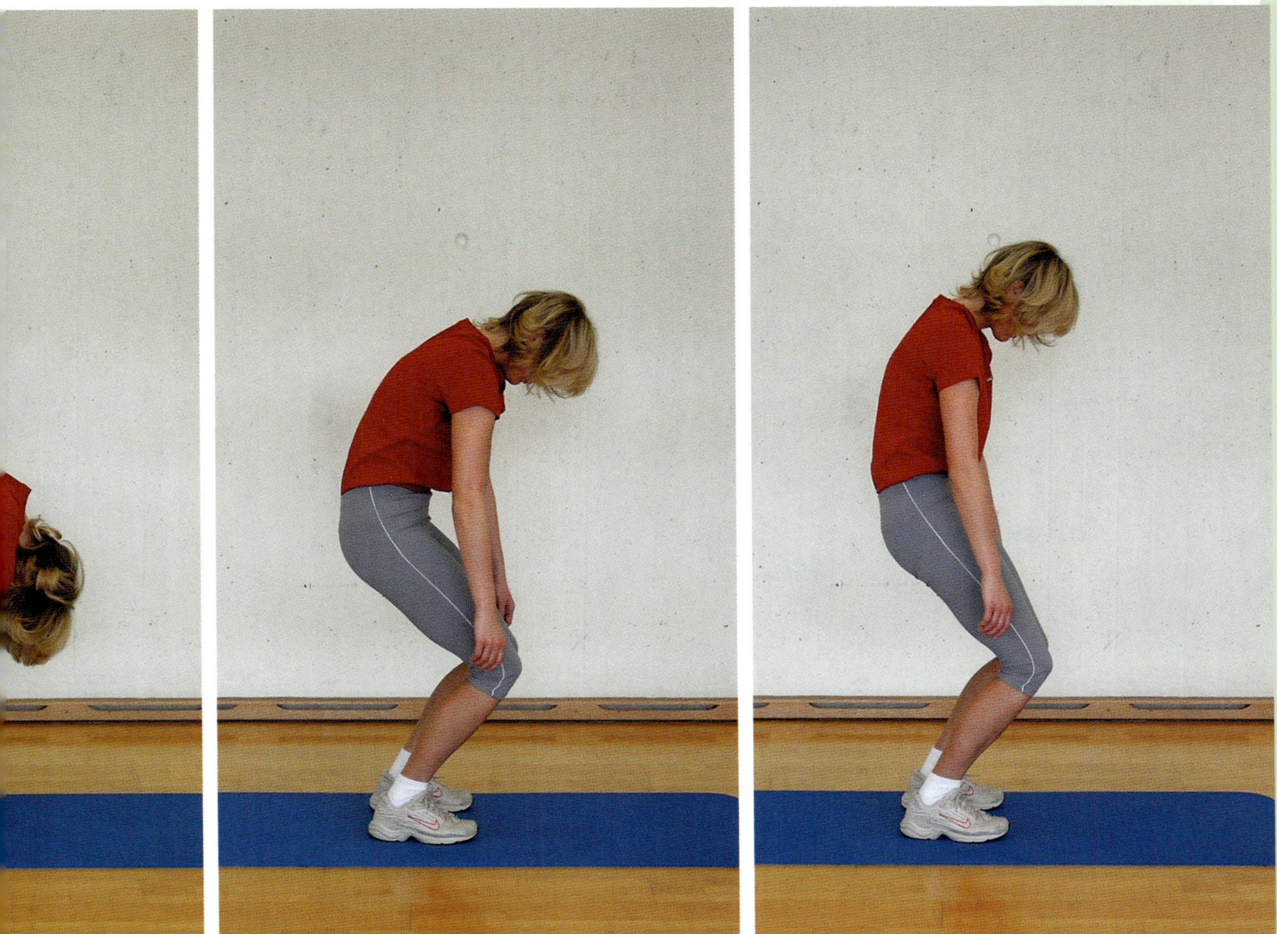

Methoden und Übungen zum funktionellen Training

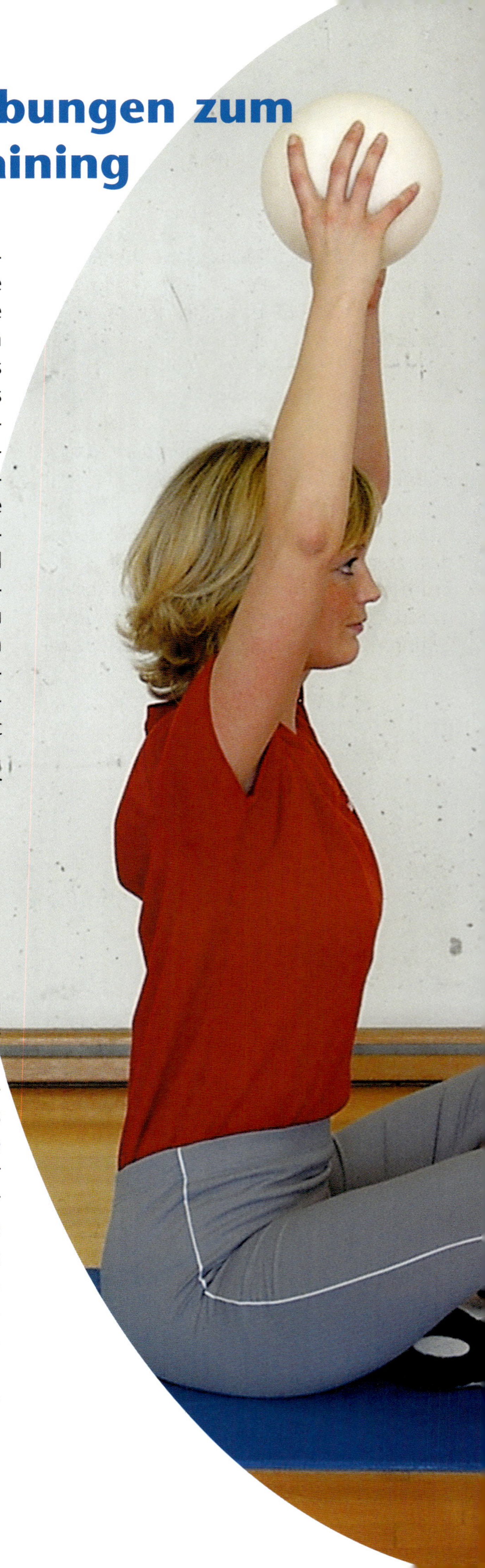

Dieses Kapitel enthält Übungen zur Kräftigung, Dehnung und Mobilisation sowie auch zur Koordination. Dabei sind alle Übungen detailliert beschrieben, die in den 10 Einheiten des Basisprogramms (Kap. 5) in der Sequenz „funktionelles Training" eingesetzt werden. Weitergehend sind Alternativen zu diesen Basisübungen aufgenommen, um zielgruppengerechte Varianten – insbesondere auch unter einer motivationalen Perspektive – anzubieten. Diese Perspektive wird umso wichtiger, je längerfristig das Programm durchgeführt wird (vgl. hierzu auch Kap. 8). Die dargestellten Übungen sollten dementsprechend als Übungssammlung verstanden werden. Die Auswahl der einzelnen Übungen erfolgt immer in Abhängigkeit vom Trainingsziel, vom körperlichen Zustand sowie von der Motivation der Teilnehmer.

6.1 Krafttraining

6.1.1 Methodische Hinweise

Im Basisprogramm wird vorrangig ein Kraftausdauertraining durchgeführt (Methode mittlerer Krafteinsätze mit hohen Wiederholungszahlen; Richtwert ca. 15-25 Wiederholungen; vgl. Boeckh-Behrens & Buskies, 2004a). In Studien konnte gezeigt werden, dass es hierbei weder notwendig noch speziell für Teilnehmer an Rückenkursen sinnvoll ist, die einzelne Trainingsserie bis zur letztmöglichen Wiederholung durchzuführen. Der einzelne Satz wird bei einem subjektiven Belastungsempfinden (Anstrengungsempfinden) „mittel" bis „schwer" abgebrochen, d. h. deutlich vor Erreichen der letztmöglichen Wiederholung beendet (vgl.

Buskies, 1999a; Tiemann, 1997). Bei wenig trainierten Personen (an die sich dieses Programm vorrangig richtet) ist es zur Erzielung angemessener Krafteffekte darüber hinaus nicht notwendig, für die einzelnen Muskelgruppen (Übungen) mehr als einen bis maximal zwei Sätze durchzuführen (vgl. Boeckh-Behrens & Buskies, 2004a, b; Philipp, 1999).

Neben dynamischen Kraftübungen werden zum Teil auch statische Übungen – insbesondere zur Kräftigung der Rückenmuskulatur – ausgeführt. Die dabei empfohlene Haltedauer liegt bei etwa 10 Sekunden. Eine Übung sollte aber bei einem subjektiven Belastungsempfinden „schwer" beendet werden. Zu den weiteren Kriterien für einen vorzeitigen Abbruch bei statischen Übungen zählen:

- Schmerzen oder – sofern bereits vorhanden – deren Verstärkung.
- Verspannungen/Verkrampfung der Muskulatur oder
- Pressatmung.

6.1.2 Bauchmuskulatur

Hinweise zur Ausführung der Übungen zur Kräftigung der Bauchmuskulatur (vgl. Buskies & Demski, 2004):

- Keine Fixation der Beine/Füße, sonst arbeitet der gerade Schenkelstrecker (Hüftbeuger) mit.
- Den Oberkörper nur so weit anheben, dass sich die Lendenwirbelsäule noch am Boden befindet, da sonst die Hüftbeugemuskulatur einbezogen wird. Der Punkt, an dem die Lendenwirbelsäule gerade noch den Boden berührt, lässt sich sehr leicht durch folgende Übung erfühlen: Rückenlage, Füße an das Gesäß stellen, Wirbel für Wirbel langsam bis zum Sitz aufrichten. Dabei kann ein Punkt im Bewegungsablauf festgestellt werden, der nur schwer zu überwinden ist. Beim Training der Bauchmuskulatur sollte dieser Punkt nicht überschritten werden, dann liegt die Lendenwirbelsäule normalerweise noch auf dem Boden.
- Ruhige, konzentrierte und kontrollierte Bewegungsausführung.
- Die Schultern sollten während der Übung nicht auf dem Boden abgelegt werden (ständige Spannung der Bauchmuskulatur).
- Bewusstmachen (!) der ständigen Anspannung. Bei Personen mit schwacher Bauchmuskulatur kann das Ablegen von Kopf und Schultern zwischen den einzelnen Wiederholungen zunächst akzeptiert werden.
- Die Hände nicht im Nacken verschränken, es sei denn, die Ellbogen werden hierbei nach hinten gedrückt. Sonst wird häufig bei den letzten Wiederholungen einer Serie ein starker Zug an der Halswirbelsäule ausgeübt.
- Regelmäßig atmen, Pressatmung vermeiden. In der Hauptanspannungsphase (beim Aufrichten) sollte am besten durch den offenen Mund ausgeatmet werden. Neben einer verminderten physiologischen Belastung (z. B. geringerer Blutdruck) kommt es dadurch auch zu einer Entlastung des Beckenbodens. Ein zusätzliches, bewusstes Anspannen der Beckenbodenmuskulatur (Vorstellung – Stuhl und Urin einhalten) kann zur Inkontinenzprophylaxe beitragen. Die Neigung zur Pressatmung ist insbesondere bei den statisch ausgeführten Übungen gegeben.

Der gerade Crunch stellt die wirkungsvollste Standardübung zur Kräftigung der gesamten Bauchmuskulatur dar, sofern keine Beschwerden damit verbunden sind. Allerdings empfinden einige Teilnehmer den „geraden Crunch" als wenig motivierend. Zur Förderung der Motivation können:

- Handgeräte (z. B. Gymnastikbälle) einbezogen,
- Partnerübungen durchgeführt sowie
- „eigene Übungen" erfunden und ausprobiert werden.

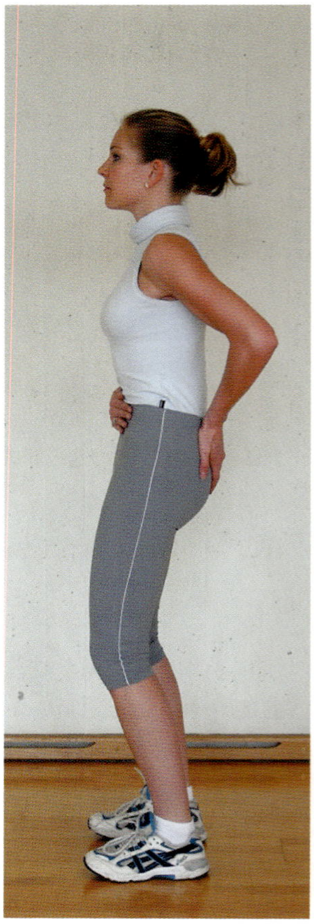

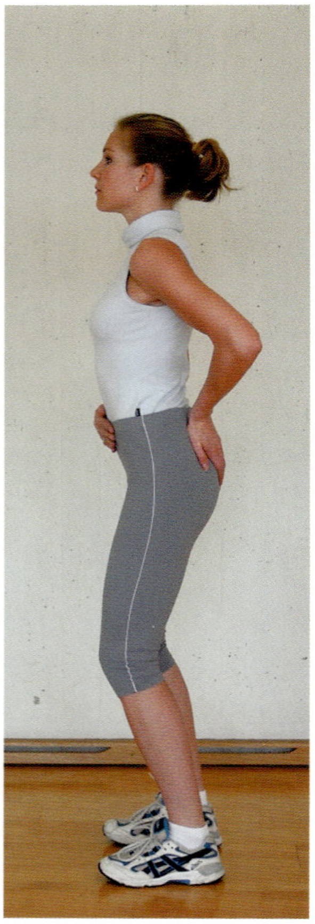

Körperwahrnehmungsübung

Wenn bisher keine oder nur wenig Erfahrung mit einem Bauchmuskeltraining vorliegt, bietet es sich an, vor dem eigentlichen Training Übungen zur Körperwahrnehmung durchzuführen und bei einzelnen Übungen viel ausprobieren zu lassen, um somit Bewegungserfahrungen zu sammeln. Als Übung zur Wahrnehmung der Anspannung der Bauchmuskulatur sowie der Position des Beckens dient z. B.:

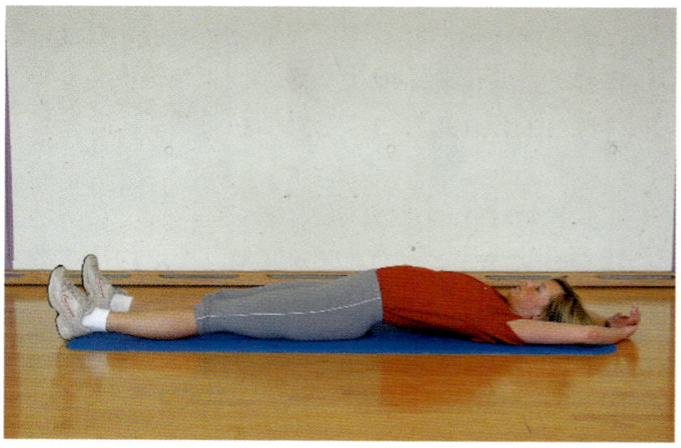

Das Becken aufrichten und kippen

- Im Stand – Füße schulterbreit geöffnet, Knie leicht gebeugt – eine Hand auf den Bauch, eine Hand auf das Gesäß legen.
- Durch Anspannung und Entspannung der Bauch- und Gesäßmuskulatur das Becken im Wechsel aufrichten und kippen.
- Die Übung kann auch in Rückenlage durchgeführt werden.

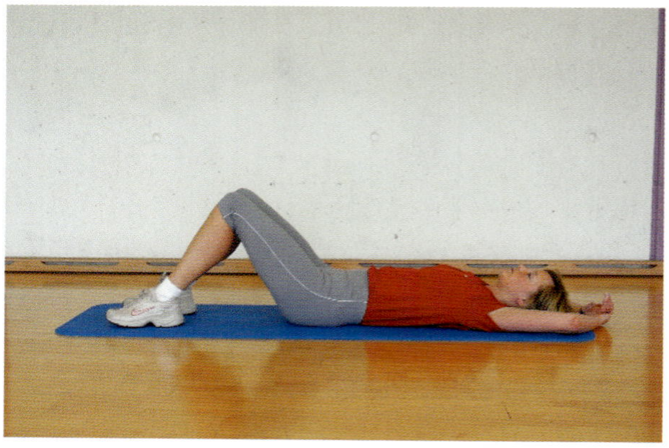

Ausgangsstellungen

Das Bauchmuskeltraining wird in der Praxis am häufigsten in Rückenlage durchgeführt, wobei die Einrollbewegung des Rumpfs über die Brust und nicht über den Kopf eingeleitet werden soll. Als Ausgangsstellungen (AGS) sind z. B. möglich:

AGS 1
Rückenlage – Füße an das Gesäß gestellt

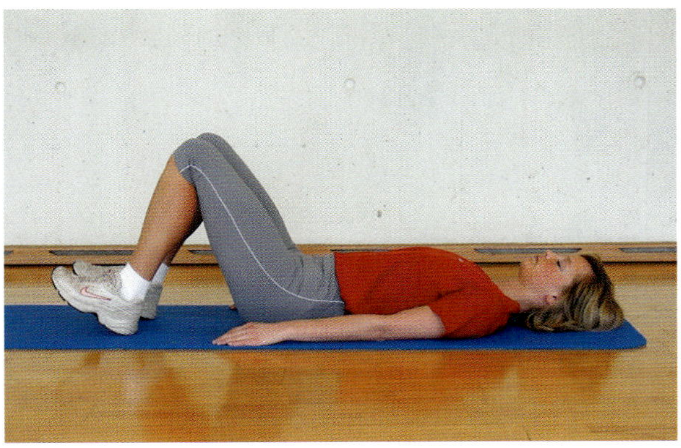

Bevor die Übung aus dieser Position begonnen wird, ist es sinnvoll, das Becken vorab aufzurichten (Bauch- und Gesäßmuskulatur anspannen).

AGS 2
Rückenlage – Füße an das Gesäß gestellt und ein Bein übergeschlagen

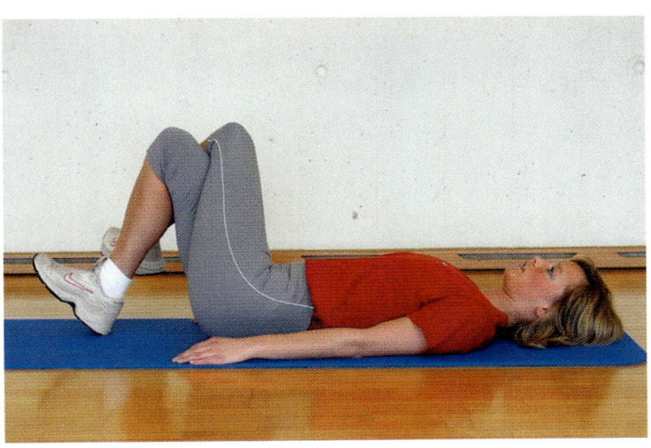

Dies verhindert das zu starke Aufrichten des Rumpfs während des Trainings und somit das Abheben der Lendenwirbelsäule, was zu einem verstärkten Einsatz der Hüftbeugemuskulatur führen würde.

AGS 3
Rückenlage – Knie an den Bauch gezogen

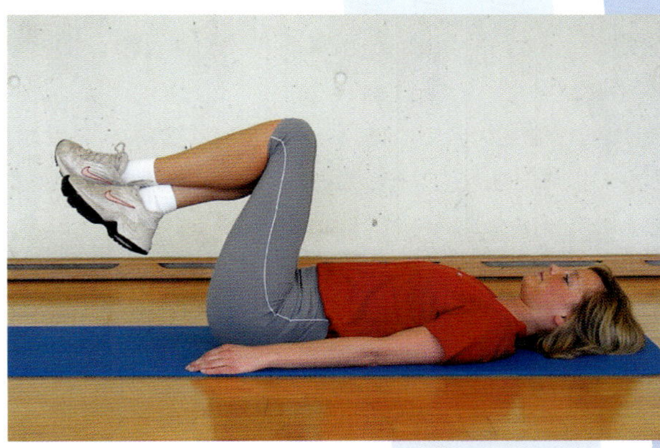

Der Winkel zwischen Oberschenkel und Bauch sollte kleiner als 90° sein, um einen Einsatz der Hüftbeugemuskulatur auszuschließen.

Variation: Es ist auch möglich, die Füße erhöht, z. B. auf einer Bank, abzulegen. Sie sollten aber nicht fixiert werden, da sonst die Oberschenkelvorderseite einen Teil der Arbeit verrichtet.

Übungen zur Kräftigung der geraden und schrägen Bauchmuskeln

Gerader Crunch
Der gerade Crunch bildet die Basisübung des gesamten Bauchmuskeltrainings. Zum einen wirkt diese Übung sehr funktionell, da praktisch ausschließlich die Bauchmuskulatur beansprucht wird, zum anderen haben (EMG-)Untersuchungen gezeigt, dass diese Übung sowohl zur Kräftigung der geraden Bauchmuskulatur (oberer wie auch unterer Anteil) als auch der schrägen Bauchmuskulatur sehr

effektiv ist (vgl. Boeckh-Behrens & Buskies, 2004a).

Die Ausführungsintensität bei der Standardübung „gerader Crunch" lässt sich durch die Armhaltung von leicht bis schwer variieren, wobei alle Varianten auch schräg zur Seite durchgeführt werden können (= schräger Crunch). Die Führung der Arme nach hinten bewirkt eine Veränderung des Lastarms, wobei sich nach dem biomechanischen Gesetz Last x Lastarm = Kraft x Kraftarm eine erhöhte Aktivierung der Bauchmuskulatur ergibt:

- Nur die Schultern vom Boden abheben.
- Die Arme in Vorhalte und eine imaginäre Wand wegschieben.
- Die Arme auf der Brust verschränken.
- Die Hände an die Ohren nehmen.
- Die Arme lang nach hinten strecken.

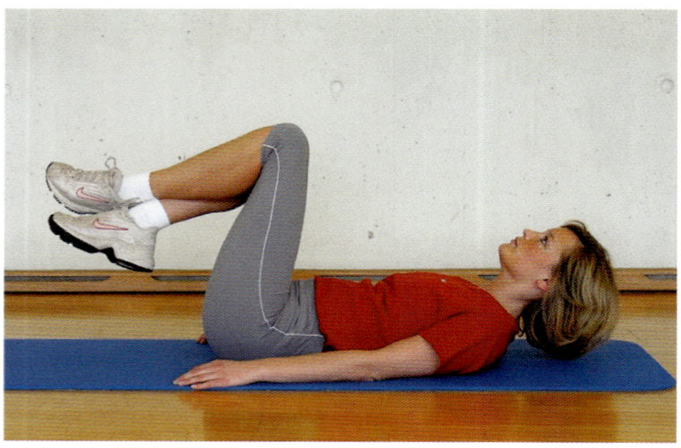

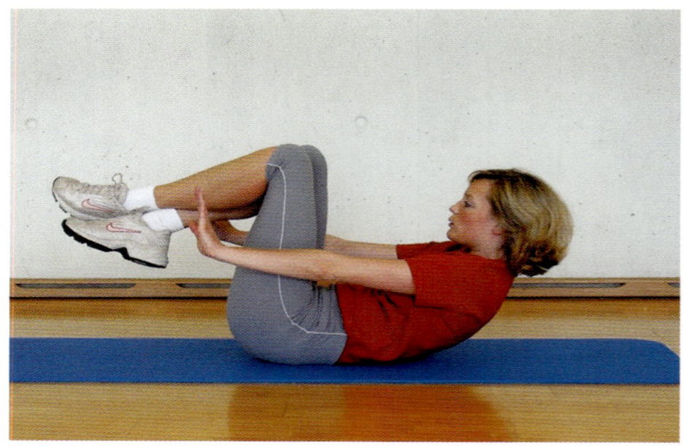

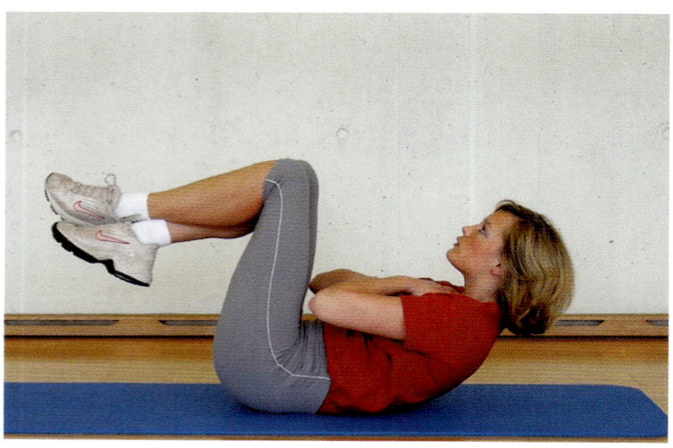

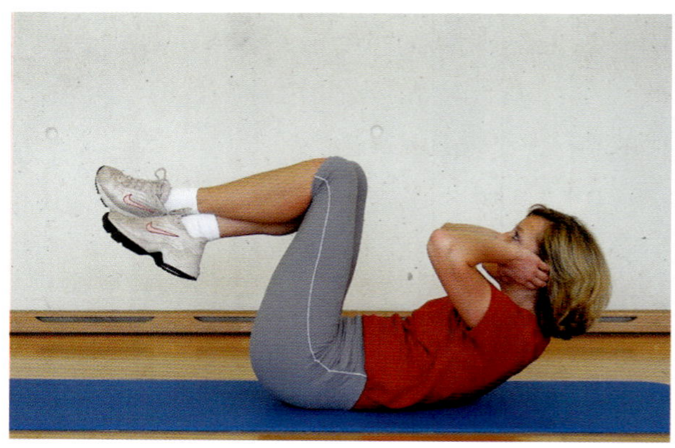

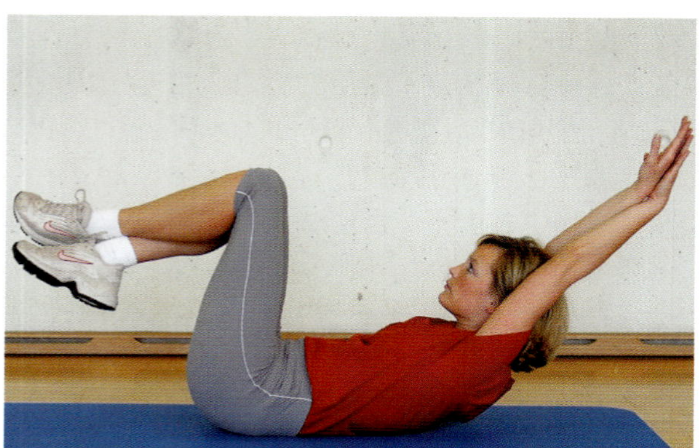

Twisted Crunch

- AGS 3.
- Wie der gerade Crunch, aber den Oberkörper zur Seite hin aufrichten.

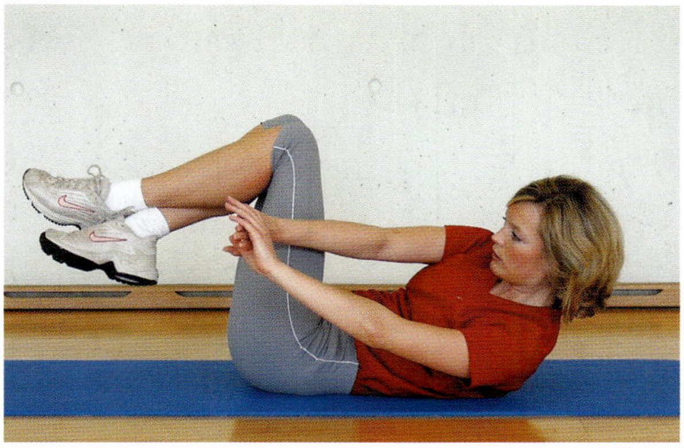

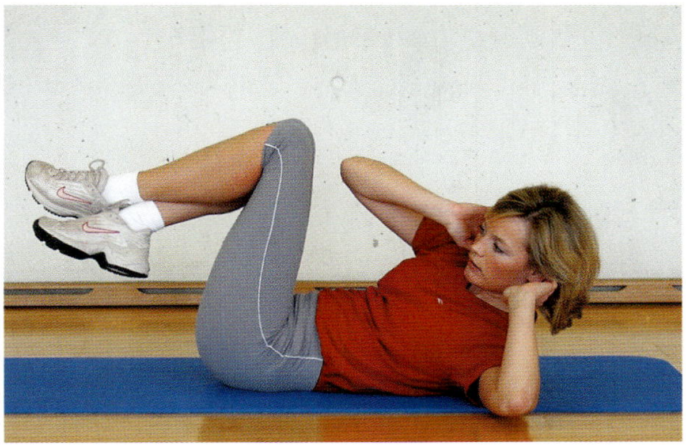

- *Variationen:* Wie beim geraden Crunch.

Käfer-Crunch

- AGS 3.
- Die Arme gestreckt nach hinten nehmen.

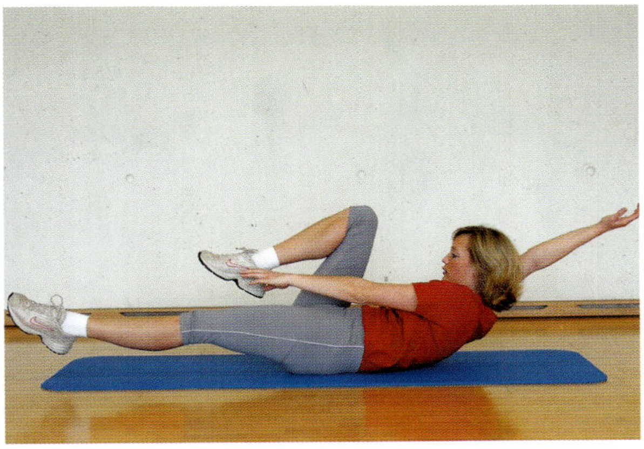

- Beim Aufrichten den rechten Arm zum linken Fuß führen und umgekehrt.
- Beim Mitbewegen der Beine den Hüftgelenkwinkel nicht zu stark vergrößern, da es sonst zu einem verstärkten Einsatz der Hüftbeugemuskulatur kommt.

Widerstandscrunch

- AGS 3.
- Der Crunch wird mit zusätzlichem Druck der Hände (oder einer Hand diagonal) gegen die Oberschenkel durchgeführt.

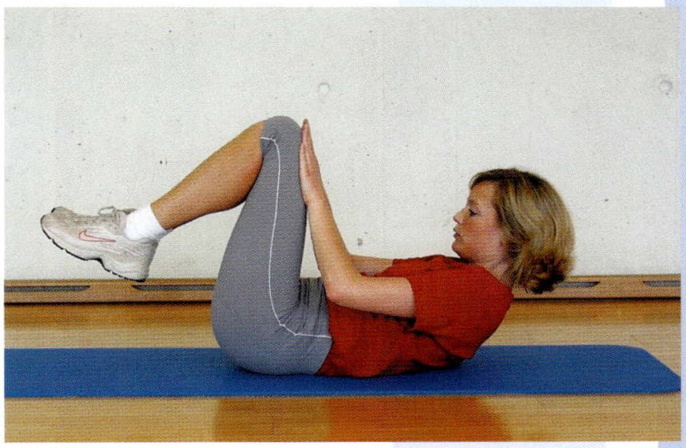

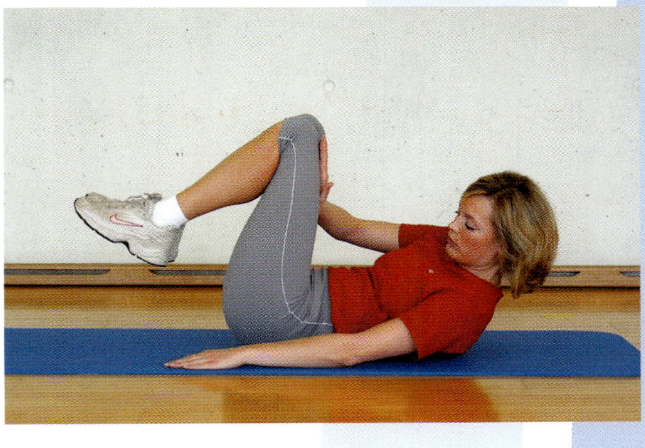

Crunchvarianten mit Ball

Den Ball kreisen

- AGS 3.
- Den Ball um die Oberschenkel (oder Unterschenkel) kreisen.

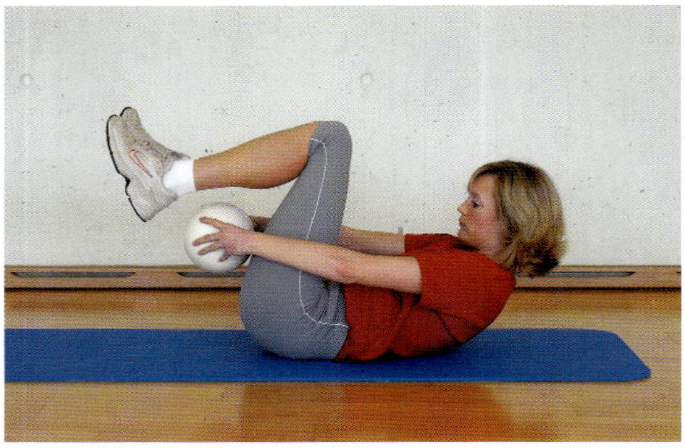

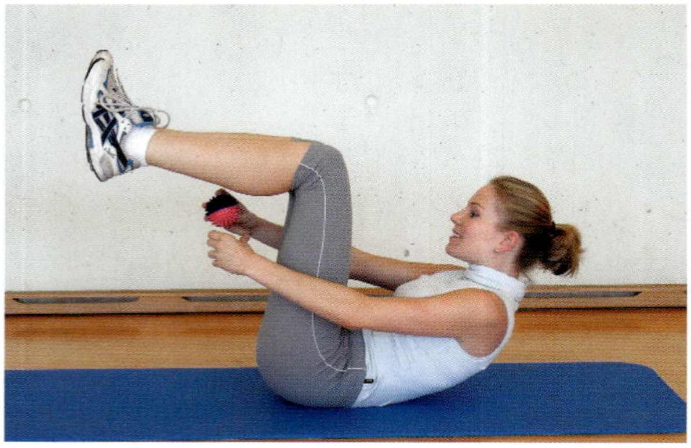

- *Alternativ:* Mit Igelball.

Den Ball ablegen

- AGS 3.

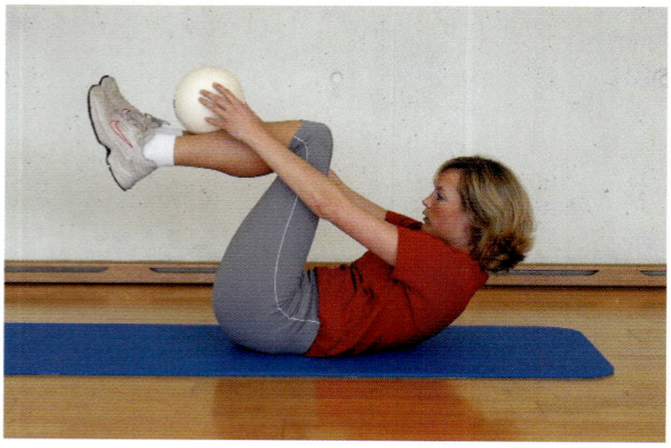

- Den Ball auf den Unterschenkeln ablegen und wieder abholen.

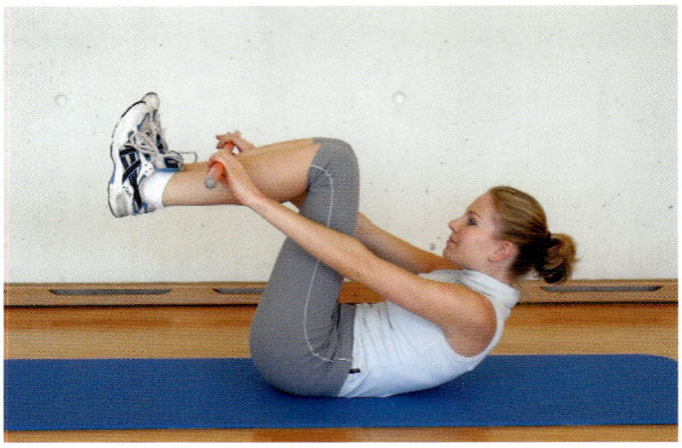

- *Alternativ:* Mit Stab.

Den Ball auf den Beinen rollen

- AGS 3 – die Beine locker gestreckt nach oben halten.

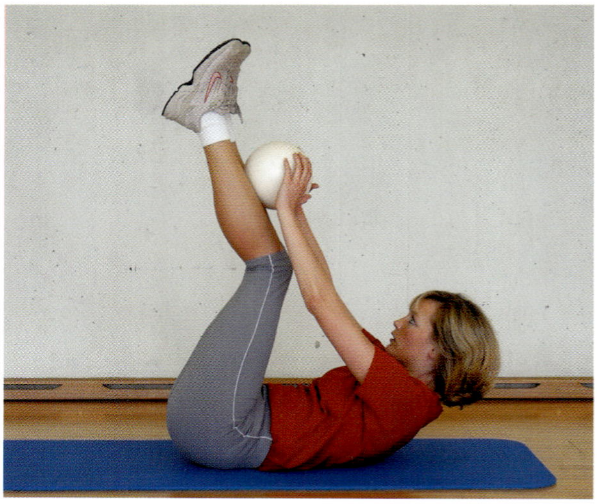

- Den Ball mit dem Einrollen des Oberkörpers von den Knien über die Schienbeine zu den Fußgelenken rollen.
- Beim Absenken des Oberkörpers den Ball zurückrollen.

- *Variation:* Den Ball auf der Unterschenkelrückseite rollen. (Beachte: Auch hier Winkel Oberschenkel–Bauch kleiner als 90°.)

Den Ball um den Körper rollen

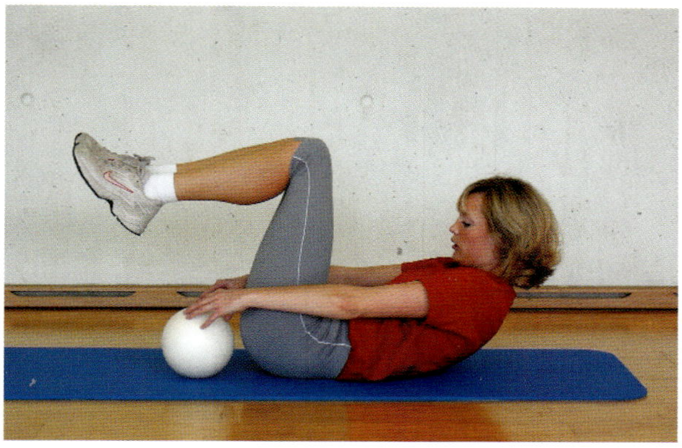

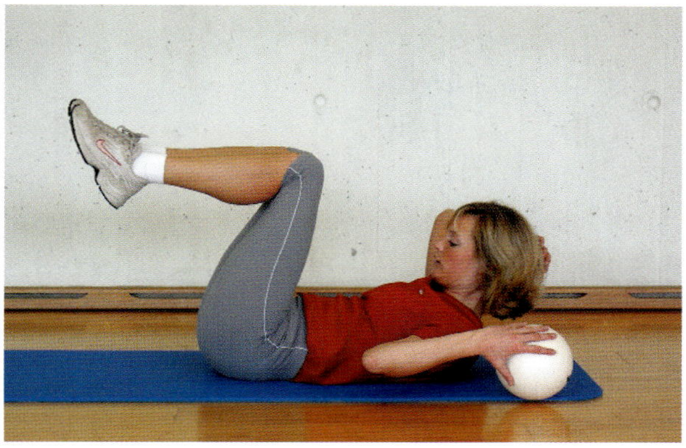

- AGS 3.
- Den Ball um das Gesäß und unter dem Kopf herrollen, ohne die Schultern auf dem Boden abzulegen.

Den Ball zur Seite rollen
- AGS 1-3.
- Den Ball neben dem Körper mit beiden Händen so weit wie möglich zur Seite rollen, die Lendenwirbelsäule muss noch am Boden bleiben.

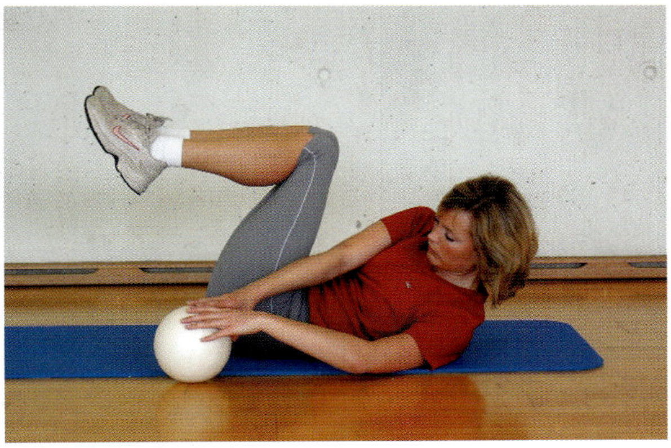

Ballachterkreisen
- AGS 1.
- In Rückenlage die Beine so aufstellen, dass die Knie schulterbreit geöffnet sind.
- Zuerst das Becken aufrichten (Bauch- und Gesäßmuskulatur anspannen), dann den Oberkörper abheben und den Ball in einer Acht um die Oberschenkel kreisen.

- *Alternativ:* Mit Igelball.

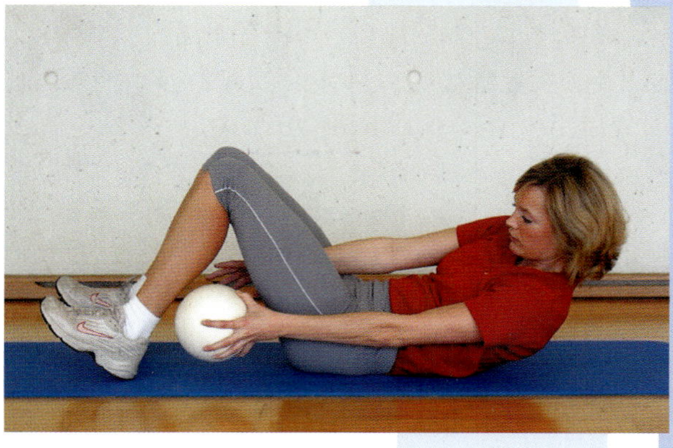

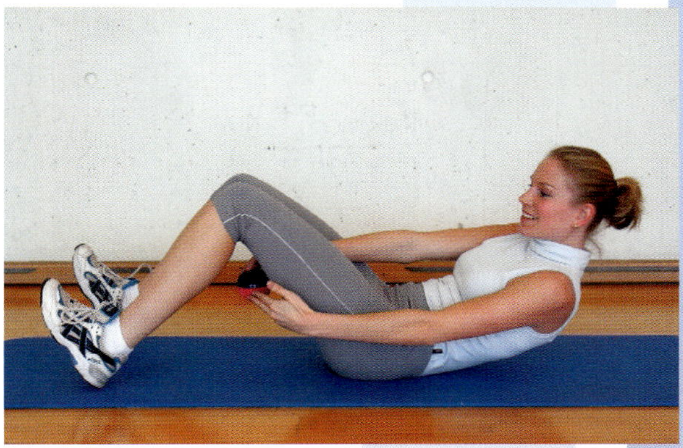

Alternativen zum Gymnastikball sind Luftballons, Zeitungsknäuel, Tennisbälle, Stäbe u. Ä.

Partnerübungen mit und ohne Ball

Zur Motivation der Teilnehmer sind neben Übungen mit einem Handgerät vor allem Partnerübungen sinnvoll. Folgende Übungen bieten sich an, wobei die **Ausgangsstellung „Crunch"** beibehalten wird:

Crunch mit Druck

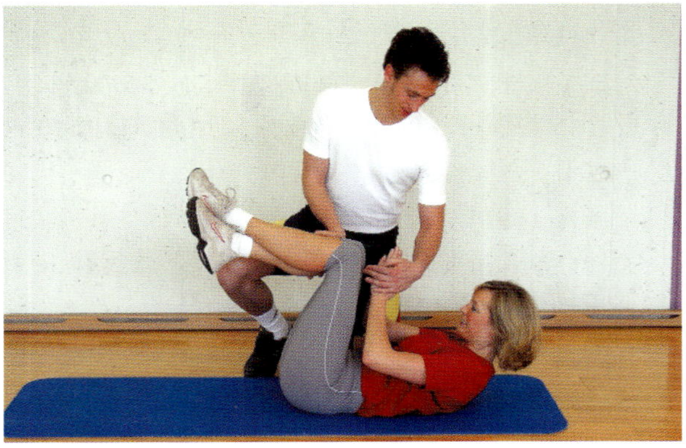

- AGS 3.
- Der Partner gibt leichten Druck/Zug auf Beine und/oder Arme.
- Der Trainierende hält dagegen und lässt sich nicht verschieben.

Crunch mit Anzeigen
- AGS 1, 2 oder 3.
- Der Partner zeigt die Richtung an (links/rechts, oben/unten), wo der Ball

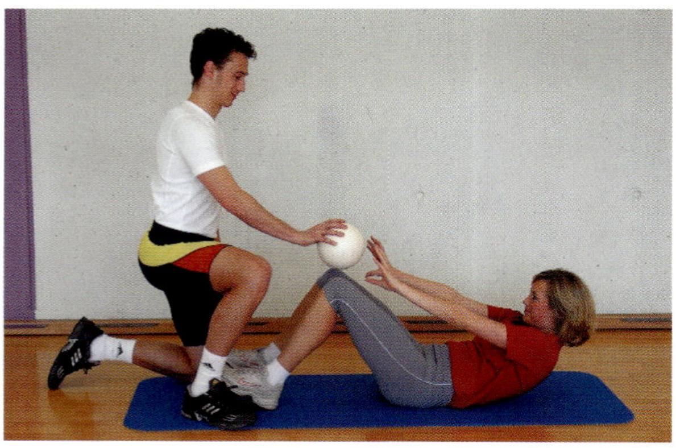

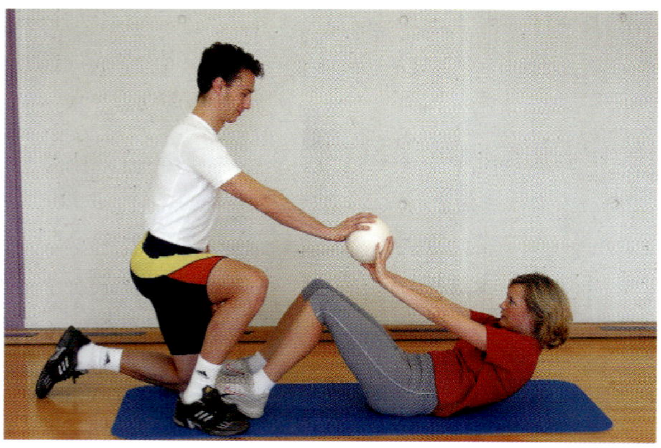

vom Trainierenden mit beiden Händen abgeholt und wieder übergeben werden soll.

Variation (statisch):
- Der Trainierende versucht, mit der verlängerten Ausatmung den Ball wegzuschieben; bei der Einatmung Druck lösen. Den Ball vom Partner nur so weit entfernt halten, dass er vom Trainierenden noch bei aufliegender Lendenwirbelsäule erreicht wird.

Crunch gegenüber
- AGS 1, 2 oder 3.

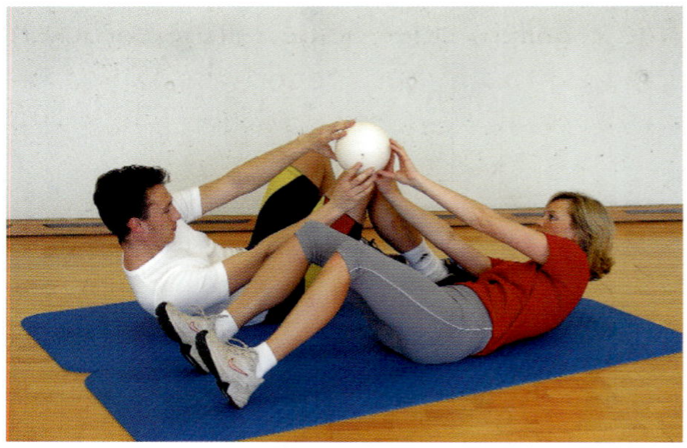

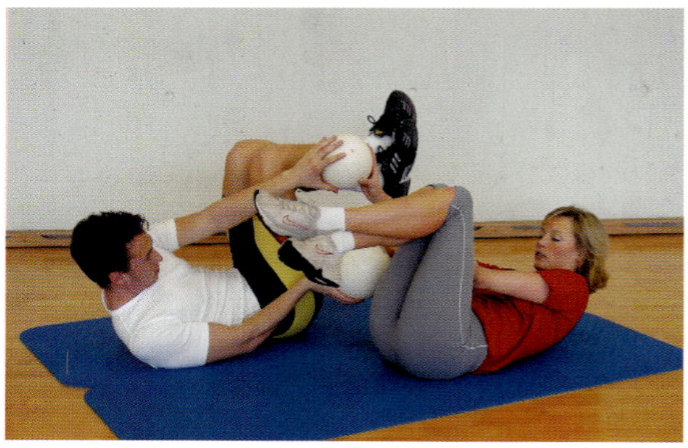

- Beide Partner liegen sich in Rückenlage gegenüber, sodass sie sich anschauen können.
- Der Ball wird vom Partner mit beiden Händen übernommen, 2 x um die eigenen Oberschenkel gekreist und wieder übergeben.

- Der Partner (ohne Ball) kann die Schultern auf dem Boden ablegen (= Pause) oder oben halten (= Spannung erhalten).

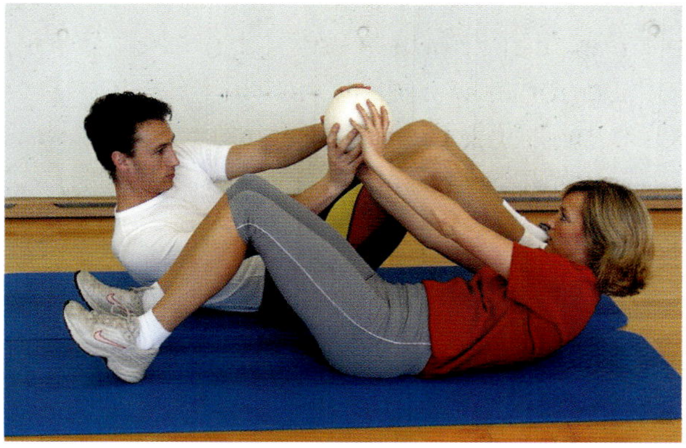

- *Variation:*

Mit 2 Bällen, oder beide Partner drücken bei der Ausatmung gegen den Ball (statisch); bei der Einatmung Spannung lösen.

Hinweise zur Übungsausführung bei Schmerzen im Nacken- bzw. Lendenwirbelsäulenbereich

Besonders bei älteren Teilnehmern kann es bei den vorgestellten Bauchmuskelübungen in Rückenlage zu Beschwerden im Hals-Nacken-Bereich kommen. Die Schmerzen treten in der Regel am Ende einer Trainingsserie auf und vergehen sofort nach der Belastung wieder. Es gibt verschiedene Maßnahmen, die hierbei Abhilfe schaffen können. Welche Maßnahme im Einzelfall hilft, muss ausprobiert werden:

- Dehnung und/oder Kräftigung der Nackenmuskulatur vor dem Bauchmuskeltraining, was zu einer Veränderung des Muskeltonus führt.
- Hände am Hinterkopf verschränken, Ellbogen sind hinten, Kinn etwas zur Brust ziehen und während der Übungsausführung den Hinterkopf leicht in die Hände drücken. Diese Übung ist allerdings auf Grund der Armstellung schon sehr anspruchsvoll und kann daher nur von Personen mit kräftiger Bauchmuskulatur durchgeführt werden.
- Den Kopf in ein Handtuch ablegen, welches links und rechts in den Händen gehalten wird, und den Kopf dort während der Übungsausführung entspannt liegen lassen. Voraussetzung hierbei ist eine gute Körperwahrnehmung, da ansonsten trotzdem die Hals- und Nackenmuskulatur angespannt wird.
- Bauchmuskelübungen in einer anderen Ausgangsposition wählen (siehe Bauchmuskelübungen in anderen Ausgangsstellungen auf S. 100-104).
- Den Kopf während der Übungsausführung weit nach rechts oder links drehen und hier halten.

Bei *Problemen im unteren Rücken* bei der Durchführung von Bauchmuskelübungen in Rückenlage trotz funktioneller Bewegungsausführung bieten sich folgende Hilfen an:

- Dehnung der unteren Rückenmuskulatur vor dem Bauchmuskeltraining.
- In der Ausgangsstellung mit angezogenen Beinen (AGS 3) einen sehr kleinen Hüftgelenkwinkel wählen (deutlich kleiner als 80-90°).
- Bei der Ausgangsstellung mit den Füßen am Gesäß (AGS 1 und 2) die Fußspitzen hochziehen und die Fersen fest in den Boden drücken. Das Becken vorher durch Anspannung der Bauch- und Gesäßmuskulatur aufrichten.
- Eine andere Ausgangsstellung wählen (siehe Bauchmuskelübungen in anderen Ausgangsstellungen auf S. 100-104).

Bauchmuskelübungen in anderen Ausgangsstellungen

Bodendrücker

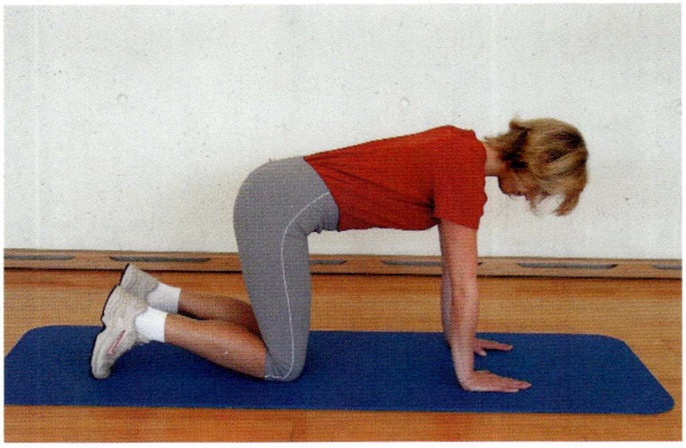

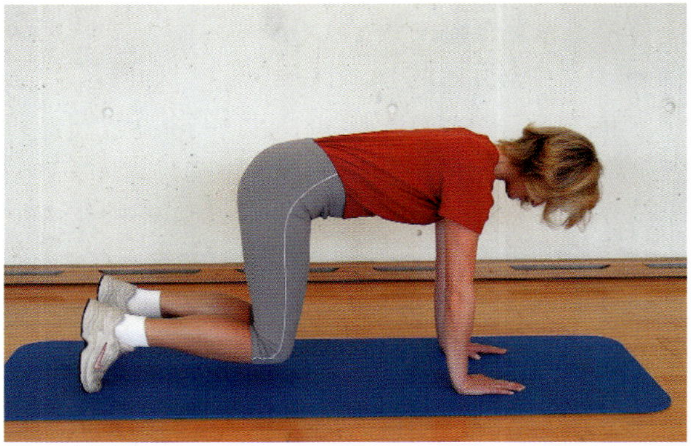

- Bankstellung.
- Mit der linken Hand und dem rechten Knie in den Boden drücken (und umgekehrt) und gleichzeitig versuchen, Hand und Knie zueinander zu schieben.

Variationen:

- Beide Handballen und Knie in den Boden drücken und gleichzeitig versuchen, die Hände und Knie zueinander zu schieben.
- Mit Abheben der Knie (sehr intensiv); die Belastung geht mehr auf den unteren Bauch (bei dieser Übung kann auch der Unterarmstütz gewählt werden).

Reverse Crunch

- Rückenlage.
- Die Knie wiederholt einige Zentimeter in Richtung Decke und Nase schieben (koordinativ recht schwierig).

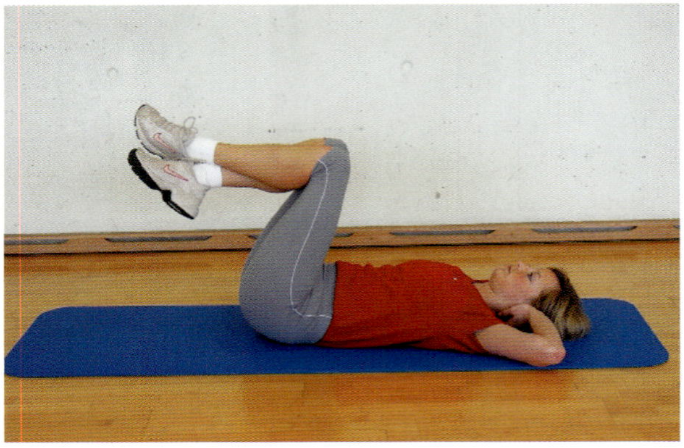

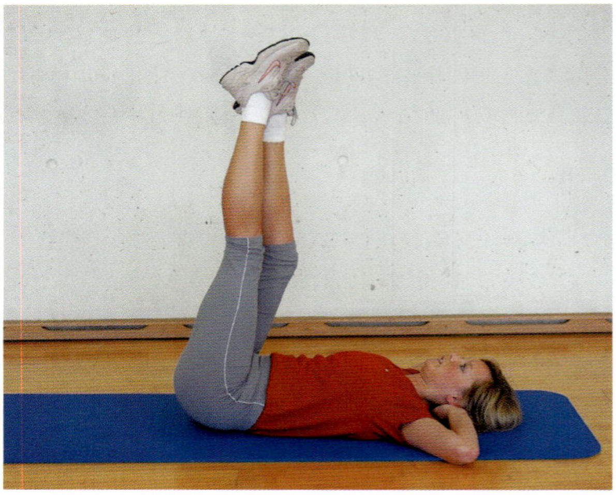

Variation:

- Den Reverse Crunch mit locker gestreckten Beinen ausführen. Die Beine dabei im Wechsel oder gemeinsam aus der Hüfte einige Zentimeter schräg nach oben/hinten schieben (keine Bewegung in den Kniegelenken). Wichtig ist, dass auch hier der Hüftgelenkwinkel kleiner als 90° ist, auch wenn dadurch die Kniegelenke mehr gebeugt werden müssen. Bei richtiger Durchführung ist eine deutliche Anspannung im Unterbauch zu spüren.

Rücken zum Boden (statisch)

- Rückenlage.
- Eine Hand unter die Lendenwirbelsäule, eine Hand auf den Bauch legen.

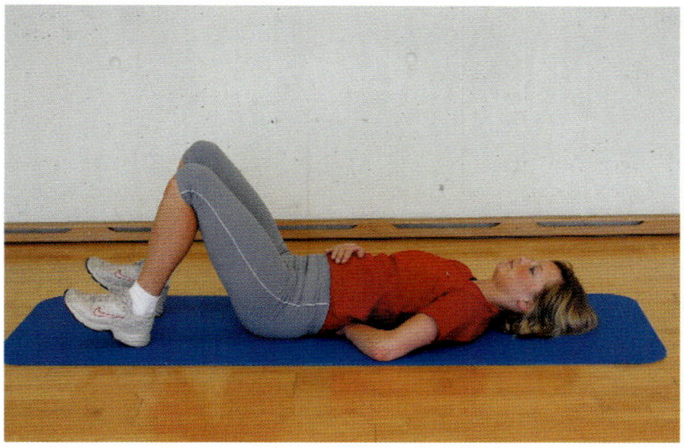

- Mit der verlängerten Ausatmung die am Boden liegende Hand durch Anspannung der Bauchmuskulatur mit dem Rücken in den Boden drücken; bei der Ausatmung Spannung lösen (keine sehr hohe Effektivität; vor allem für Personen mit schwacher Bauchmuskulatur zu empfehlen).

Seitlagendrücker (statisch)

- Seitlage, Beine leicht angezogen.
- Beide Beine während der Ausatmung fest in den Boden drücken (keine sehr hohe Effektivität; eher für Personen mit schwacher Bauchmuskulatur geeignet).

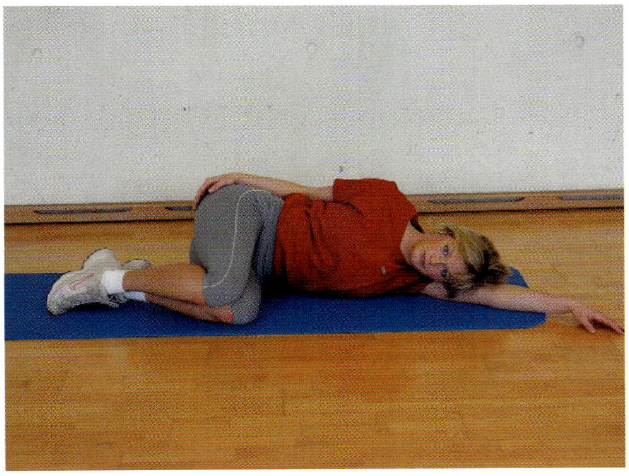

Unterarmliegestütz (statisch)

- Während beim Unterarmliegestütz als Ganzkörperspannungsübung die Bauchmuskulatur bei vier Unterstützungspunkten nicht besonders stark beansprucht wird, ändert sich dies, wenn ein Arm, ein Bein oder diagonal ein Bein und ein Arm (sehr schwere Variante) vom Boden abgehoben werden.
- Pressatmung unbedingt vermeiden.

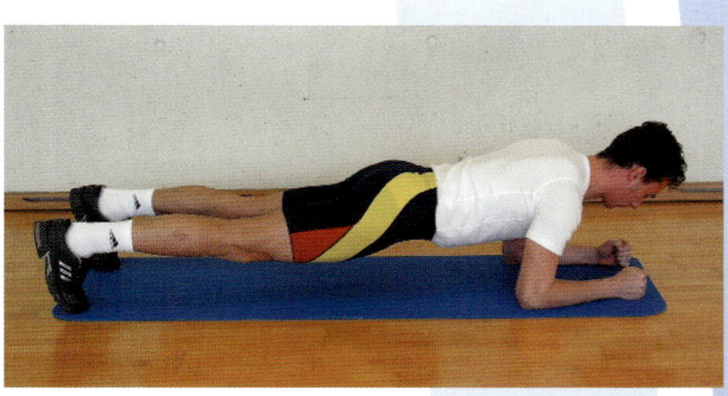

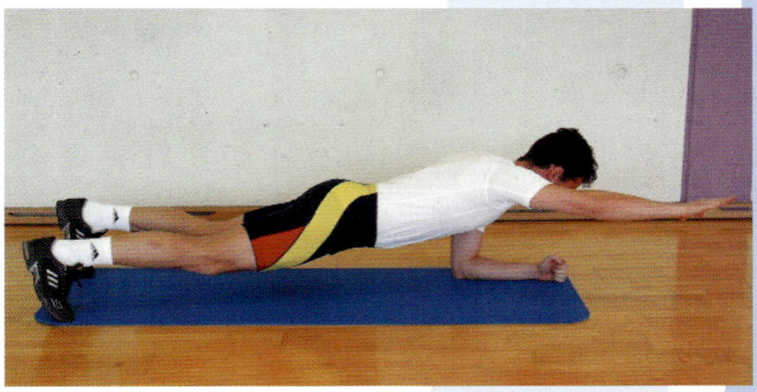

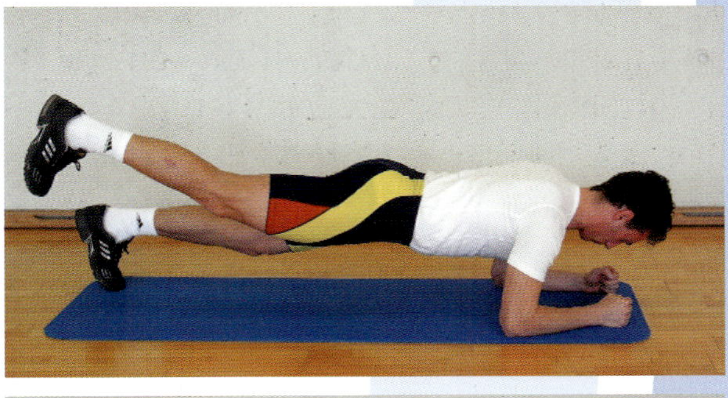

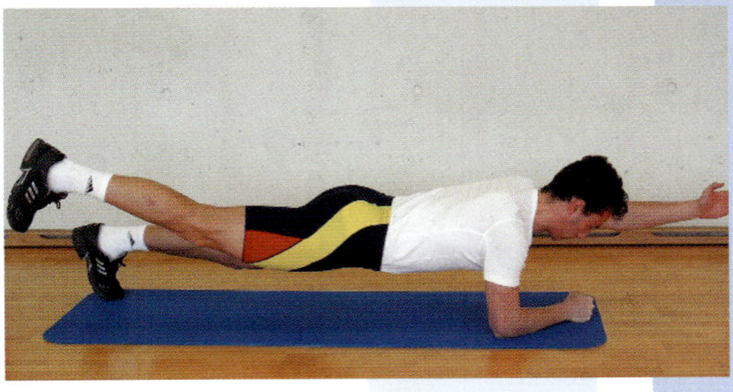

Unterarmliegestütz in Seitlage (statisch)

- Das Becken abheben in Seitlage, das Gewicht liegt auf dem Unterarm und dem Fuß.

Diese Übung ist sehr effektiv zur Kräftigung der schrägen Bauchmuskulatur und des viereckigen Lendenmuskels. Problematisch ist gegebenenfalls die Scherbelastung für das Kniegelenk.

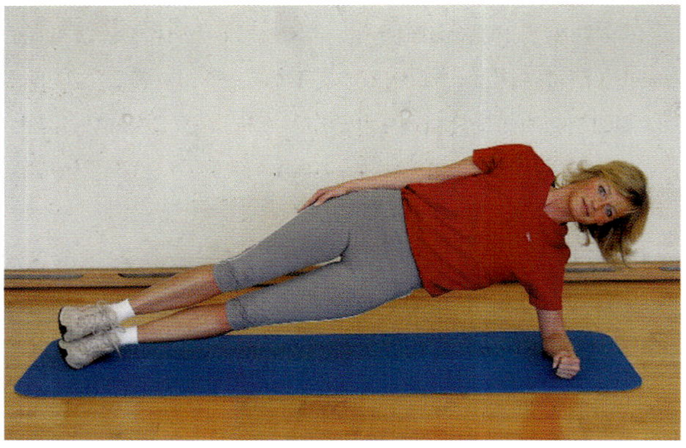

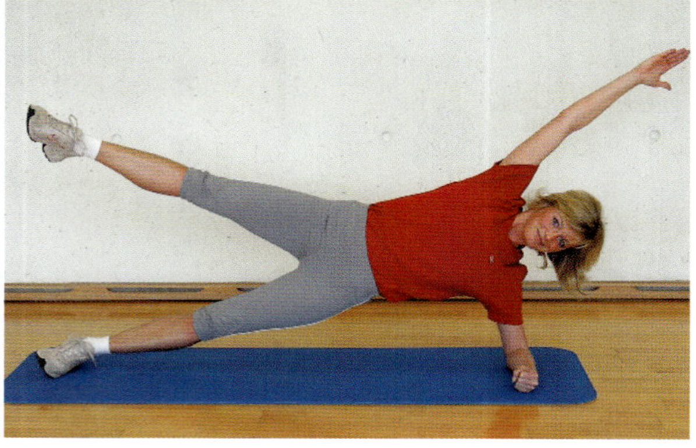

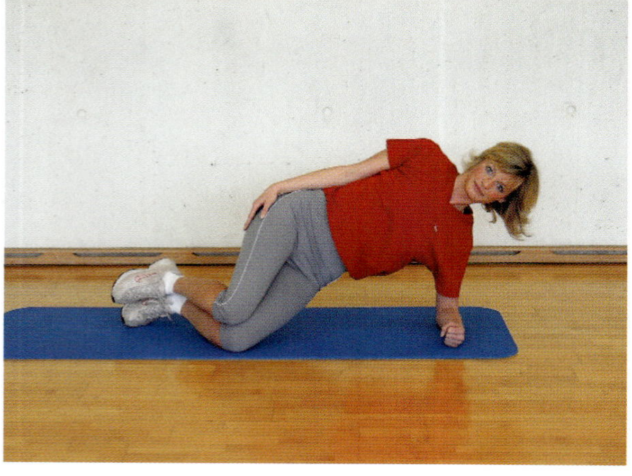

Die Kniebelastung kann durch den seitlichen Unterarm-Unterschenkelstütz reduziert werden, wobei allerdings die Intensität der Übung abnimmt.

Seitliches Aufbäumen

- Seitlage.

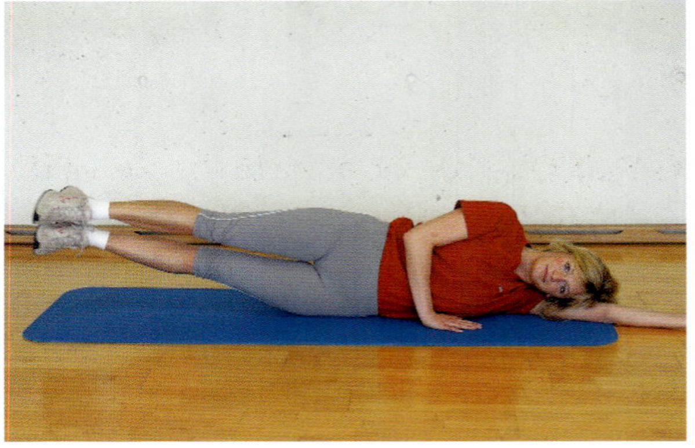

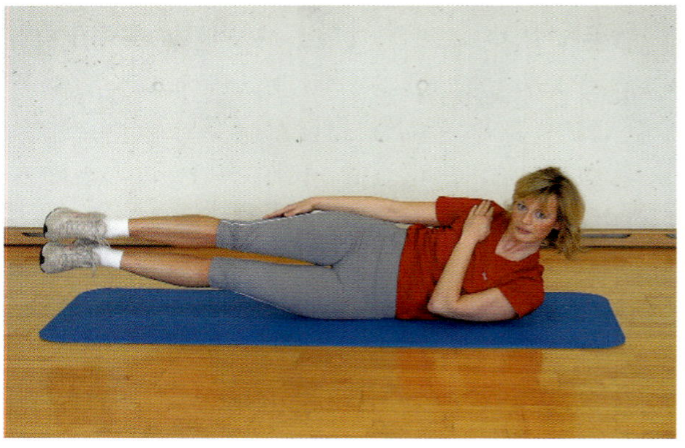

- Die Beine zuerst abheben und halten (einfachere Variante); dann versuchen, den Oberkörper zusätzlich anzuheben (sehr schwere Variante).

Variation:

- Die gleiche Übung mit gebeugten Beinen ausführen.

Seitliches Aufbäumen mit Partner

- Der Trainierende liegt in Seitlage, das untere Bein ist gebeugt. Der Partner fixiert den Fuß des oberen und das Knie des unteren Beins.

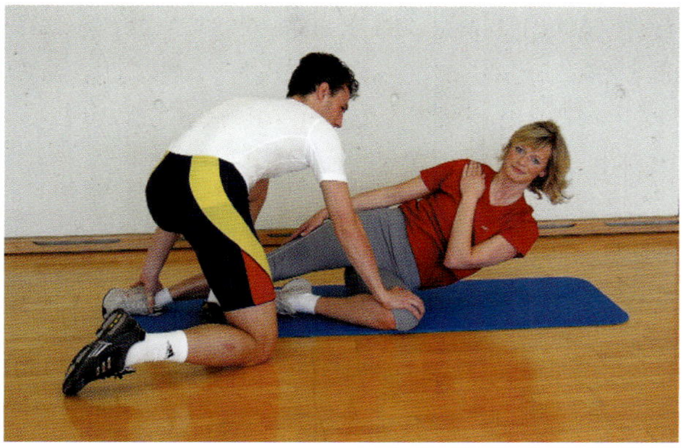

- Den Oberkörper aufrichten, die Hüfte möglichst gestreckt lassen.
- Der Partner kann die Bewegung gegebenenfalls durch Zug am Arm des Trainierenden etwas unterstützen.

Sehr effektive Übung für die schräge Bauchmuskulatur und den viereckigen Lendenmuskel; die Rückenbelastung ist hierbei noch ungeklärt.

Verschiebeübung mit Partner im Stand

- Die Partner stehen sich gegenüber, Stand etwa schulterbreit, die Knie leicht gebeugt; beide Füße drücken in den Boden, als würde man auf einem Handtuch stehen, das man auseinander ziehen möchte.
- Bauch und Gesäß leicht anspannen, Knie-Fuß-Stellung beachten (die Knie etwas nach außen drücken, sodass sie sich über den Fußspitzen befinden).
- In dieser Position gibt es verschiedene Übungsvarianten, wobei die Partner versuchen, den Druck bei den verschiedenen Körperteilen langsam und kontrolliert aufzubauen; Pressatmung unbedingt vermeiden:
  - Die Hände in Gebetsstellung gegeneinander drücken.
  - Wie zuvor und dabei zusätzlich Knie und Unterschenkel eines Beins gegeneinander drücken.

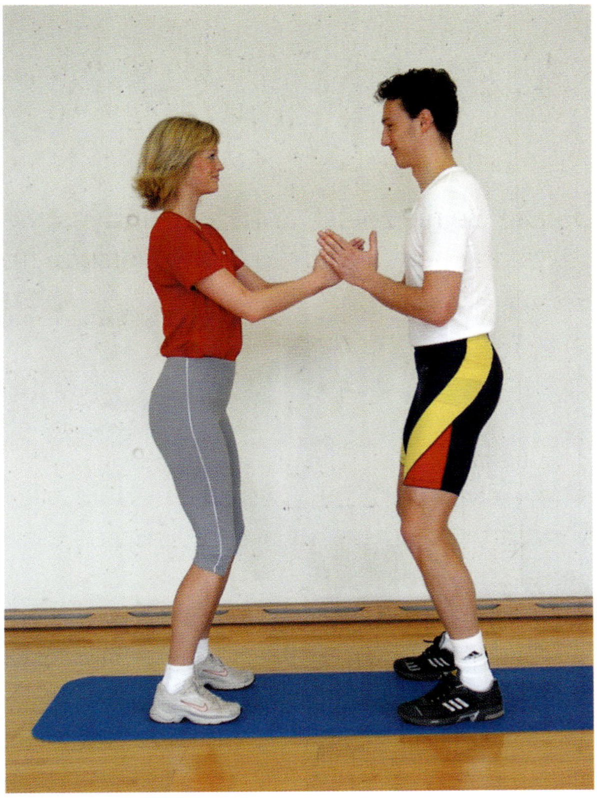

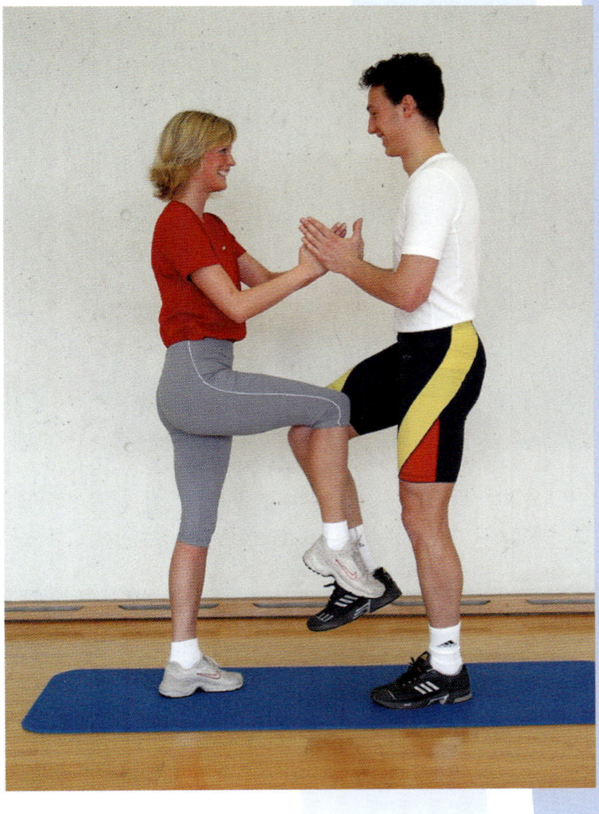

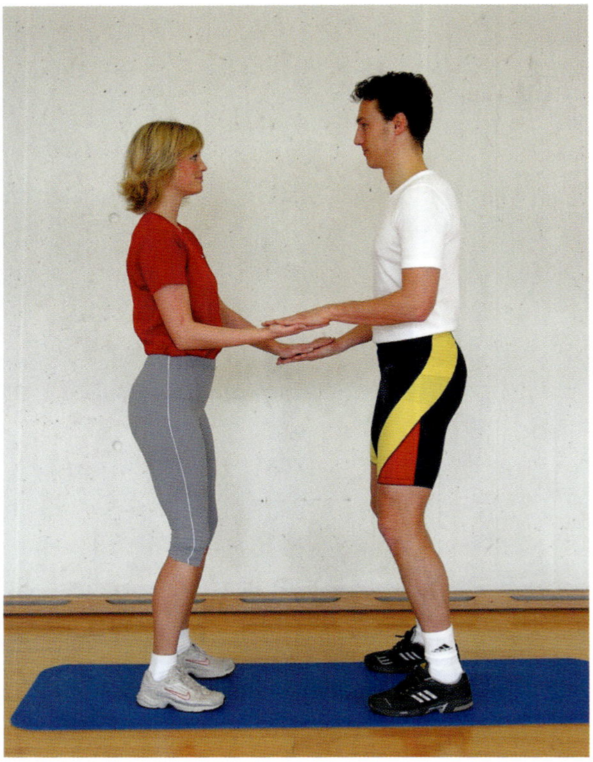

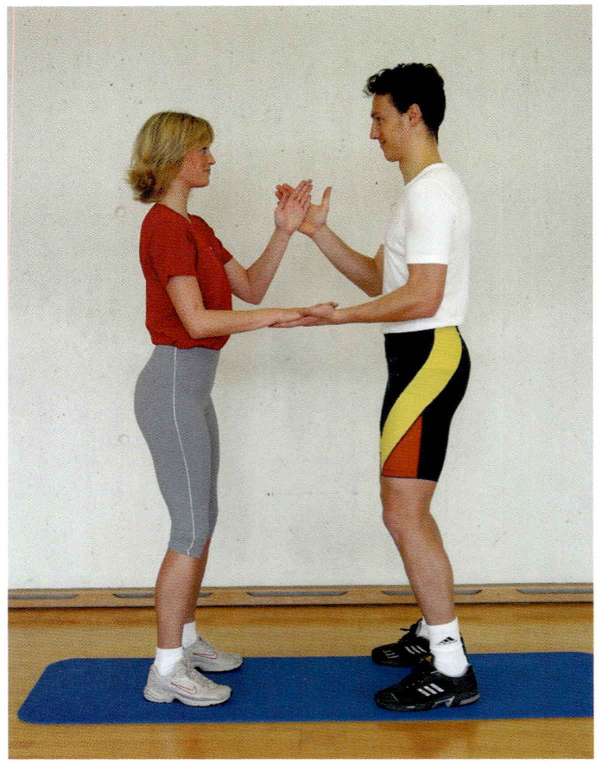

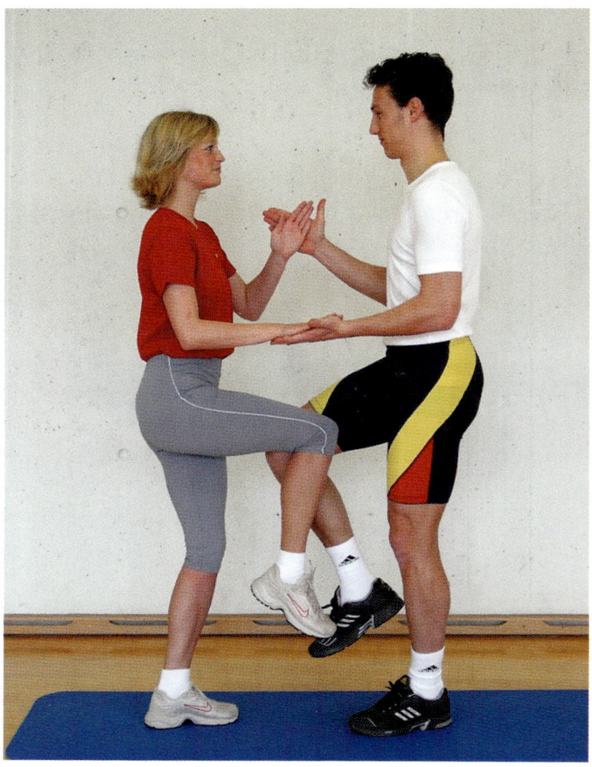

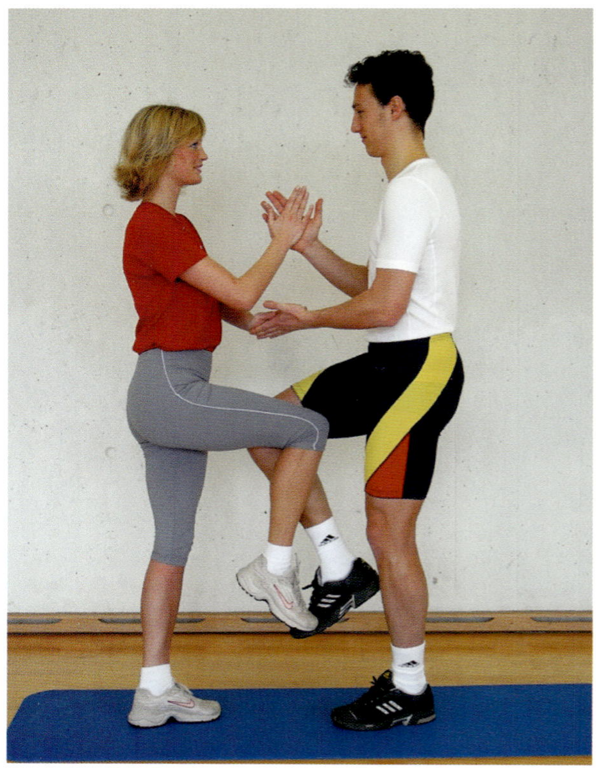

- Eine Handfläche zeigt nach unten, eine nach oben – und gegeneinander drükken.
- Eine Handfläche zeigt parallel zum Boden, die andere nach oben – und gegeneinander drücken.
- Variation mit Beindruck oder diagonalem Armdruck

Die Übungen aktivieren neben der Bauchmuskulatur auch die Rumpfmuskulatur sowie die Schulter-Arm-Muskulatur. Des Weiteren wird die Gleichgewichtsfähigkeit geschult.

6.1.3 Rückenmuskulatur

Gymnastische Übungen zur Kräftigung der Rückenmuskulatur werden häufig in Bauchlage durchgeführt und weisen oft einen statischen Charakter auf.

Hinweise zur Ausführung der Übungen zur Kräftigung der Rückenmuskulatur:

- Die Stirn auf den Boden legen oder den Kopf etwas vom Boden bis in Verlängerung des Rumpfs abheben (den Kopf nicht in den Nacken nehmen).
- Durch Anspannung der Bauch- und Gesäßmuskulatur kann einer Hyperlordosierung (verstärktes Hohlkreuz) im Lendenwirbelsäulenbereich entgegengewirkt werden (gegebenenfalls kann das Becken, wenn notwendig, auch mit einer Handtuchrolle unterlagert werden). Ein entsprechender Effekt wird auch durch das Anziehen eines Beins unter den Bauch erzielt (sofern die individuelle Beweglichkeit dies zulässt).
- Zwischen den Kräftigungsübungen Dehnübungen für die untere Rückenmuskulatur durchführen.
- Um ein zu starkes Hohlkreuz zu vermeiden, sollten die Arme und/oder Beine bei Übungen in Bauchlage nicht maximal vom Boden abgehoben werden, obwohl dadurch die Intensität reduziert wird. Dies ist wichtig, da ein Zusammenhang zwischen der Hyperlordosierung der Lendenwirbelsäule und bestimmten Rückenbeschwerden angenommen wird. Durch Partnerwiderstand auf dem Oberschenkel ist es möglich, z. B. Übungen mit Beinrückheben zu intensivieren. Dadurch ist es nicht notwendig, das Bein zur Erhöhung der Muskelaktivität sehr weit vom Boden abzuheben und somit in eine starke Lordose zu gehen. Auch einbeinig durchgeführte Übungsvarianten verhindern eine zu starke Hohlkreuzbildung – vor allem dann, wenn das andere Bein unter den Körper gezogen wird.
- Zu einer Erhöhung der Übungsintensität führt bei vielen Übungen die Vorstellung, dass die Bewegungen gegen einen imaginären schweren Widerstand ausgeführt werden.
- Gleichmäßig atmen; Pressatmung vermeiden.
- Bei Schmerzen oder Verkrampfungen die Übung beenden.
- Alle Übungen ruhig und konzentriert durchführen; keine schnellen, ruckartigen oder schwunghaften Bewegungen.
- Nicht alle Übungen eignen sich für jeden Kursteilnehmer. Die Übungsauswahl und deren Ausführungsvariationen richten sich nach den individuellen Leistungsvoraussetzungen, der Belastungsverträglichkeit und dem Trainingsziel.

Oberer Rücken

Bei der Kräftigung des oberen Rückens in Bauchlage werden vornehmlich Armvariationen durchgeführt. Die Fußspitzen bzw. der Fußrist werden auf den Boden gedrückt, damit die Beine während der Übung nicht vom Boden abheben (gegebenenfalls Fersen gegeneinander drücken).

Reverse Fly

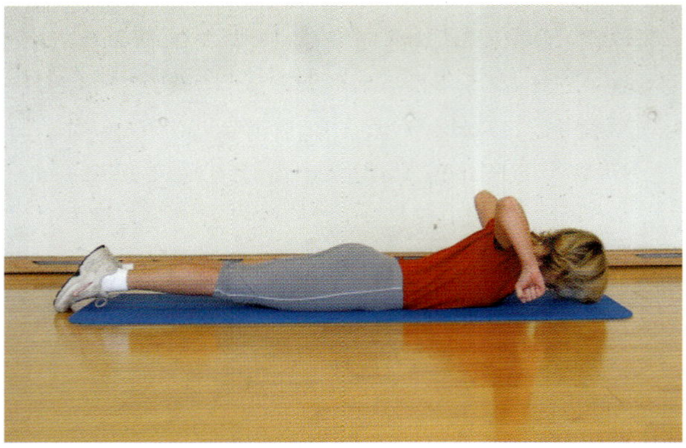

- Handflächen oder Fäuste neben den Schultern aufsetzen, die Ellbogen zeigen nach oben und die Handinnenflächen nach außen.
- Die Ellbogen maximal weit nach oben ziehen (Schulterblätter zusammen) und die Handflächen vom Boden lösen.

Paralleles Armheben

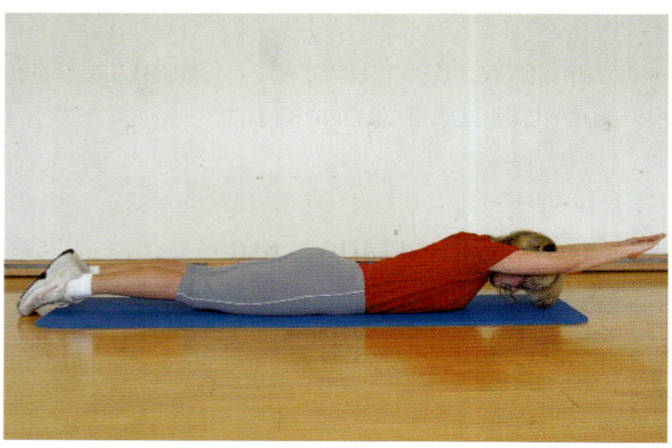

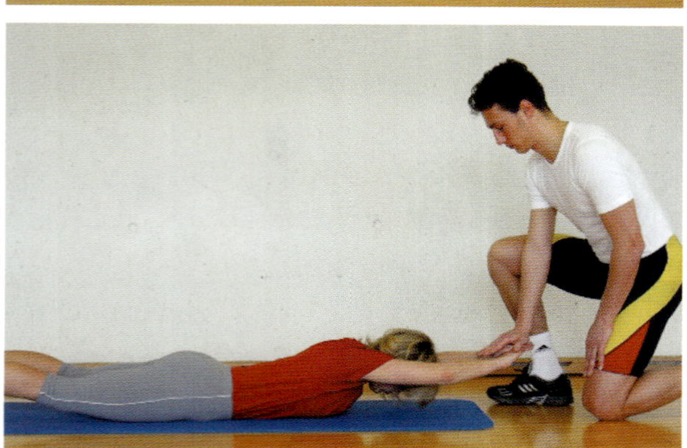

- Beide Arme gestreckt vor dem Kopf abheben, die Hände aufeinander legen.
- Kleine, langsame Kreisbewegungen mit beiden Armen durchführen.

Variation:

- Partnerübung: Der Partner übt leichten Druck an den Handflächen links, rechts oder oben aus. Der Trainierende versucht, sich nicht verschieben zu lassen. Diese Übung ist auch bei leichtem Partnerwiderstand sehr intensiv; Pressatmung unbedingt vermeiden.

Diagonales Armheben

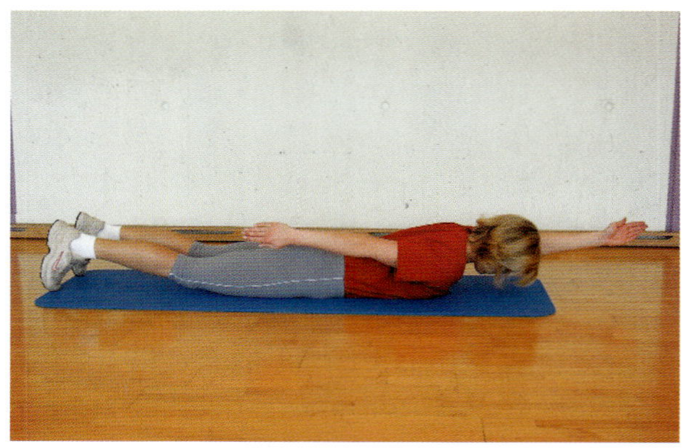

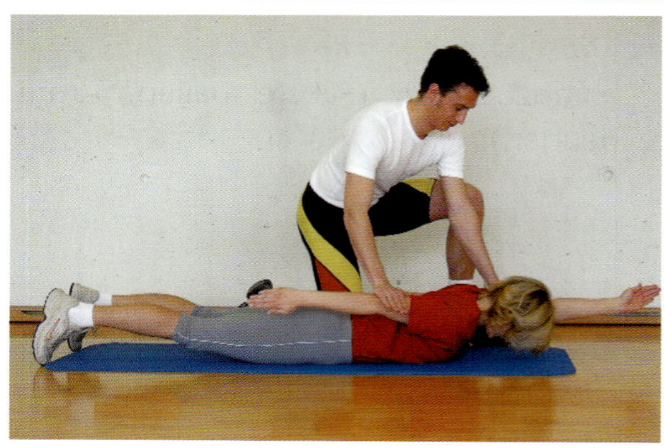

- Einen Arm nach vorne, den anderen Arm nach hinten strecken. Beide Arme mit Spannung vom Boden abheben.

Variation:

- Partnerdruck auf den Oberarmen.

Imaginäres Armdrücken

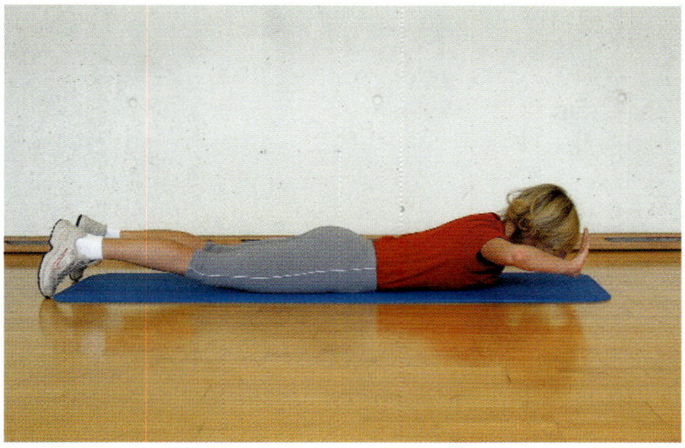

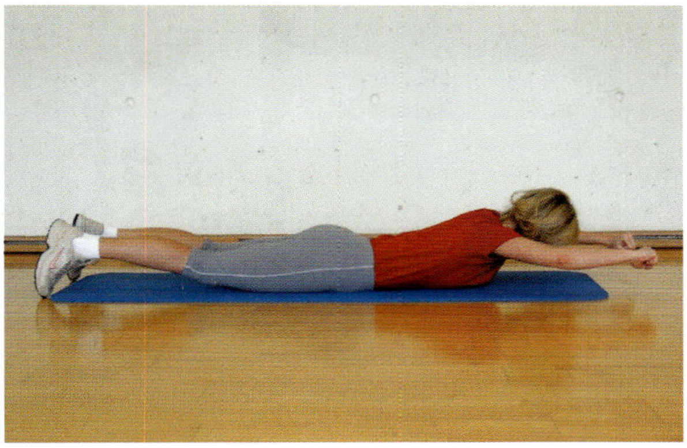

- Die abgehobenen Arme vor dem Kopf unter deutlicher Muskelspannung langsam beugen und strecken mit der Vorstellung, einen ganz schweren Widerstand nach vorne wegzuschieben (Arme strecken) und dann wieder heranzuziehen (Fäuste ballen, Arme beugen).

Unterer Rücken und Gesäßmuskeln

Der untere Rücken wird in Bauchlage primär über das Beinrückheben trainiert. Bei allen Beinrückhebeübungen werden auch der große Gesäßmuskel und die Oberschenkelrückseite als Strecker im Hüftgelenk aktiviert. Die Übungen können mit gebeugtem oder gestrecktem Bein durchgeführt werden.

Diagonales Arm-/Beinheben

- Die Arme sind nach vorne gestreckt.

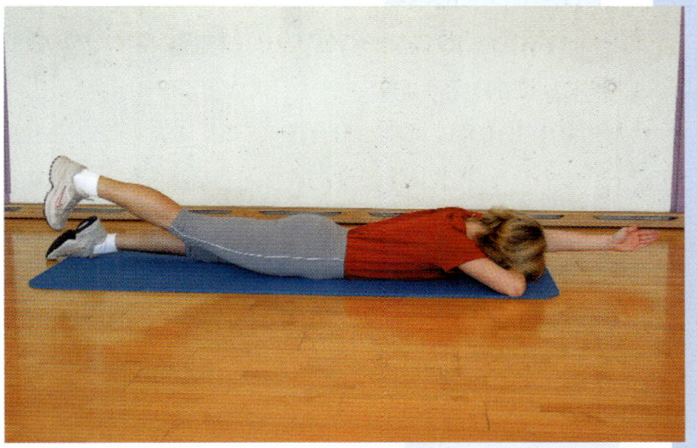

- Das linke Bein und den rechten Arm abheben und umgekehrt.

Variation:

- Partnerwiderstand auf der Oberschenkelrückseite und/oder auf dem Arm.

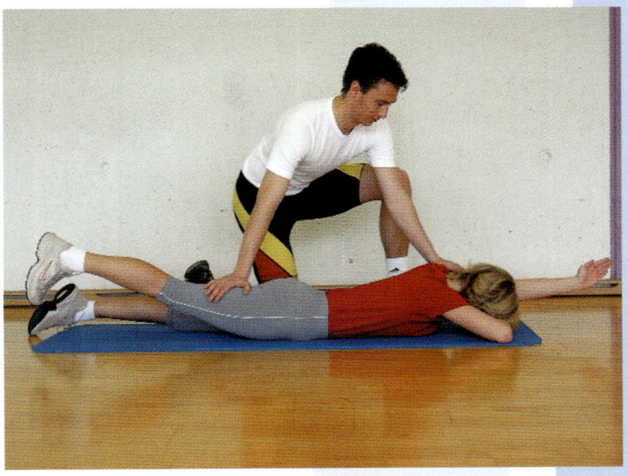

Beinrückheben in Bankstellung

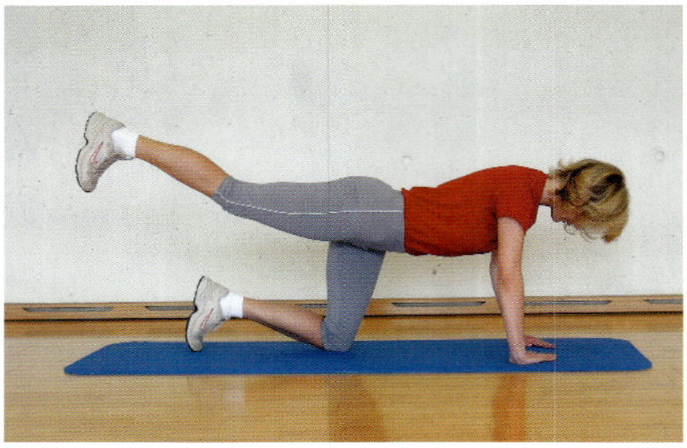

- Bankstellung, Kopf in Verlängerung der Wirbelsäule und Blick zur Stützhand, die Bauchmuskulatur ist etwas angespannt und der Stützarm im Ellbogen leicht gebeugt.
- Ein Bein rück-hoch heben, die Fußspitze anziehen. Die Übungsintensität (aber auch Belastung) für den unteren Rücken steigt mit zunehmender Beinrückführung an.

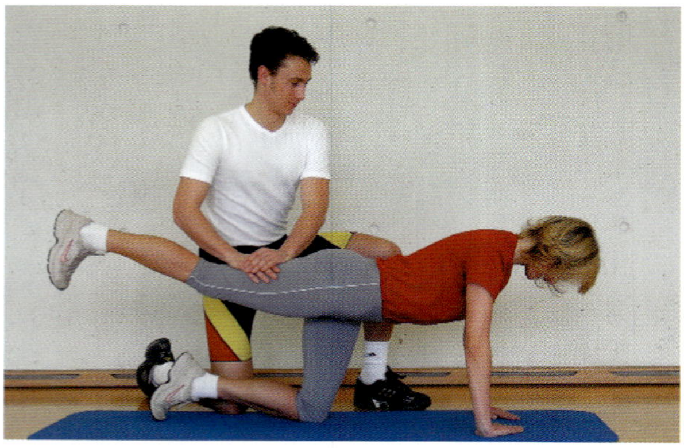

Variation:

- Mit Partnerwiderstand auf dem Oberschenkel.

Beinrückheben im Unterarmstütz

- Im Unterarmliegestütz ein Bein stark unter den Rumpf ziehen; hierdurch wird das Becken aufgerichtet und bei der folgenden Übung eine Überstreckung in der Hüfte verhindert.

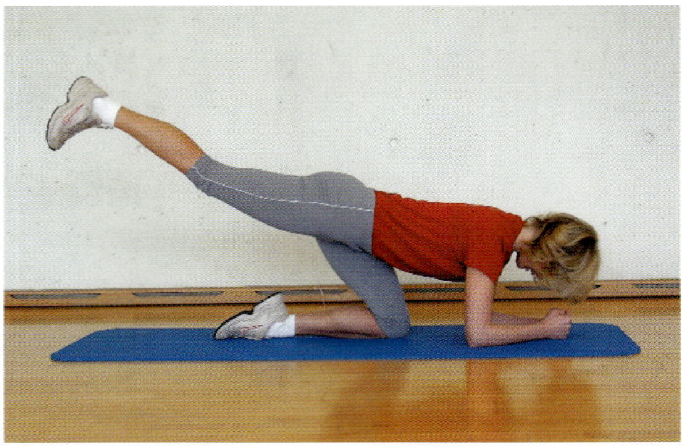

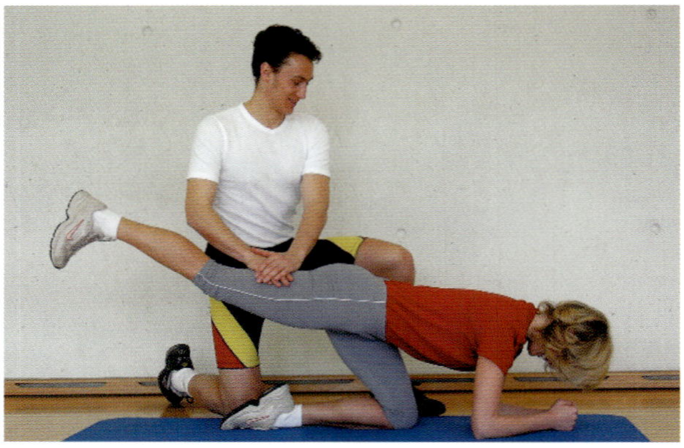

- Das Trainingsbein maximal gebeugt oder gestreckt nach hinten oben führen.

Beidbeiniges Beinrückheben in Bauchlage

- Beine gestreckt oder gebeugt gleichzeitig etwas vom Boden abheben.

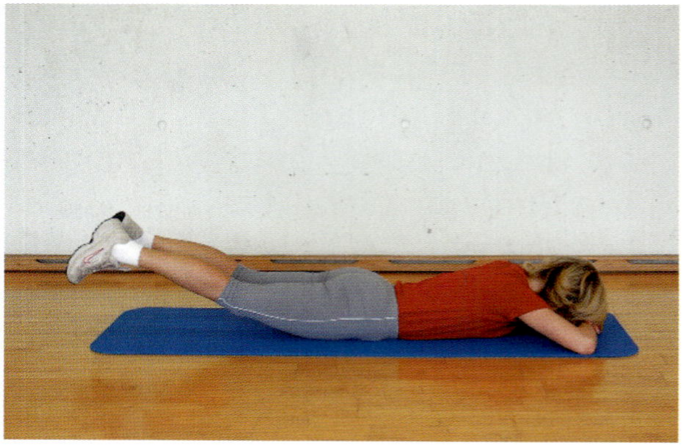

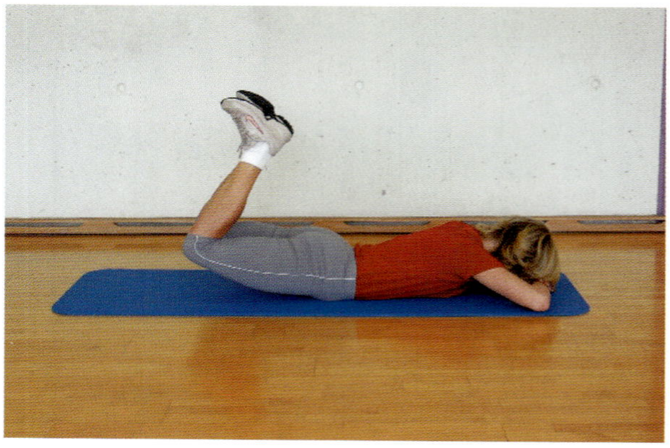

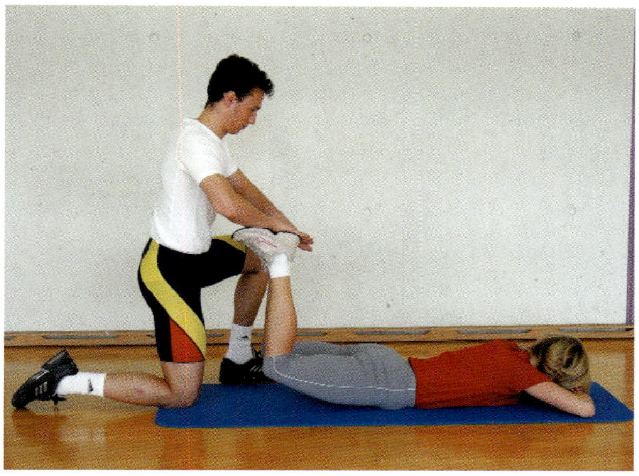

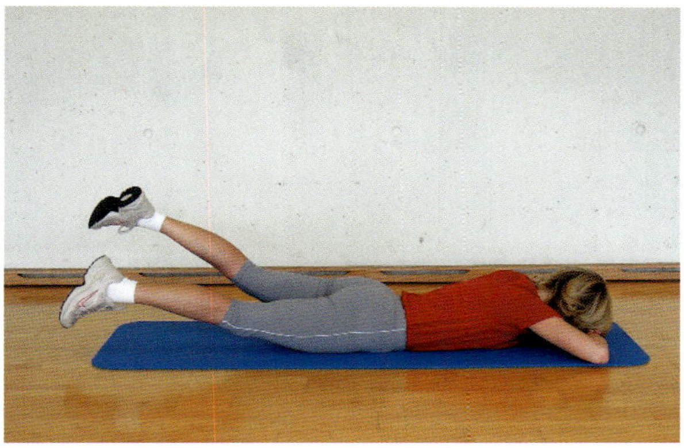

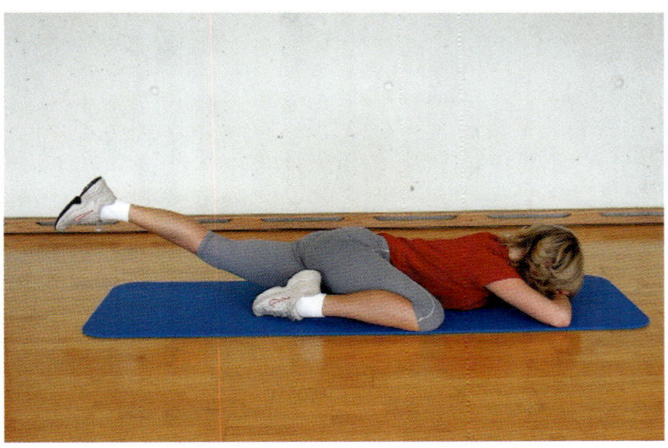

Variationen:

- Partnerwiderstand auf der Ferse, Kraulbeinschlag oder einbeinig.

Übungen auf einem Stuhl oder einer Bank

Den Kopf seitlich gegen den Widerstand der Hand drücken (statisch)

- Im aufrechten Sitz (oder Stand) eine Hand seitlich an den Kopf legen.

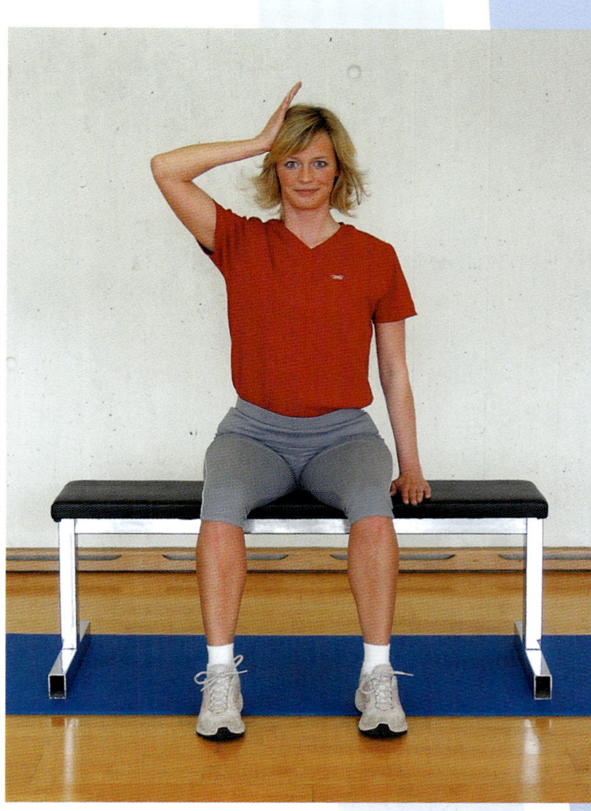

- Den Kopf gegen den Handwiderstand zur Seite drücken; dabei den Druck langsam aufbauen.

Den Kopf nach hinten gegen den Widerstand der Hände drücken (statisch)

- Im aufrechten Sitz (oder Stand) die verschränkten Hände in den Nacken legen.
- Den Kopf gegen den Handwiderstand nach hinten drücken; dabei den Druck langsam aufbauen.

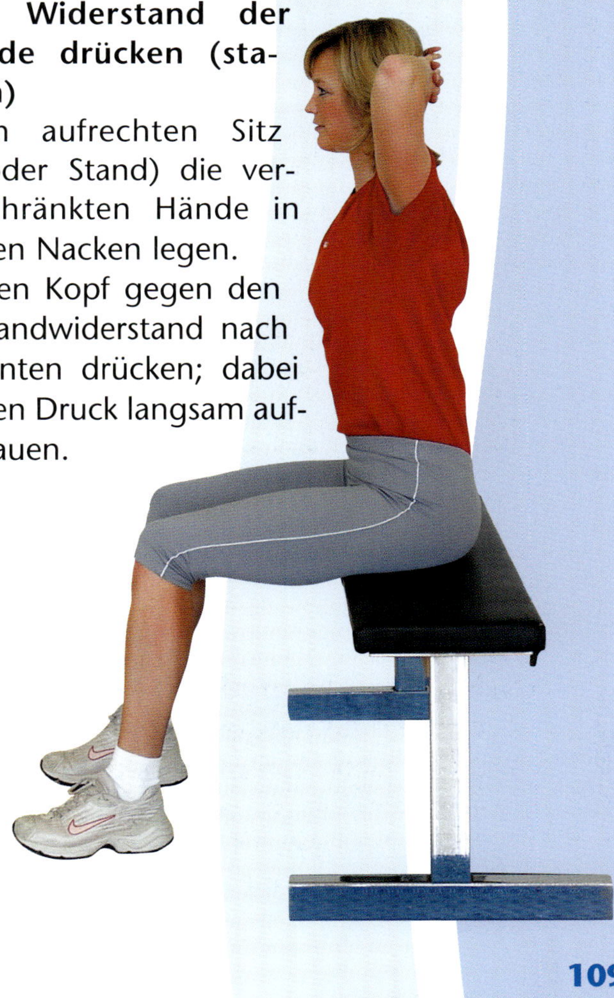

Adler in Bauchlage

- Vor einem Stuhl (einem Hocker, einer Bank) gegebenenfalls auf einem Kissen knien und den Rumpf ablegen.
- Der Oberarm-Rumpf-Winkel und der Ellbogenwinkel beträgt jeweils ca. 90°. Die Arme bilden ein „U", der Kopf ist in Verlängerung des Rumpfs, Blick zum Boden.
- Die Schulterblätter so weit wie möglich nach hinten ziehen.

- *Variationen:* Verschiedene Armhaltungen mit kleineren und größeren Oberarm-Rumpf-Winkeln.

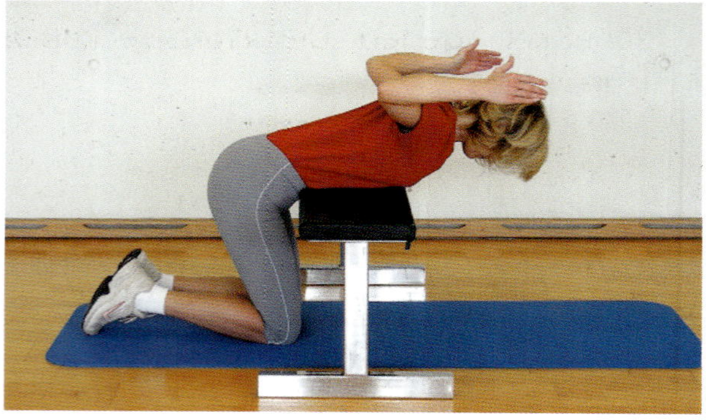

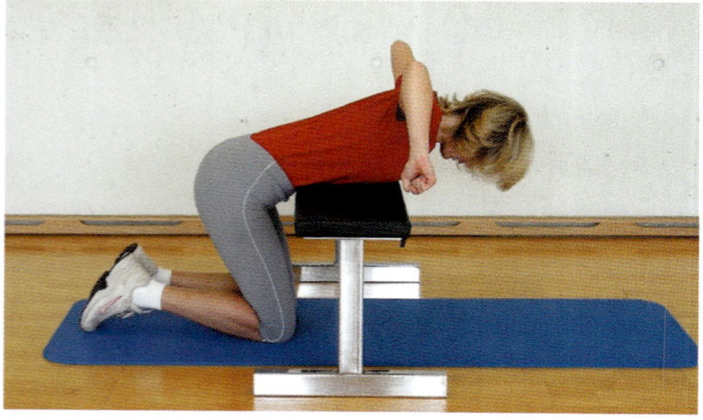

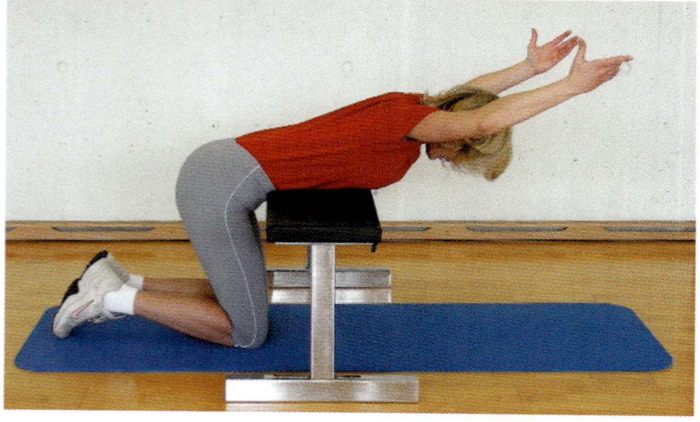

Adler im Sitz ohne und mit Partner

- Im Sitz (oder Stand) den Rücken gerade halten, die Bauchmuskulatur leicht anspannen.
- Die Arme maximal weit rück-hoch führen und halten.

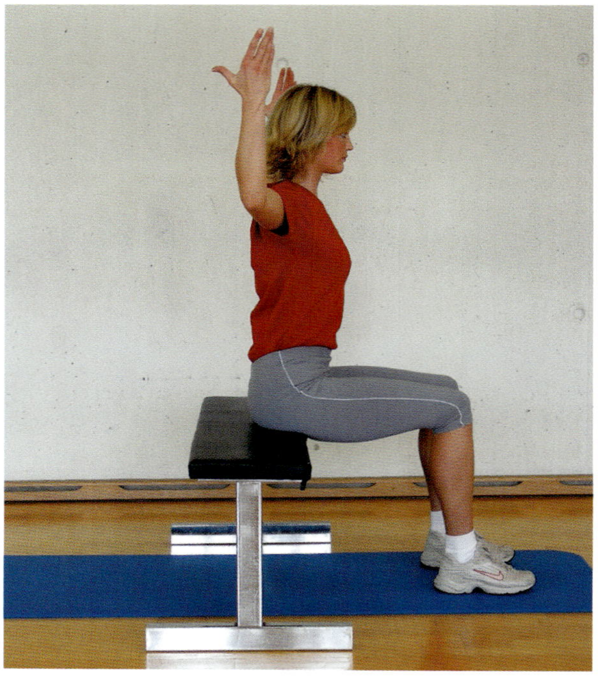

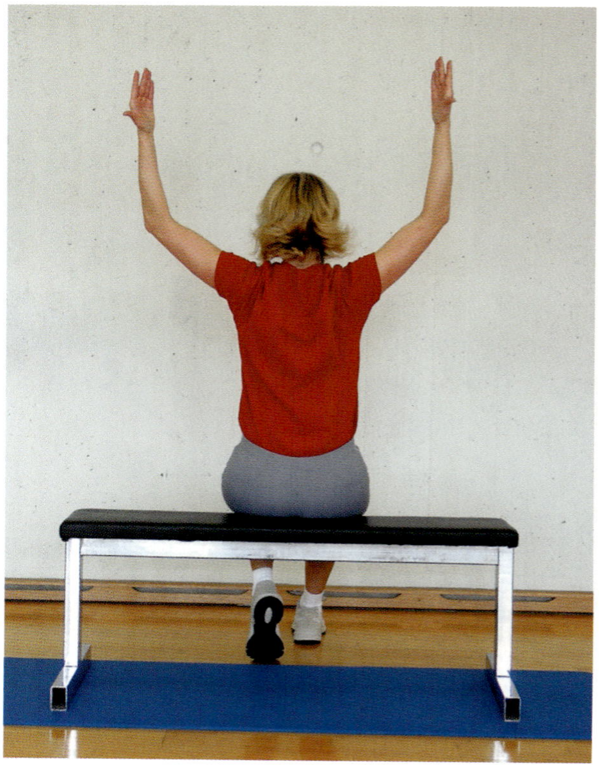

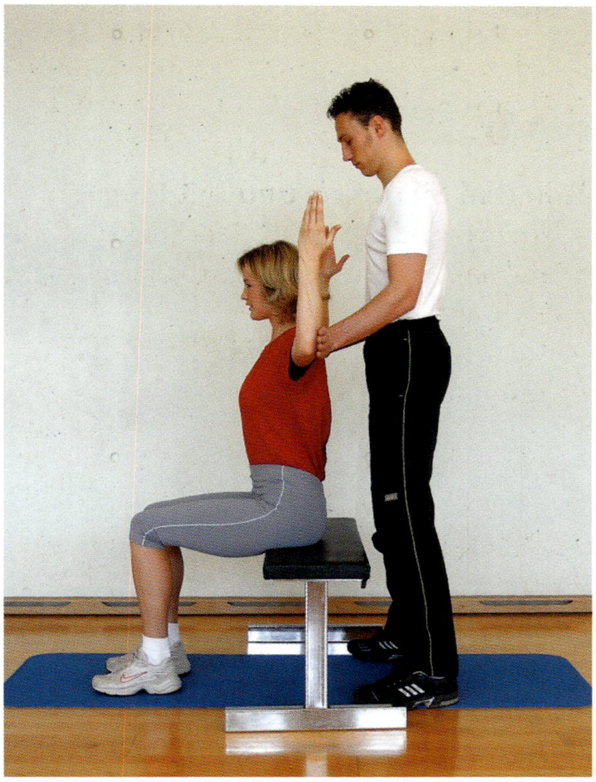

- *Variation:* Die Armhöhe verändern.
  Weitere Variation:
- Ein Partner übt hinten auf den Oberarmen Druck aus oder auf dem rechten Arm Druck und dem linken Arm Zug und umgekehrt. Der Trainierende lässt sich nicht verschieben.

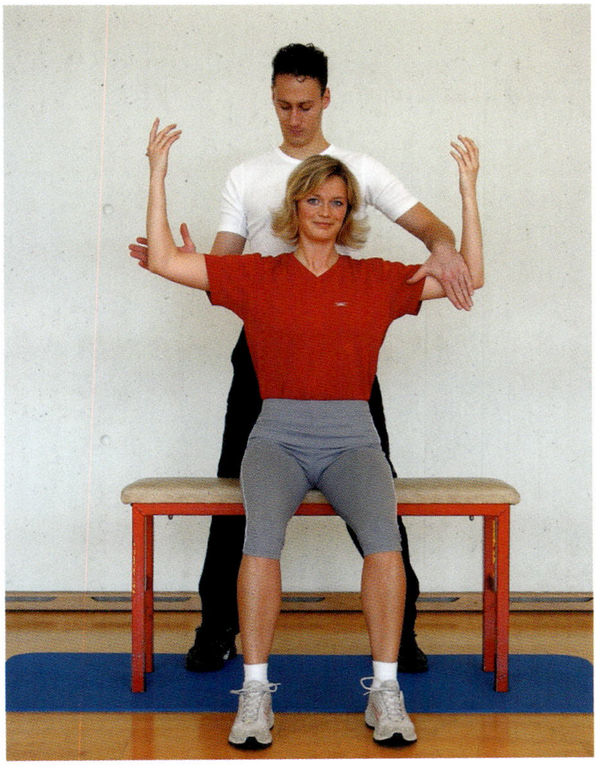

Beinrückheben in Bauchlage

- Bauchlage auf einer Bank, ein Bein wird neben der Bank unter den Körper gezogen (dadurch wird das Becken aufgerichtet).
- Maximale Hüftextension im Trainingsbein gestreckt oder gebeugt.
- Kann das Stützbein – je nach Auflagefläche – nicht seitlich an der Bank vorbeigezogen werden, sollte es trotzdem so weit wie möglich angezogen werden (Oberschenkel gegen Bank, Kasten drücken) – ansonsten gleiche Übungsausführung.
- Die Übung kann auch gegen einen Partnerwiderstand auf dem Oberschenkel (gegen die Hüftstreckung) durchgeführt werden.

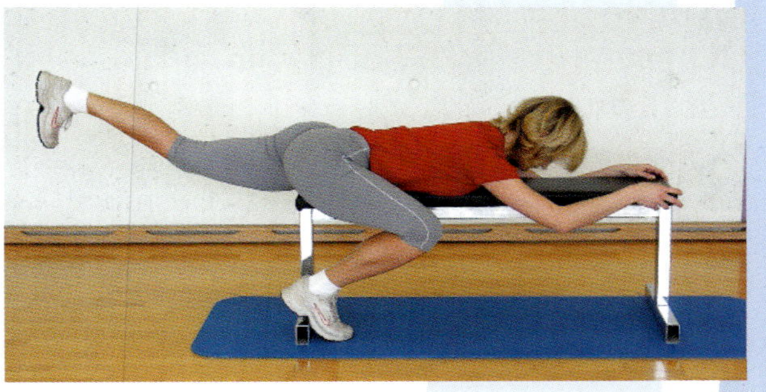

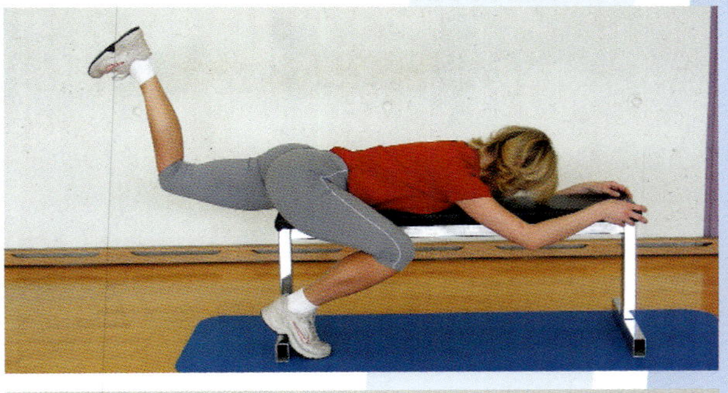

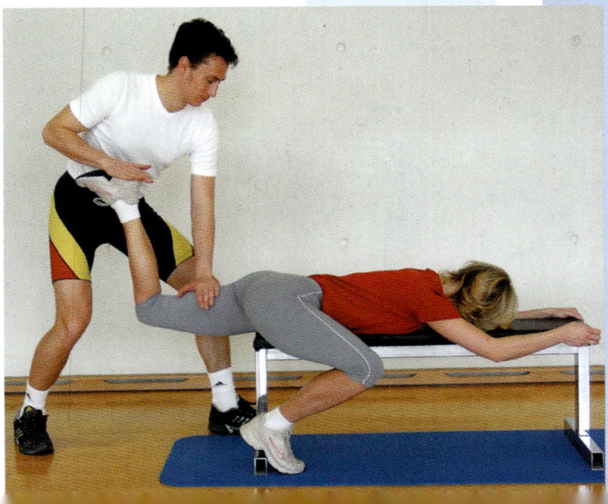

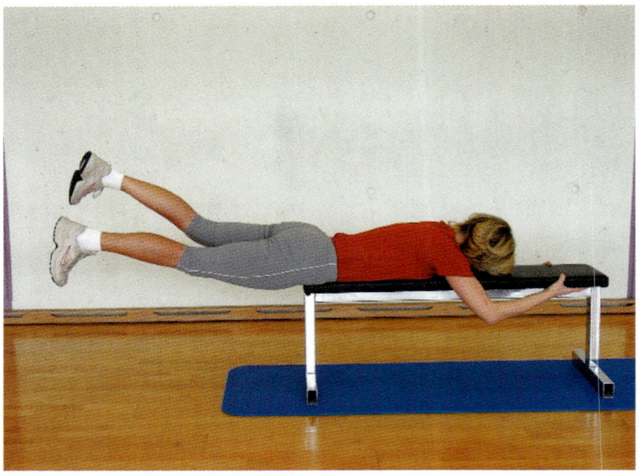

Variation:
- Die gestreckten Beine aus dem Hüftgelenk auf- und abbewegen (Kraulbeinschlag – sehr intensiv, auch für die Gesäßmuskulatur; nicht stark in das Hohlkreuz ziehen).

Übungen mit Handgeräten und Partnerübungen

Da die kräftigenden Übungen, vor allem für den Rückenstrecker, häufig wenig motivierend sind, können der Einsatz von Handgeräten sowie Partnerübungen motivationssteigernd wirken. Bei den statischen Übungen muss verstärkt auf eine kontinuierliche Atmung geachtet werden, da hierbei die Gefahr der Pressatmung besonders groß ist.

Den Ball zur Hüfte rollen
- In Bauchlage einen Ball an der Seite mit gestrecktem Arm bis zum Oberschenkel rollen und wieder zurück zur anderen Seite; Handwechsel.

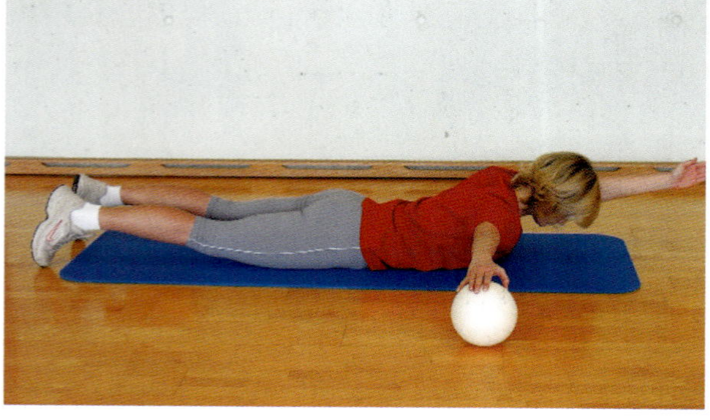

Den Ball im Nacken

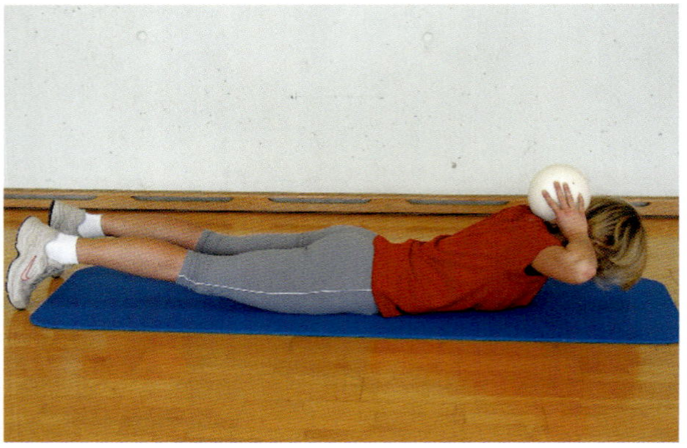

- In Bauchlage den Ball in den Nacken legen.
- Die Ellbogen nach hinten oben ziehen und halten.

Den Ball übergeben in Bauchlage

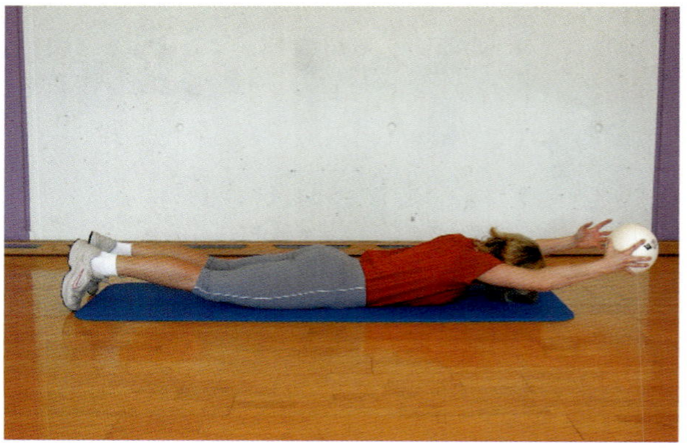

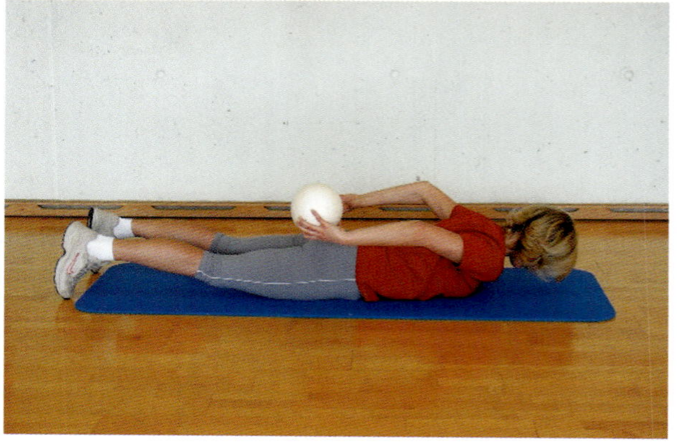

- In Bauchlage den Ball mit abgehobenen Armen vor dem Kopf und hinter dem Rücken übergeben.

Den Ball vor dem Kopf kreisen

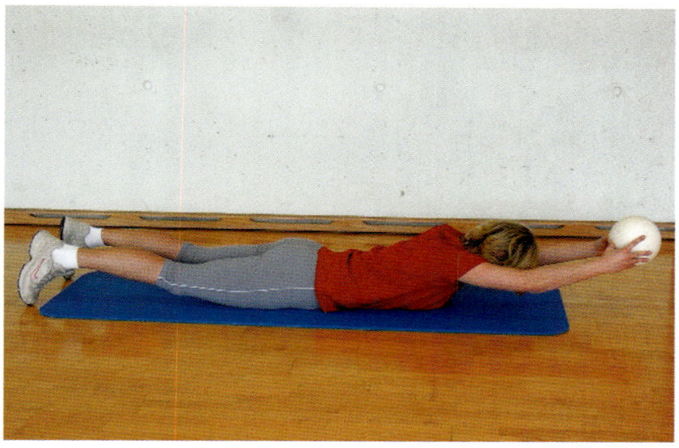

- In Bauchlage den Ball mit gestreckten Armen vor dem Kopf anheben und kleine Kreisbewegungen durchführen.

Den Ball halten gegen Partnerwiderstand

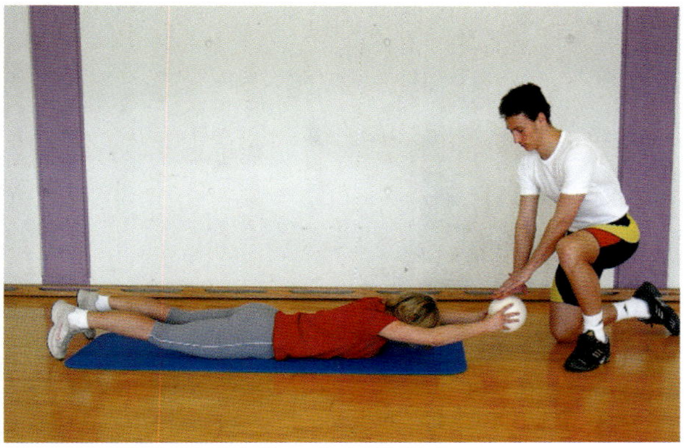

- Ein Partner befindet sich in Bauchlage, der andere kniet rückengerecht vor dessen ausgestreckten Armen.
- Den Ball mit gestreckten Armen abheben, der Partner gibt dosierten Widerstand links, rechts oder oben auf dem Ball. Der Trainierende hält dagegen und versucht, sich nicht verschieben zu lassen; Pressatmung unbedingt vermeiden (sehr anspruchsvoll).

Beinrückheben mit Ball

- In Bauchlage – die Stirn auf den Handrücken – die gestreckten Beine mit

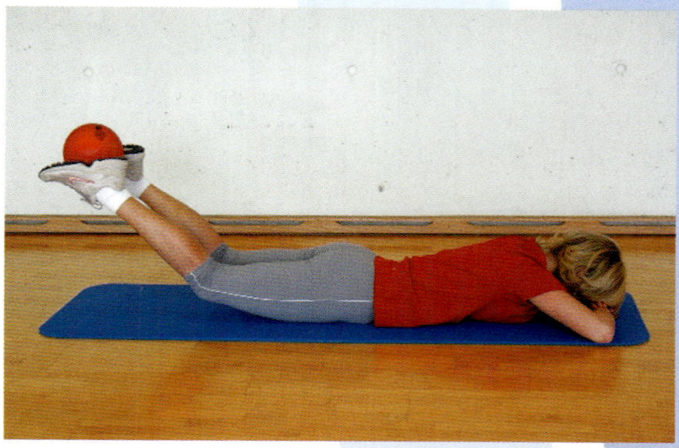

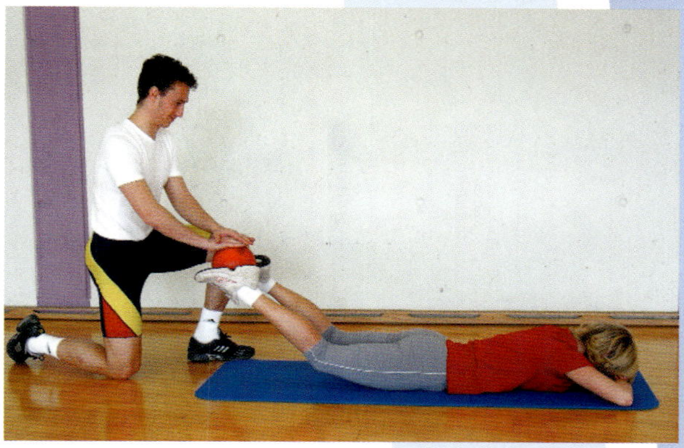

dem eingeklemmten Ball etwas vom Boden abheben.

Variation:

- Der Partner gibt dosierten Widerstand links, rechts oder oben auf den Ball. Der Trainierende hält dagegen und versucht, sich nicht verschieben zu lassen; auf regelmäßige Atmung achten (sehr anspruchsvoll).

Den Ball gegen imaginären Widerstand drücken

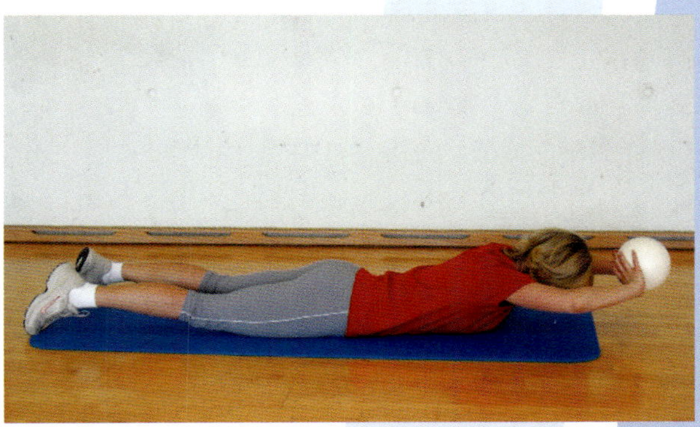

- In Bauchlage einen Ball mit abgehobenen Armen gegen einen imaginären, schweren Widerstand wegdrücken und heranziehen.

Den Ball übergeben (partnerweise)

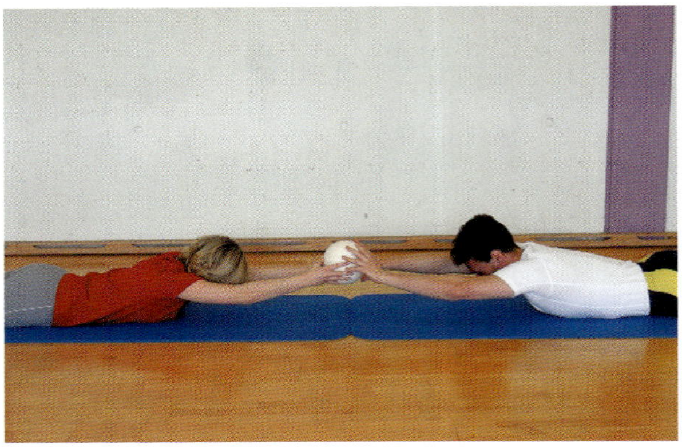

- Die Partner liegen sich in Bauchlage gegenüber, sodass sich die nach vorne ausgestreckten Arme berühren.
- Den Ball dem Partner übergeben: Dieser übergibt den Ball hinter dem Rücken von einer Hand in die andere und gibt dann den Ball zum Partner zurück; dieser macht das Gleiche usw.
- Der Partner ohne Ball kann entweder die Arme ablegen (= Pause) oder die Arme oben halten (= Spannung erhalten).

Variation:

- Beide Partner drücken mit abgehobenen und annähernd gestreckten Armen gegen den Ball und versuchen, mit der verlängerten Ausatmung den Ball wegzuschieben (statisch); während der Einatmung keinen Druck ausüben.

Den Ball übergeben im Sitz

- Im Schneidersitz aufrecht hinsetzen.
- Den Ball über dem Kopf und hinter dem Rücken übergeben.

Variation:

- Den Ball mit gestreckten Armen über dem Kopf halten, der Partner gibt dosierten Widerstand links, rechts oder hinten; der Trainierende lässt sich nicht verschieben.

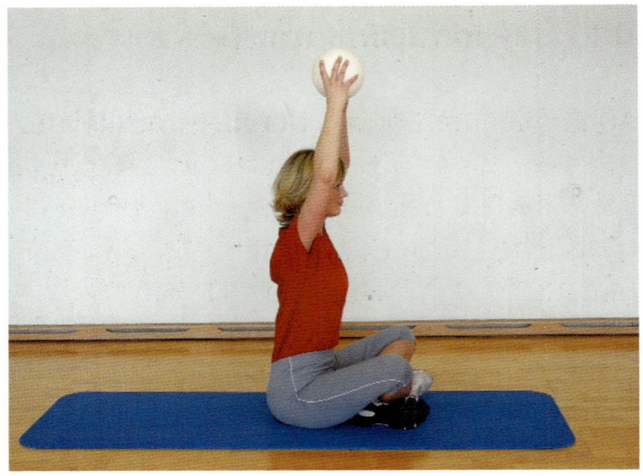

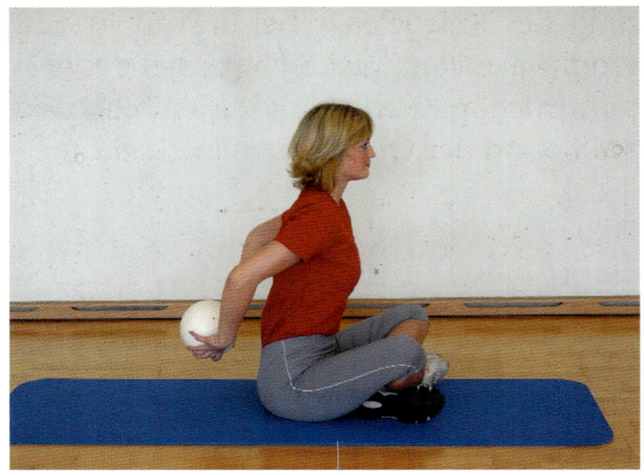

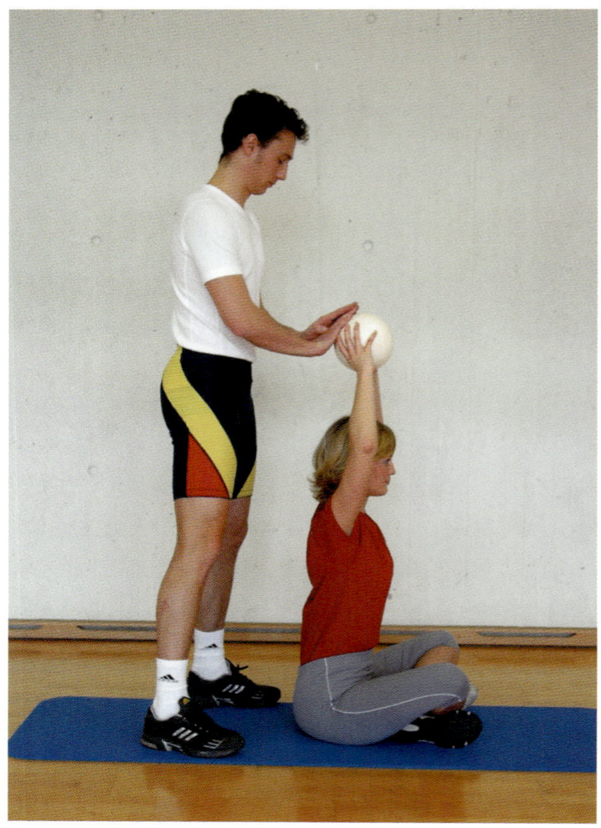

6.1.4 Beinmuskulatur

Auch die Kräftigung der Beinmuskulatur spielt in einem Rückenkurs eine wichtige Rolle. So ist beispielsweise die Durchführung eines rückengerechten Alltagsverhaltens (z. B. das Heben von Gegenständen aus den Beinen heraus mit geradem Rücken) nur bei angemessener Beinkraft möglich. Darüber hinaus trägt eine kräftige Beinmuskulatur auch zu einer Stabilisierung des Kniegelenks bei und ist für die Prophylaxe von Kniebeschwerden bedeutsam (wichtig hierbei ist vor allem auch die Kräftigung der Oberschenkelrückseite).

Oberschenkelrückseite

Fersendrücker (statisch)

- In Rückenlage die Beine anwinkeln und die Fußspitzen zum Schienbein anziehen.

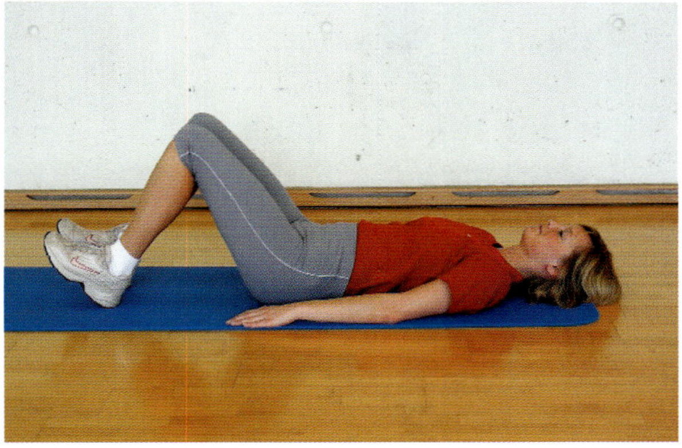

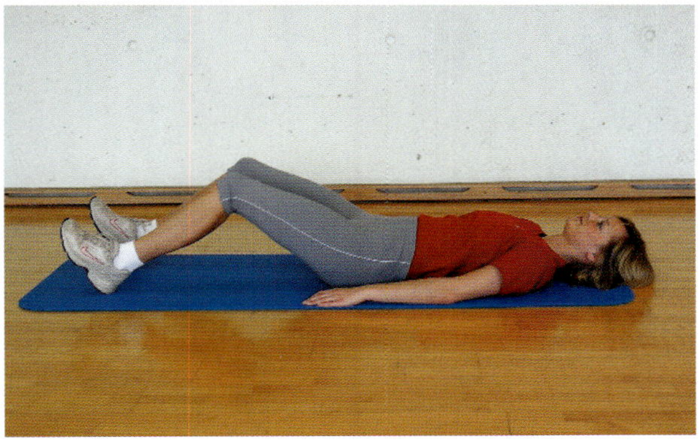

- Die Bauch- und Gesäßmuskulatur anspannen und die Lendenwirbelsäule auf den Boden drücken, die Fersen in den Boden drücken und Zug in Richtung Gesäß ausüben; regelmäßig atmen.

Variationen:

- Einbeinig/beidbeinig oder mit engerem/weiterem Kniegelenkwinkel; bei einem weiten Kniegelenkwinkel erhöht sich die Beanspruchung.

Beckenlift

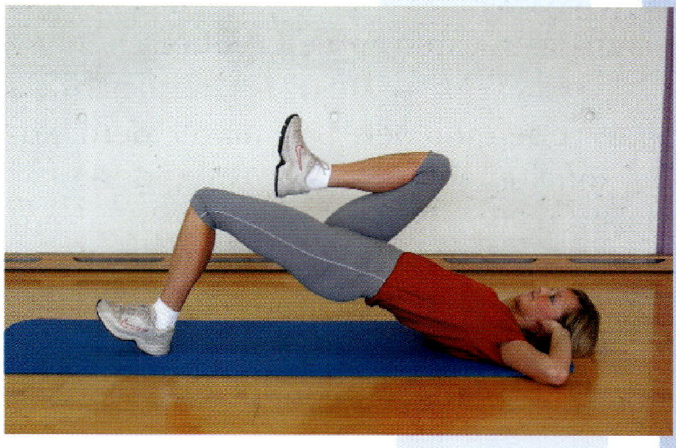

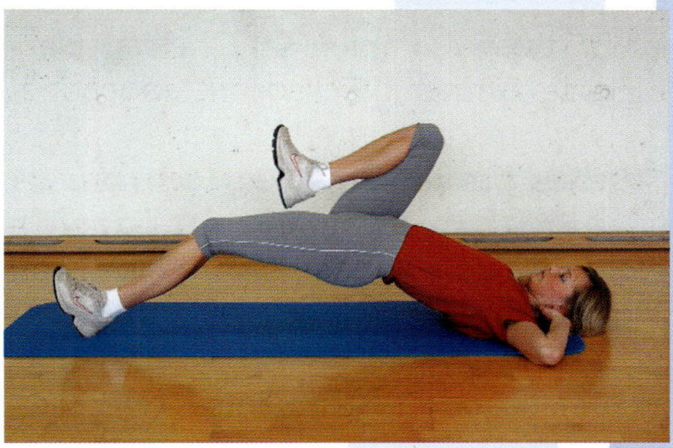

- Rückenlage, ein Knie an die Brust ziehen, das andere Bein im Kniegelenk beugen und die Fußspitzen anziehen.
- Ferse in den Boden stemmen und das Becken im Wechsel heben und senken.
- Werden die Arme bei der Ausführung an den Kopf gelegt, können sie nicht mehr zur Unterstützung der Bewegung eingesetzt werden.

Variationen:
- Engerer/weiterer Kniegelenkwinkel (je weiter der Kniegelenkwinkel, desto höher die Belastung).
- Mit Fersenzug; gleichzeitig mit dem Hochbringen wird das Becken über Fersenzug ein paar Zentimeter in Richtung Fuß „gezogen", also nach vorne geschoben (sehr schwere Variante).

Der Beckenlift hat sich auf der Basis von EMG-Untersuchungen (Boeckh-Behrens & Buskies, 2004a) als sehr effektive Übung zur Kräftigung der Oberschenkelrückseite herausgestellt. Im Vergleich zur Übung *Fersendrücker* wird dabei neben der Kniebeugefunktion auch verstärkt die Hüftstreckfunktion trainiert. Der Beckenlift ist auch eine effektive Übung für die Gesäßmuskulatur und den unteren Rückenstrecker. Im unaufgewärmten Zustand kann diese Übung allerdings auf Grund ihrer Beanspruchung zu einem kurzfristigen Krampf in der Oberschenkelrückseite führen.

Aus den beiden Übungen *Fersendrücker* und *Beckenlift* sowie ihren Variationen ergibt sich folgende Reihenfolge von leicht nach schwer:

- Fersendrücker einbeinig (wechselseitig).
- Fersendrücker beidbeinig mit engerem Kniewinkel.
- Fersendrücker beidbeinig mit weiterem Kniewinkel.
- Beckenlift mit engerem Kniewinkel.
- Beckenlift mit weiterem Kniewinkel.
- Beckenlift mit weiterem Kniewinkel und Fersenzug.

Fersendrücker auf einer Bank

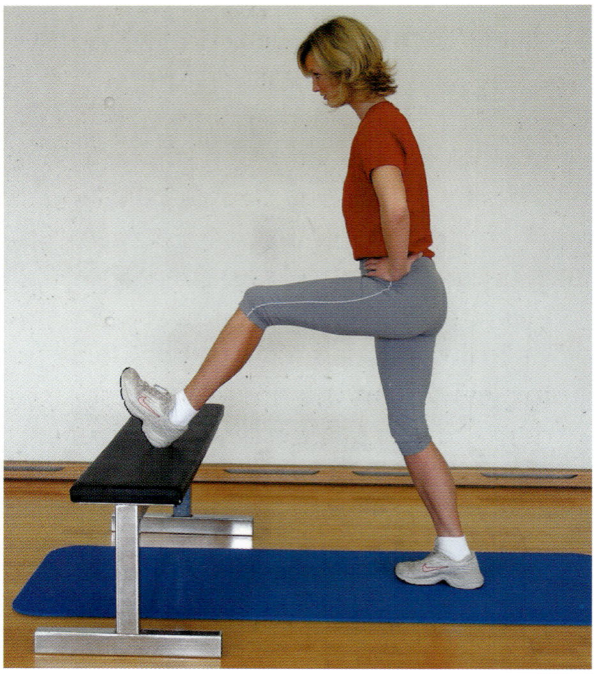

- Stand vor einer Bank mit leicht gebeugtem Standbein, das Trainingsbein liegt bei gebeugtem Knie mit der Ferse auf der Bank.
- Die Fußspitze anziehen und mit der Ferse in die Bank drücken.

Beckenlift auf einer Bank
- Rückenlage vor einer Bank, ein Knie an die Brust nehmen.
- Die Ferse des anderen Beins in die Bank drücken und das Becken auf- und abbewegen.

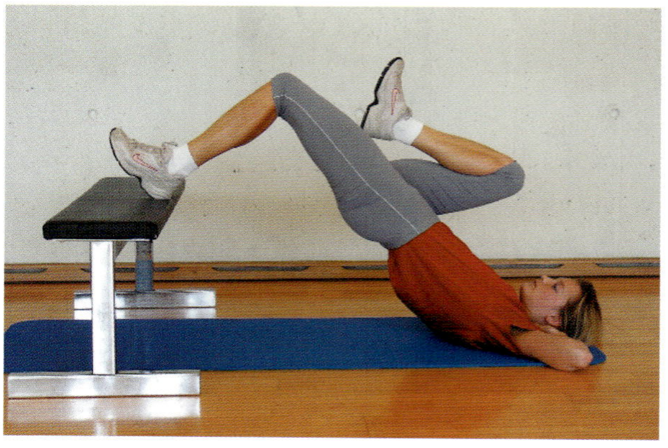

Partnerübungen

Bei allen Partnerübungen müssen sich die Übenden über den Widerstand absprechen, damit eine dem Trainingsziel angepasste Wiederholungszahl in der Serie durchgeführt werden kann.

Legcurl in Bauchlage am Boden

- Der Trainierende befindet sich in Bauchlage (gegebenenfalls die Hüfte mit einer Handtuchrolle o. Ä. unterlagern), der Partner fixiert mit einer Hand die Hüfte, mit der anderen Hand gibt er Widerstand gegen die Ferse.

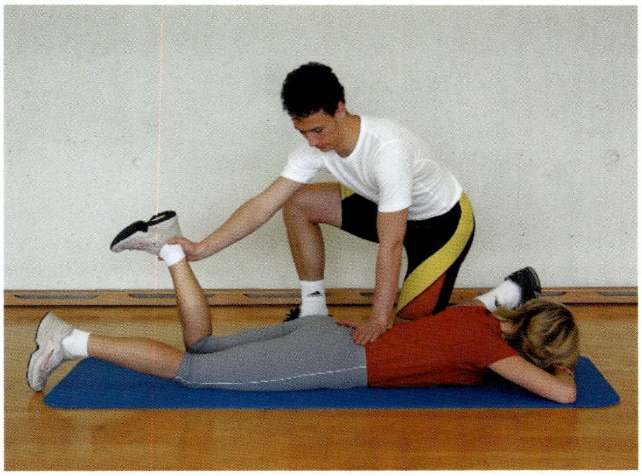

- Der Trainierende spannt zuerst die Bauchmuskulatur an und versucht dann, das Knie gegen den Partnerwiderstand zu beugen. Da bei dieser Übungsausführung der Oberschenkel des Trainingsbeins aufliegt und in den Boden gedrückt wird, kommt es neben der Kräftigung der Oberschenkelrückseite zusätzlich zu einer statischen Aktivierung der Hüftbeugemuskulatur. Hierdurch zieht der Trainierende bei stärkerem Widerstand ins Hohlkreuz, auch wenn die Bauchmuskulatur vorab angespannt und das Becken unterlagert wird.

Variationen unter Ausschluss der Mitarbeit des Hüftbeugers:

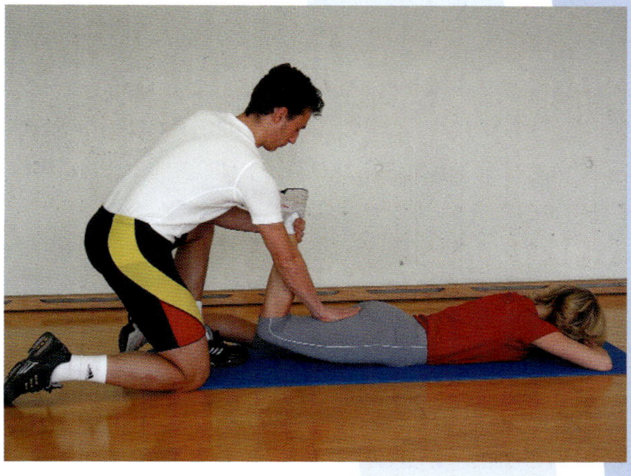

- Der Trainierende befindet sich in Bauchlage (eventuell die Hüfte mit einer Handtuchrolle o. Ä. unterlagern), gegebenenfalls ein Bein unter den Bauch ziehen, sofern es die Beweglichkeit zulässt.
- Der Trainierende spannt zuerst die Bauchmuskulatur an; dann hebt er den Oberschenkel (das Knie) minimal vom Boden ab und versucht, in dieser Position das Knie gegen den dosierten Partnerwiderstand zu beugen. Zusätzlich gibt der Partner Widerstand am Oberschenkel.
- Durch das Abheben des Oberschenkels wird die Mitarbeit der Hüftbeugemuskulatur und ein Zug ins Hohlkreuz ausgeschlossen. Zudem wird bei dieser Übungsausführung neben der Kniebeuge- auch die Hüftstreckfunktion der hinteren Oberschenkelmuskulatur trainiert; gleichzeitig werden auch die Gesäßmuskulatur und der untere Rückenstrecker gekräftigt.
- Diese Übung kann auch auf einer Bank ohne Auflage des Oberschenkels und mit angezogenem Standbein durch-

geführt werden. Durch das angezogene Bein ist hierbei das Becken aufgerichtet.

Die Oberschenkelrückseite kann auch mit allen Beinrückhebeübungen trainiert werden (vgl. Kap. 6.1.3 „Rückenmuskulatur"), vor allem dann, wenn zusätzlich noch eine Kniebeugung gegen imaginären Widerstand erfolgt.

Oberschenkelvorderseite und Gesäßmuskulatur – Ausfallschritt- und Kniebeugeübungen

Zur Kräftigung der Oberschenkelvorderseite und – mit Einschränkung – auch der Gesäßmuskulatur bieten sich Ausfallschritt- und Kniebeugeübungen an.

Ausfallschritt

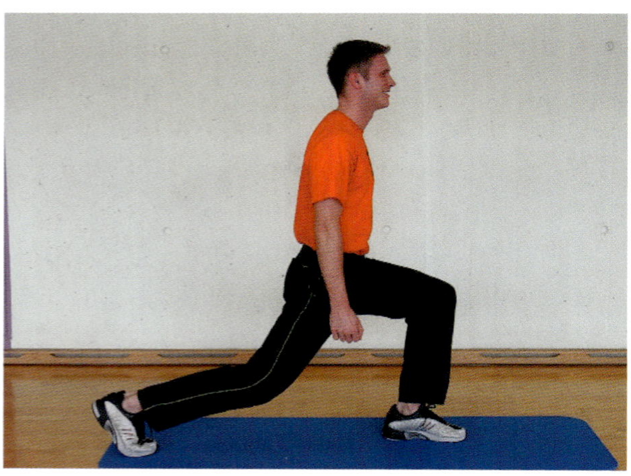

- Aus dem Stand weiter Schritt vorwärts in die Ausfallschrittposition und wieder zurück in den Stand, der Oberkörper bleibt aufrecht.
- Die Übung vorsichtig mit kleineren Schritten beginnen; Muskelkatergefahr bei Ungeübten auf Grund der starken exzentrischen Beanspruchung (negative Arbeit, Abbremsbewegung).

Variationen:

- Im Ausfallschritt bleiben und mit kleiner Bewegungsamplitude Beuge- und Streckbewegungen im Kniegelenk des vorderen Beins durchführen.
- Die Schrittgröße bzw. die Ausfallschritthöhe verändern.
- Erleichterung der Übung durch Abstützen mit den Händen auf dem Oberschenkel.

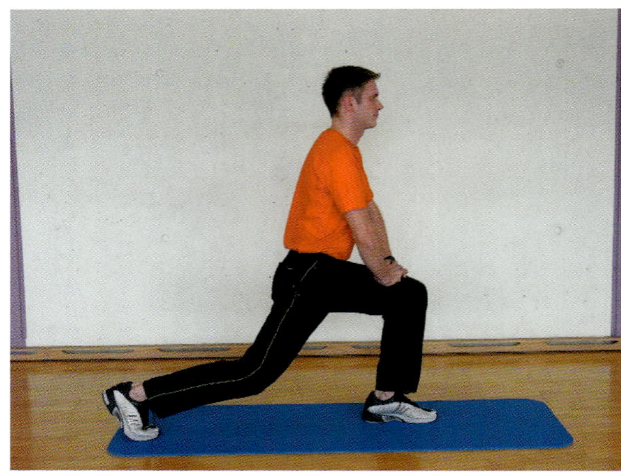

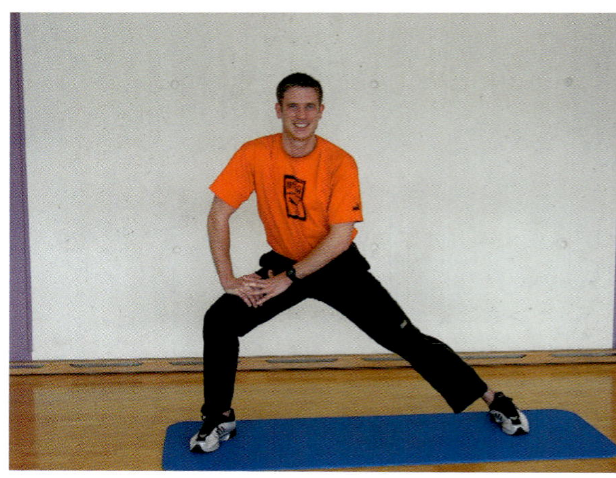

- Ausfallschritt rückwärts oder seitwärts ausführen.

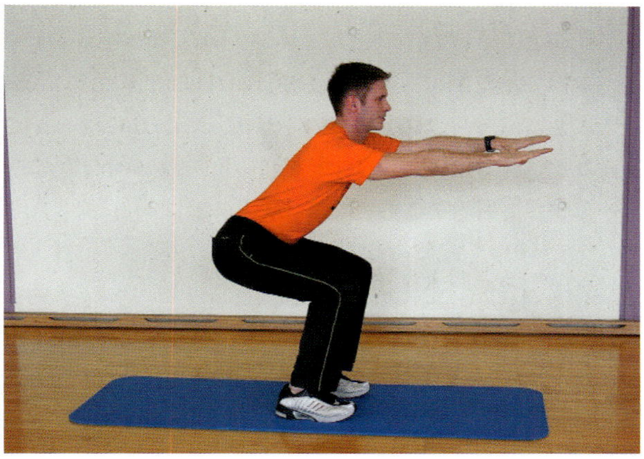

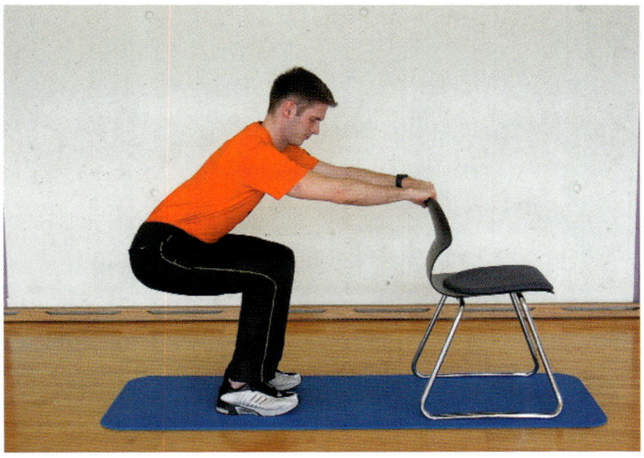

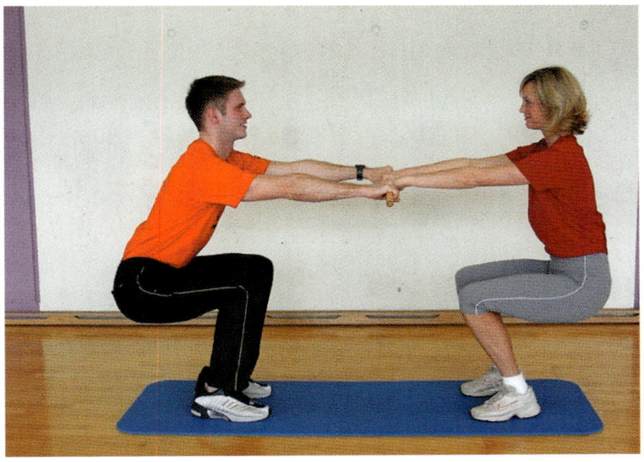

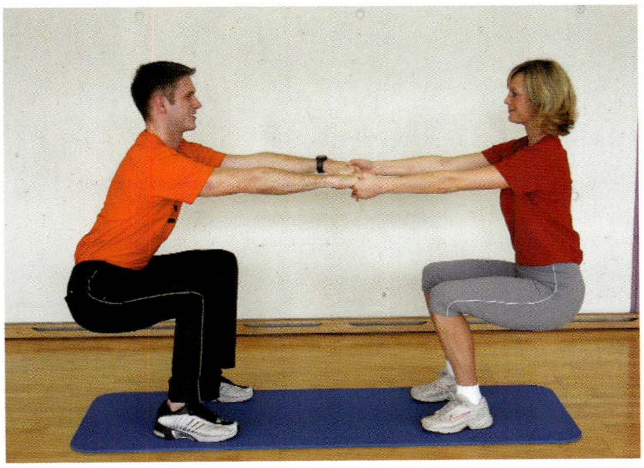

Kniebeuge beidbeinig

- Aus der schulterbreiten, parallelen Fußstellung die Knie beugen und strecken.
- Zur Stabilisierung des Gleichgewichts z. B. an einer Sprossenwand oder einer Stuhllehne festhalten, die Fußspitzen können nach vorne oder leicht nach außen zeigen.

Variationen:

- Kniebeugen mit Abstützen auf dem Oberschenkel (erleichterte Bedingungen).
- Veränderung der Bewegungsamplitude beim Tiefgehen.
- Partnerübung mit Stab oder Handfassung: Beide Partner stehen sich gegenüber und fassen mit gestreckten Armen einen Stab; das Körpergewicht so weit nach hinten verlagern, dass ein Zug auf den Stab entsteht. Gemeinsam die Kniebeuge durchführen, den Rücken gerade halten.

- *Alternativ:* Partnerübung mit Ball.

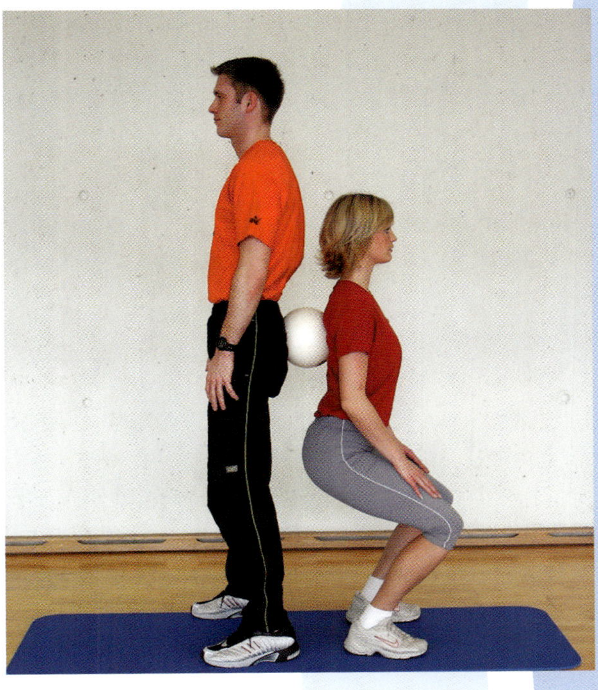

Einbeinkniebeuge

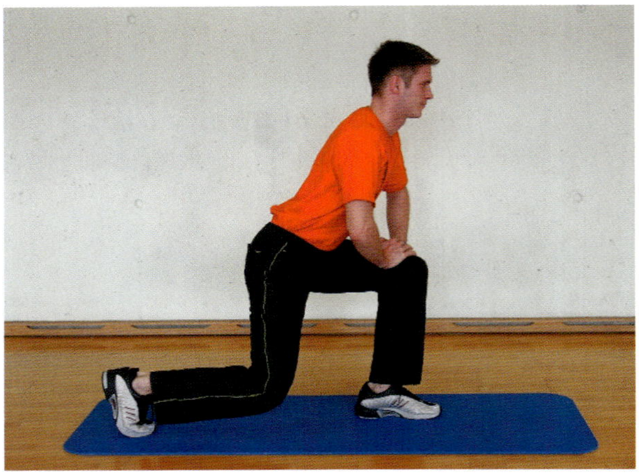

- Standfuß am Boden und Spielbein zurückgesetzt; das Körpergewicht liegt auf dem vorderen Bein.
- Das vordere Bein beugen und strecken.

Variation:
- Einbeinkniebeuge mit Abstützen auf dem Oberschenkel.

Um Fehlbelastungen zu vermeiden, sind folgende Hinweise zu beachten:

- Hüft-, Knie- und Fußgelenke sollten eine Linie bilden und das Knie sollte immer genau über dem Vorderfuß stehen.
- Eine X-Beinstellung ist zu vermeiden (= Scherbelastung für das Knie, deshalb das Knie etwas nach außen drücken).
- Beim Tiefgehen sollten die Knie nicht zu weit vor die Fußspitzen geschoben werden. Die nebenstehende Abbildung zeigt die richtige Kniestellung.
- Immer die ganze Sohle belasten und ein Abheben der Ferse vermeiden. Der Körperschwerpunkt liegt bei den Kniebeugeübungen in der Mitte des Fußes (Tendenz Ferse). Falls die Ferse schon bei leichter Kniebeuge, z. B. auf Grund einer verkürzten Wadenmuskulatur, abhebt, kann die Ferse bei Kniebeugeübungen gegebenenfalls auch mit einem schmalen Brett unterlagert werden. Allerdings wird dadurch das Knie weiter nach vorne geschoben.
- Bei den Kniebeugeübungen sollte in den Umkehrpunkten der Bewegung die muskuläre Spannung aufrechterhalten werden. Ein „Hängen in den Bändern" in der Kniebeugestellung sollte vermieden werden, weil in diesem Fall die Last allein vom passiven Bewegungsapparat getragen werden muss. Beim Hochgehen sollten die Kniegelenke nicht vollständig gestreckt werden.
- Je tiefer die Kniebeuge durchgeführt wird, desto mehr werden die Oberschenkelvorderseite und der große Gesäßmuskel aktiviert. Allerdings nimmt auch der Kompressionsdruck auf das Kniegelenk mit Verringerung des Kniegelenkwinkels zu (je tiefer, desto größer der Druck). Die Bewegungsamplitude beim Tiefgehen hängt vom Trainingszustand und von der individuellen Belastungsverträglichkeit ab. Daher gibt es bei Personen ohne Kniebeschwerden keine verbindliche Regel, wie tief die Kniebeuge aus-

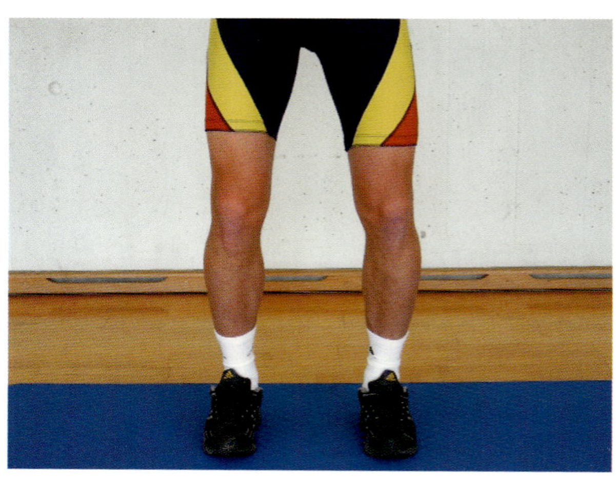

geführt werden soll. Durch Armunterstützung kann, z. B. im tiefen Kniewinkel, eine Entlastung erfolgen, sodass die Muskulatur auch aus engeren Winkelstellungen gekräftigt werden kann. Wie immer gilt jedoch auch bei allen Kniebeugeübungen, dass bei auftretenden Schmerzen eine Übungsmodifikation erfolgen oder auf eine andere Übung zurückgegriffen werden muss.

Aufsteigen auf eine Bank

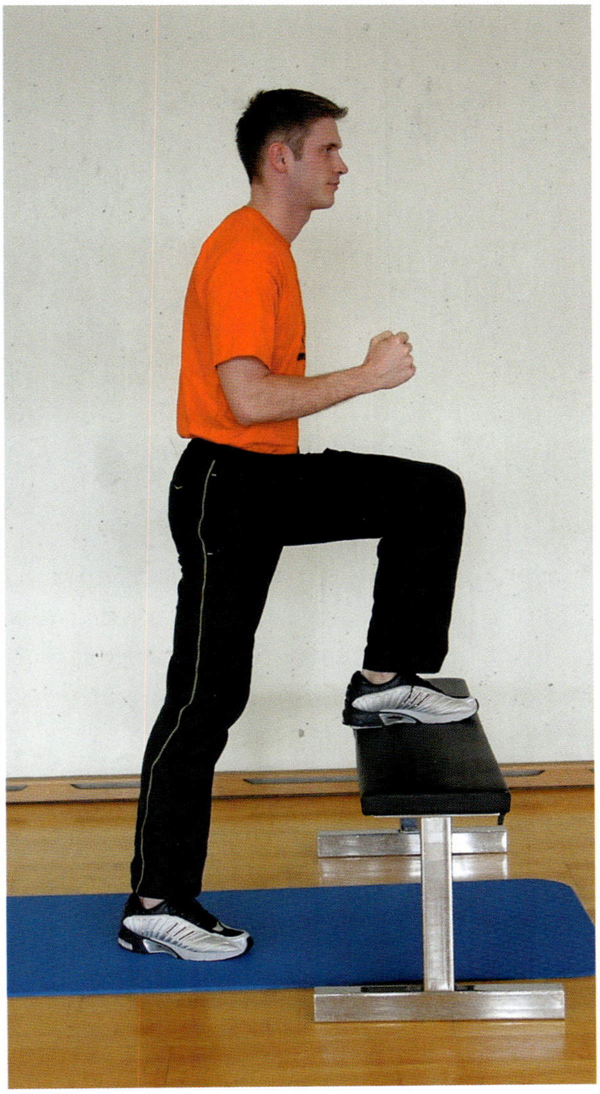

- Die Bankhöhe muss leistungsgemäß angepasst werden.

Nackenbrücke

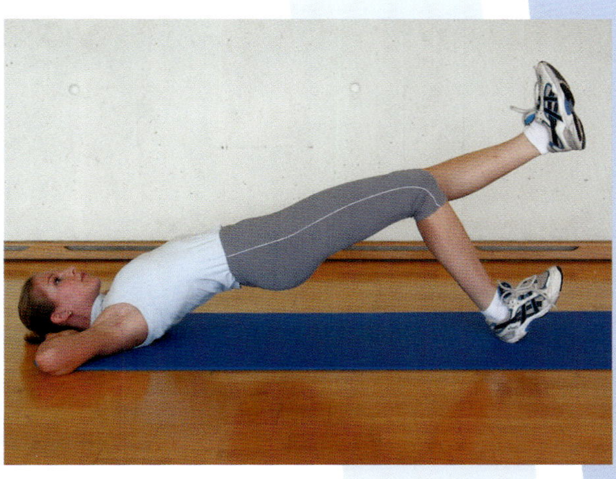

- Rückenlage, Füße am Gesäß aufgesetzt.
- Ein Bein strecken und das Gesäß so weit wie möglich anheben (vor allem Kräftigung der Gesäßmuskulatur).

Der große Gesäßmuskel wird auch bei allen Beinrückhebeübungen – z. B. in Bauchlage, in Bankstellung oder im Unterarmstütz – beansprucht (vgl. Kap. 6.1.3 „Rückenmuskulatur“).

Die Muskulatur der Oberschenkelvorderseite wird sowohl im Alltag als auch im Sport häufig beansprucht und gekräftigt. Dagegen wird in der Regel die Oberschenkelrückseite vernachlässigt. Oftmals führt dies zu einem Kraftungleichgewicht im Bereich der Kniestrecker und -beuger, wodurch Kniebeschwerden begünstigt werden. Das Training der Oberschenkelrückseite darf deshalb nicht vernachlässigt werden.

Adduktoren und Abduktoren

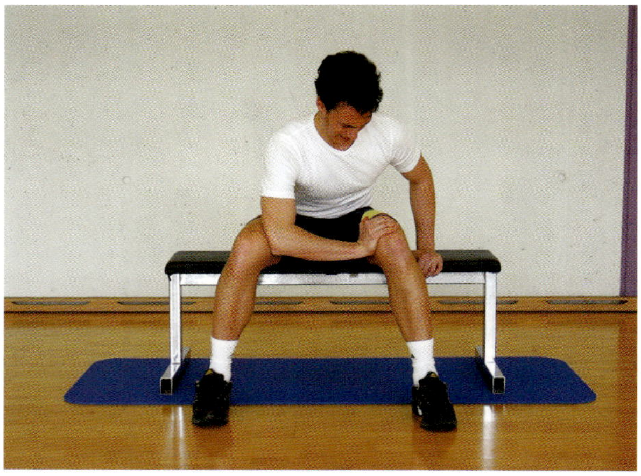

Unterarmklemme

- Sitz; einen Unterarm zwischen die Knie legen.
- Die Knie zusammendrücken, den Rükken gerade halten, regelmäßig atmen.

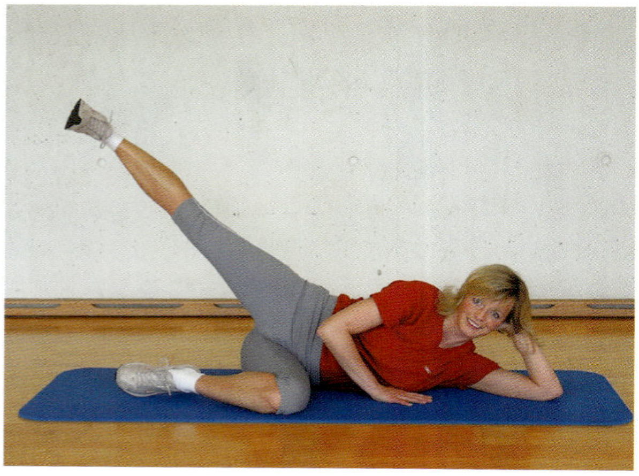

Ein Bein abspreizen in Seitlage

- Seitlage, das untere Bein ist unter den Körper gezogen, das Hüftgelenk des oberen Beins ist gestreckt.
- Das oben liegende Bein nach oben abspreizen und am Endpunkt kleine Bewegungen durchführen, die Fußspitze anziehen.
- Erhöhung der Intensität durch Partnerwiderstand auf der Außenseite des Oberschenkels.

Ein Bein abspreizen im Sitz

- Sitz, das vordere Bein ist vor dem Körper gebeugt, der Oberkörper möglichst aufrecht (wenn möglich, auf einer Bank oder einem Stuhl abstützen).

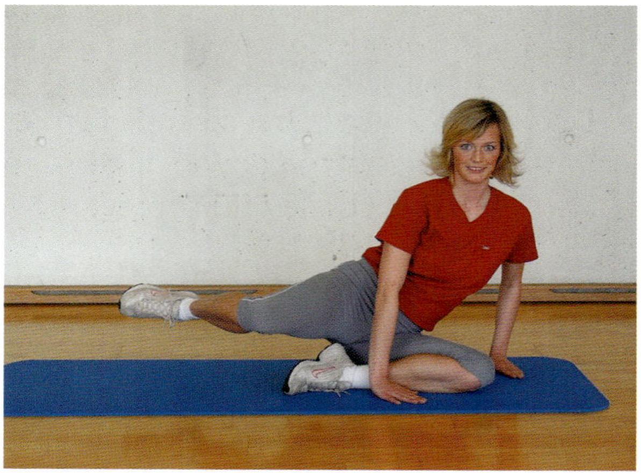

- Das zurückgelegte Bein nach oben anheben. Je weiter der Oberschenkel des angehobenen Beins nach hinten geführt wird, desto höher ist die Intensität für die Abduktoren.
- Sehr effektiv für die Abduktoren sind auch die für die schräge Bauchmuskulatur dargestellten Übungen in Seitlage sowie die Rumpfseithebeübung (seitliches Aufbäumen) mit Partner (vgl. S. 102)

Adduktoren/Abduktoren-Kombinationsübung

- Der Partner sitzt mit angezogenen Beinen auf den Füßen seines Gegenübers.
- Schließen und Öffnen der Beine gegen den Widerstand des Partners. Der Partner, dessen Beine außen sind, trainiert die Adduktoren, der andere die Abduktoren.

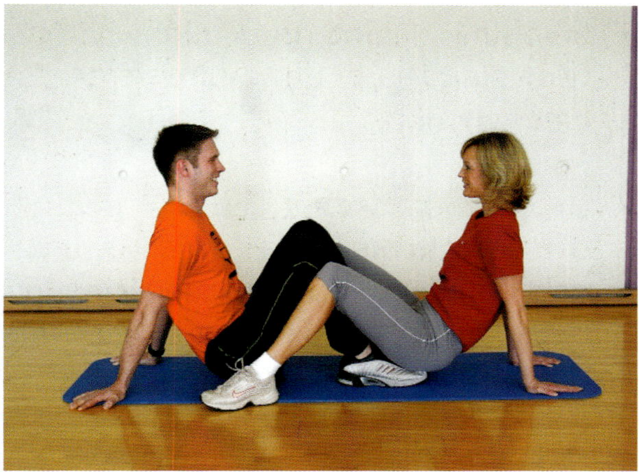

- Der die Adduktoren trainierende Partner muss den Widerstand dosieren, weil diese stärker sind als die Abduktoren.

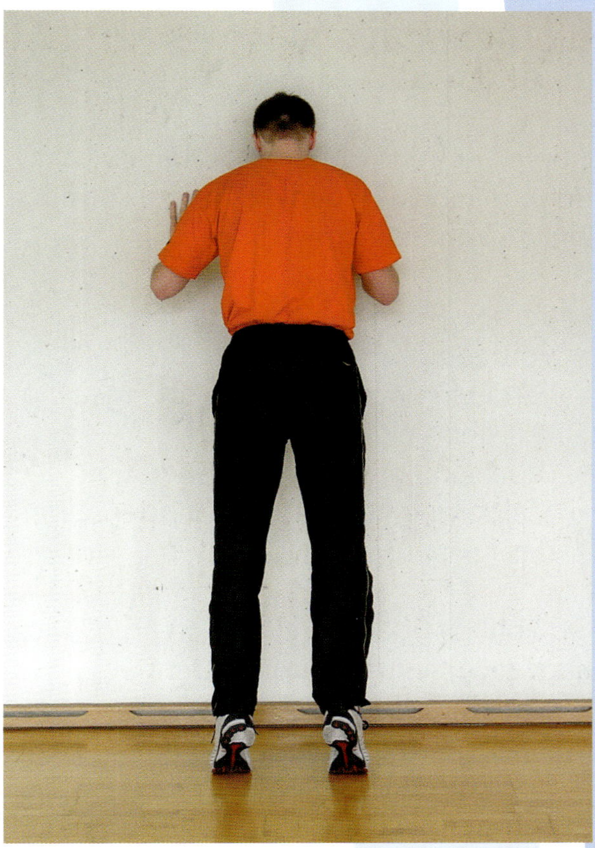

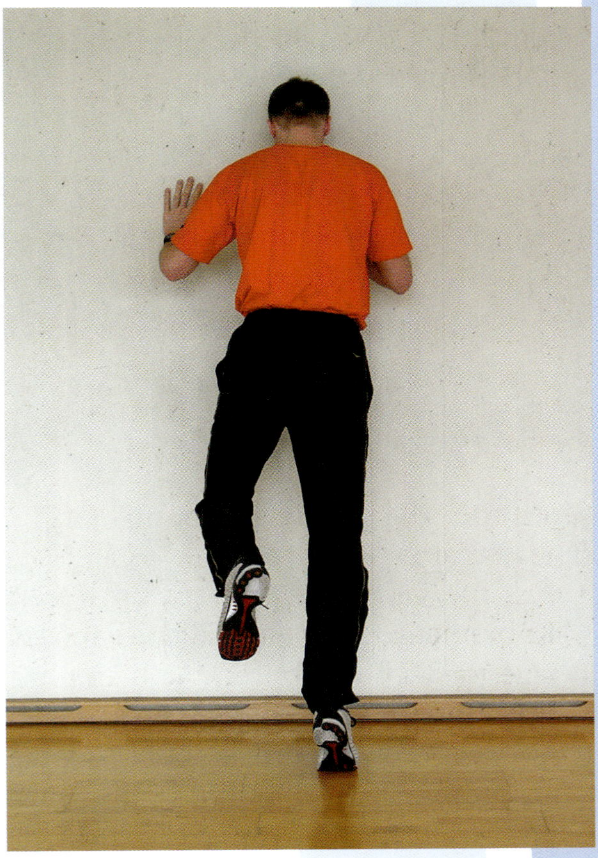

Wadenmuskulatur

Wadenheben

- Stand am Boden oder auf einem kleinen Podest bzw. einer Stufe, Kniegelenke gestreckt.
- In den Ballenstand gehen und wieder zurück, ein Absenken der Fersen unter Stufenhöhe ist nicht notwendig.
- Durch einbeinige Ausführung erhöht sich die Belastung deutlich.

6.2 Dehntraining

(Kapitel 6.2 in Anlehnung an Buskies & Demski, 2004)

Einem richtig durchgeführten Muskeldehntraining werden zahlreiche positive Effekte zugeschrieben, u. a.:

- Verbesserung der Beweglichkeit.
- Vorbeugung von Verletzungen.
- Verbesserung der Entspannungsfähigkeit des Muskels.
- Beschleunigung der Regeneration.
- Steigerung des Wohlbefindens und des Körpergefühls.

Obwohl nicht alle Effekte wissenschaftlich nachgewiesen sind, stellen Dehnübungen einen wichtigen Bestandteil des Programms *„Rückentraining – sanft und effektiv"* dar. In der Trainingspraxis haben sich dabei unterschiedliche Dehnmethoden etabliert. Auf Grund fehlender wissenschaftlicher Untersuchungsergebnisse an großen Probandenkollektiven kann nach heutigem Wissensstand jedoch weder eindeutig gesagt werden, welche Dehnmethode die wirkungsvollste ist noch wie innerhalb einer Dehnmethode die Belastungsnormative (z. B. Intensität, Dauer und Häufigkeit) optimal zu gestalten sind.

6.2.1 Methodische Hinweise

Methode der Dauerdehnung (statisches Stretching)

- Einnehmen der Dehnposition, sodass eine deutliche Dehnspannung spürbar ist (= Andehnen).
- Halten der Dehnposition, Muskulatur entspannen, Ausatmung und Atempause betonen.
- Wenn das Spannungsgefühl nachlässt, wird die Dehnung verstärkt (= Nachdehnen) und die neue Dehnposition erneut gehalten.
- Die Aufmerksamkeit liegt auf dem zu dehnenden Muskel. Es wird versucht, den Muskel während der Dehnung bewusst zu entspannen (= bewusst locker lassen).

Intensität:
Spannungsgefühl je nach Ziel leicht bis mittel (stark), angenehm.

Dauer:
Nach dem subjektiven Empfinden ca. 10-20 Sekunden andehnen und ca. 10-20 Sekunden nachdehnen.

Methode der wiederholten Dehnung (rhythmisch-dynamisches Dehnen)

- Einnehmen der Dehnposition, sodass eine Dehnspannung spürbar ist.
- Wiederholtes, geführtes, nicht ruckhaftes „Schieben" in die Dehnposition mit kleiner Bewegungsamplitude und Betonung der Ausatmung.
- Die Bewegungsgrenze wird dabei weiter hinausgeschoben.
- Es wird versucht, den zu dehnenden Muskel bewusst zu entspannen.

Intensität:
Spannungsgefühl je nach Ziel leicht bis mittel (stark), angenehm, kontrolliertes Bewegungstempo.

Dauer:
Nach subjektivem Belastungsempfinden ca. 20-30 Wiederholungen.

Methoden der Dauerdehnung durch Anspannung der Antagonisten (Antagonisten-Kontraktions-Stretching)

- Die Dehnung erfolgt durch aktive Anspannung der Antagonisten (Muskulatur mit der entgegengesetzten Funktion).
- Durch aktive Kontraktion des Antagonisten wird in der zu dehnenden Muskulatur eine Dauerdehnung erzeugt (vgl. Abb. zur Dehnung der Brustmuskulatur im Sitz auf S. 128 bzw. der Oberschenkelrückseite in Rückenlage auf S. 132).
- Auch während der Anspannung wird kontinuierlich weitergeatmet.

> **Intensität:**
> Spannungsgefühl je nach Ziel leicht bis mittel (stark), angenehm, abhängig vom Krafteinsatz der Antagonisten bzw. von der vorhandenen Kraft.
>
> **Dauer:**
> Nach subjektivem Empfinden und Kraftfähigkeit der Antagonisten ca. 15-30 Sekunden.

Methode der Anspannungs-Entspannungs-Dehnung (Kontraktions-Relaxations-Stretching)

- Einnehmen der Dehnposition, sodass eine Dehnspannung spürbar ist; anschließend die gedehnte Muskulatur isometrisch anspannen.
- Entspannung unter Beibehaltung der Gelenkstellung und sofort nachdehnen.
- Dauerdehnung in der neuen Position.
- Wiederholung des gesamten Vorgangs.

> **Intensität:**
> Kontraktion stark bis maximal; Spannungsgefühl bei der Dehnung je nach Ziel leicht bis mittel (stark).
>
> **Kontraktionsdauer:**
> Ca. 6-10 Sekunden.
>
> **Dehndauer:**
> Nach subjektivem Empfinden ca. 10-15 Sekunden.

Die in den Beschreibungen enthaltenen Angaben zur Dehndauer und zur Wiederholungszahl sind Richtwerte, die in eigenen Untersuchungen mit der Methode der subjektiven Einschätzung an Sportstudierenden der Universität Bayreuth ermittelt wurden bzw. auf eigenen Erfahrungswerten beruhen (vgl. Boeckh-Behrens & Buskies, 2002). Für manche Übungen bzw. Ausgangsstellungen eignen sich einzelne Methoden besonders gut, andere nicht. Im Rückenkurs bietet sich vorrangig die Methode der Dauerdehnung an, da sie die geringsten Anforderungen an die Körpererfahrung bzw. -wahrnehmung und sportliche Vorkenntnisse stellt und bei jeder Muskelgruppe anwendbar ist.

Grundlegende Prinzipien eines wirkungsvollen Dehntrainings:

- Langsames und kontrolliertes Dehnen (sanftes Dehnen → Wohlbefinden; intensives Dehnen → stärkere Verbesserung der Beweglichkeit).
- Konzentration auf die Entspannung des zu dehnenden Muskels bewusst locker lassen (Lenkung der Aufmerksamkeit).

- Unterstützung der Dehnung durch Betonung von Ausatmung und Atempause (= Hauptentspannungsphase).
- Dehnung über eine längere Zeit aufrechterhalten (mindestens ca. 15-20 Sekunden).
- Beachtung der Mehrfachfunktion der Muskeln; die Ausgangsposition sollte entgegengesetzt den Muskelfunktionen bei der Kontraktion sein (z. B. Flexion – Extension; Abduktion – Adduktion; Innenrotation – Außenrotation; Retroversion – Anteversion).

Beispiel für die Brustmuskulatur		
Gelenk/Körperteil	Kontraktion	Dehnung
Schultergelenk	Anteversion (Arm nach vorne bringen)	Retroversion (Arm zurückführen)
	Adduktion (Arm an den Körper heranziehen)	Abduktion (Arm nach außen abspreizen)
	Innenrotation	Außenrotation

- Bei zweigelenkigen Muskeln (vgl. z. B. Dehnung der Oberschenkelvorder- und -rückseite auf S. 130-131).

→ Fixierung eines der beiden Gelenke in Endstellung und Dehnung über das freie Gelenk.

- Beachtung der allgemeinen Regeln des Dehnens: keine verletzten Muskeln dehnen; beide Körperseiten dehnen; regelmäßig dehnen.

6.2.2 Oberkörper

Hals- und Nackenmuskulatur

Den Kopf zur Seite neigen

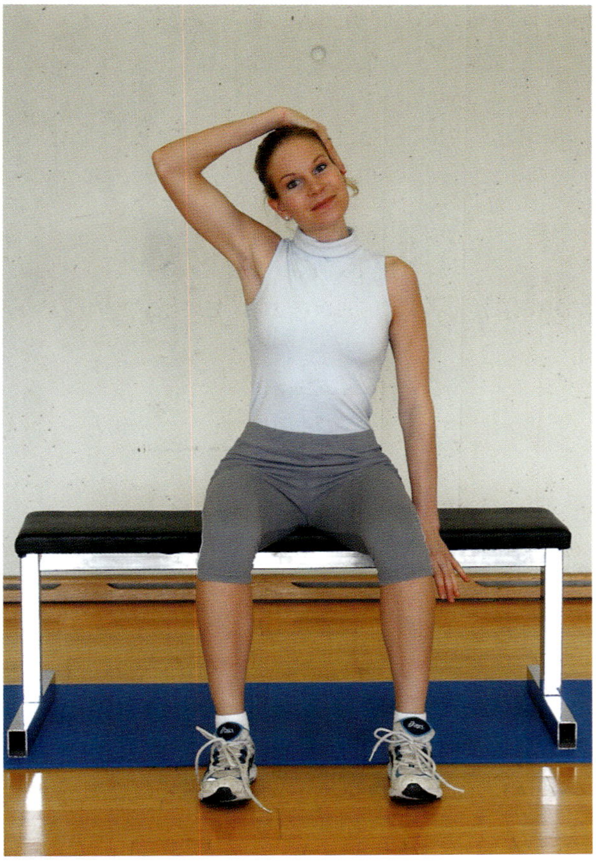

- Im Sitz (oder Stand) den Kopf zur Seite neigen.
- Eine Hand über den Kopf legen; so kann der Zug etwas verstärkt werden.
- Die Schulter der zu dehnenden Seite aktiv nach unten drücken, bis die Dehnung in der seitlichen Halsmuskulatur spürbar wird. Die Dehnung kann gegebenenfalls durch den Griff an der Bank unterstützt werden.

Variation:
- Die Kinnspitze der zu dehnenden Seite etwas nach oben drehen.

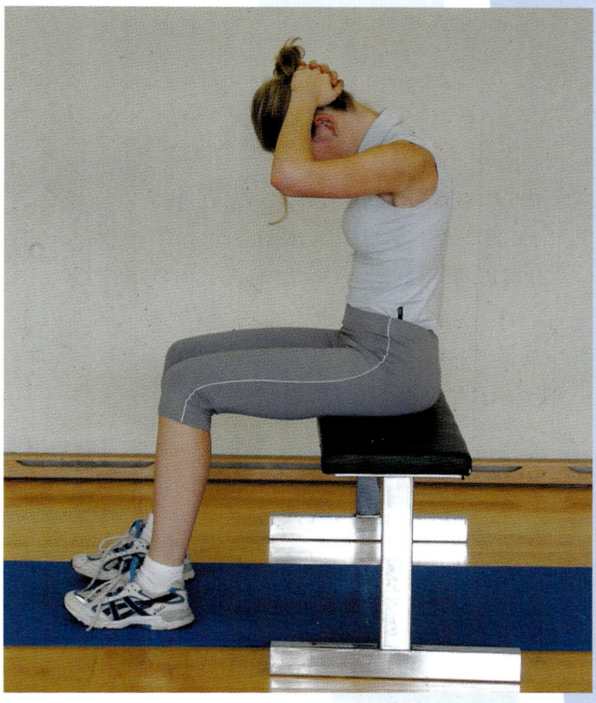

Den Kopf nach vorne neigen
- Im Sitz (oder Stand) den Kopf nach vorne neigen, bis eine Dehnung in der hinteren Hals- und Nackenmuskulatur spürbar wird.
- Die Dehnung kann etwas verstärkt werden, indem die hinter dem Kopf verschränkten Hände leichten Druck auf den Hinterkopf ausüben.

Brustmuskulatur

Türsteher
- Den Oberarm etwas über waagerecht halten, Unterarm und Kleinfingerkante (Hand) an eine Sprossenwand (oder einen Türrahmen) anlegen.
- Den Rumpf vom Arm wegdrehen, bis eine Dehnung in der Brustmuskulatur spürbar wird.

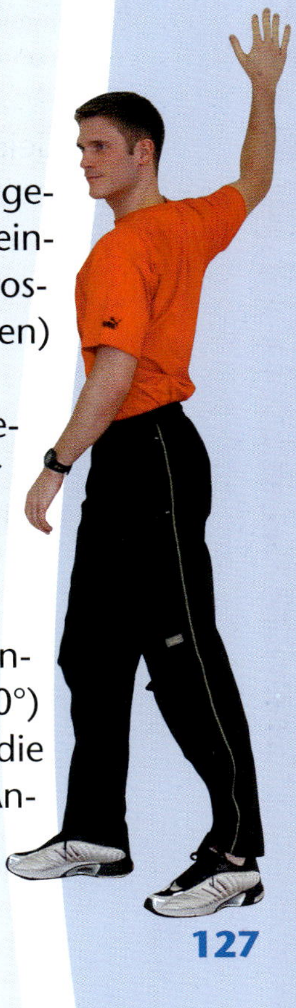

Variation:
- Die Griffhöhe (Arm-Rumpf-Winkel kleiner bzw. größer als 90°) verändern; hierdurch erfolgt die Dehnung unterschiedlicher Anteile der Brustmuskulatur.

Adler im Sitz

- Im Sitz (oder Stand) den Rücken gerade halten, die Bauchmuskulatur leicht anspannen.
- Die Arme maximal weit rück-hoch führen und halten.

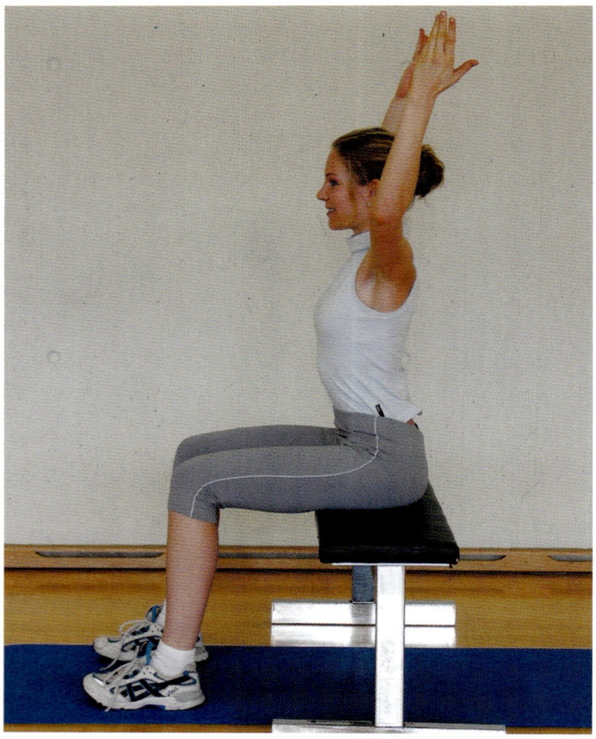

- Der Zug wird durch die Anspannung der oberen Rückenmuskulatur so weit verstärkt, bis eine Dehnung in der Brustmuskulatur spürbar wird.

6.2.3 Körpermitte

Rückenmuskulatur

Den Rumpf einrollen im Sitz

- Sitz auf einer Bank, einem Stuhl oder auf dem Boden; den Oberkörper nach vorne beugen und den Rücken ganz runden, bis eine Dehnung vor allem im unteren Rücken spürbar wird.

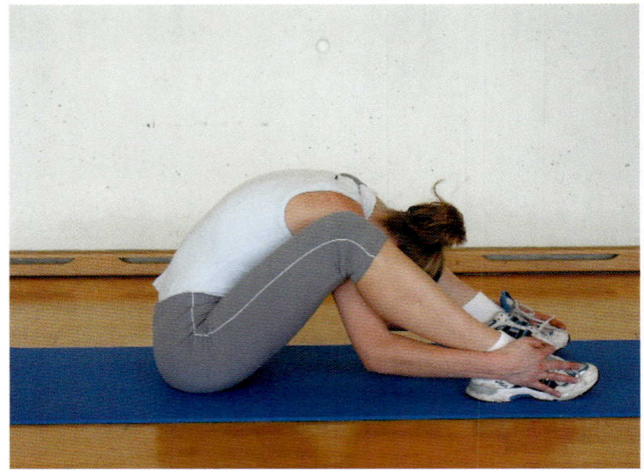

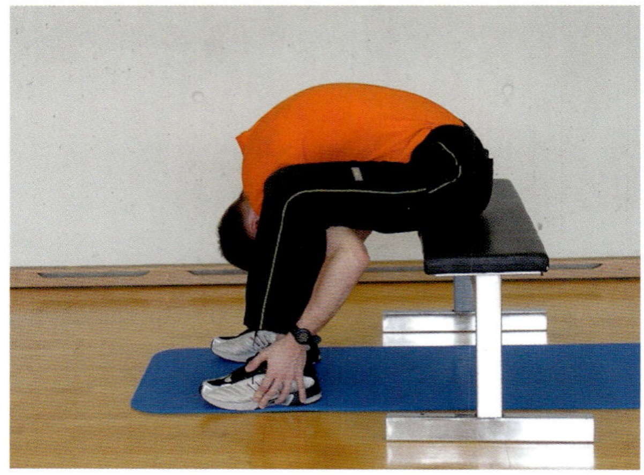

- Ein leichter Zug der Hände an den Knöcheln kann die Dehnung verstärken.
- Beim Aufrichten mit den Händen auf den Oberschenkeln abstützen.

Seitlicher Rumpfbereich

- Neben den Fersen absetzen.
- Mit dem Arm der zu dehnenden Seite auf der Bank abstützen, bis eine Dehnung im seitlichen Rumpfbereich spürbar wird (gegebenenfalls auch den

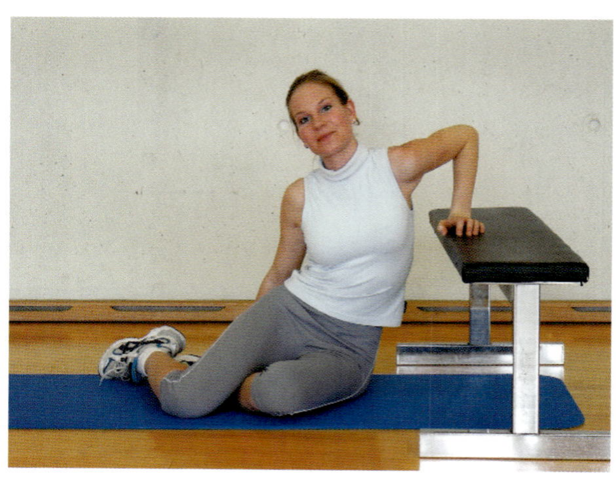

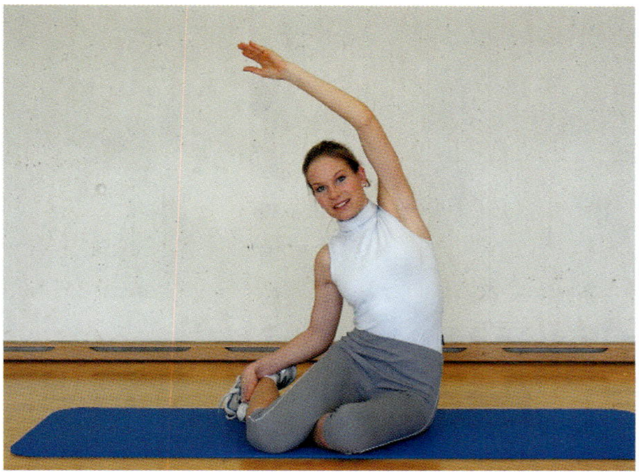

Arm der zu dehnenden Seite über den Kopf führen).

Gesäßmuskulatur
- Im Sitz ein Bein überkreuzen.
- Mit dem Gesäß so weit an das Stützbein rutschen, bis eine Dehnspannung

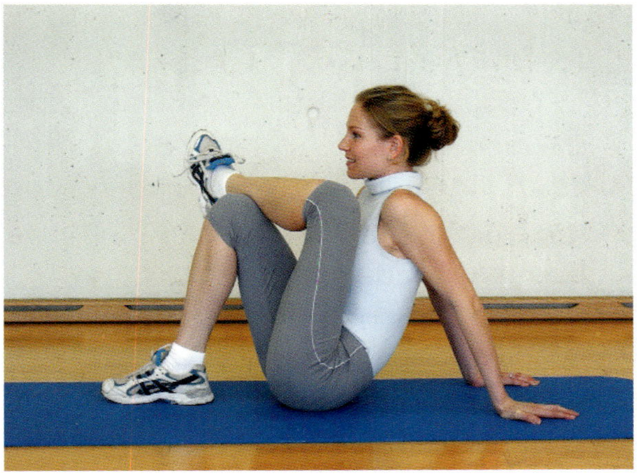

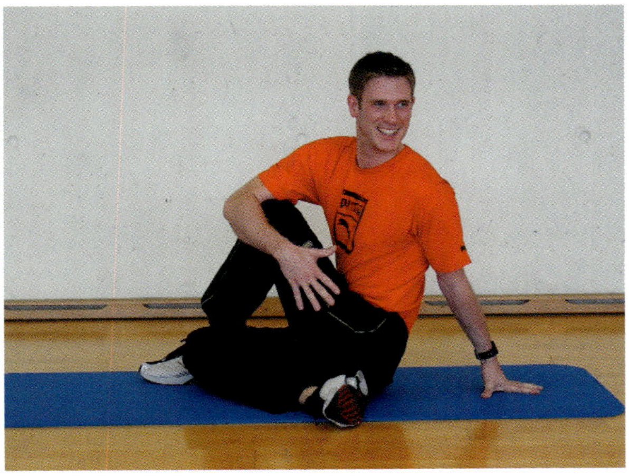

im Gesäß spürbar wird, den Oberkörper gerade Richtung Beine neigen.

Variation:
- Ein Bein über das andere setzen, den Oberkörper zur Seite des aufgestellten Beins drehen und mit dem Arm das Knie an den Körper drücken, bis eine Dehnspannung im Gesäß spürbar wird. Das andere Bein kann gestreckt oder vor dem Körper gebeugt sein.

Hüftbeugemuskulatur

Riesenausfallschritt

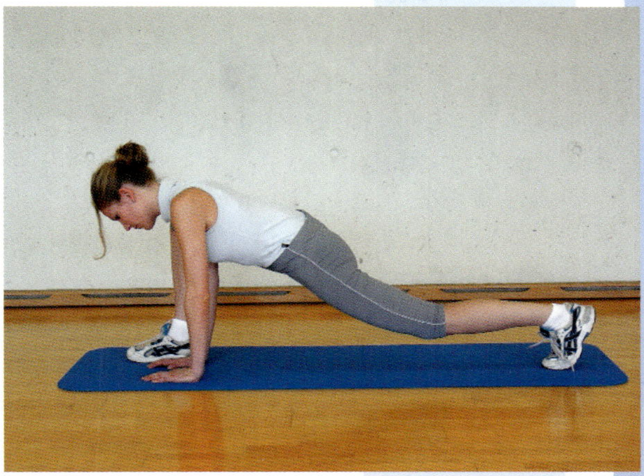

- Im Riesenausfallschritt den Oberkörper auf dem Oberschenkel oder daneben ablegen; mit den Händen auf dem Boden abstützen.
- Die Hüfte des hinteren Beins Richtung Boden drücken und das hintere Knie strecken, bis eine Dehnung im Hüftbereich spürbar wird.
- Der häufig zur Dehnung der Hüftbeuger verwendete Ausfallschritt mit aufrechtem Oberkörper führt auf Grund der fehlenden Beckenfixation zu keiner (!) verbesserten Dehnfähigkeit der Hüftbeugemuskulatur.

Partnerdehnung

- Rückenlage auf einer Bank o. Ä., das Steißbein liegt ganz nah an der Kante.
- Ein Bein wird mit den Händen maximal an den Rumpf gezogen, das zu dehnende Bein hängt entspannt und locker nach unten.
- Der Partner verstärkt den Druck auf das angezogene Bein und übt gleichzeitig Druck auf den Oberschenkel des hängenden Beins aus, bis eine Dehnspannung beim Übenden spürbar wird (mit dem Partner das Ausmaß der Dehnung absprechen).
- Bei stark verkürzter Hüftbeugemuskulatur ist häufig kein Partner notwendig, da bereits das Gewicht des hängenden Beins die gewünschte Dehnung hervorruft.
- Effektivste Dehnübung für die Hüftbeugemuskulatur.

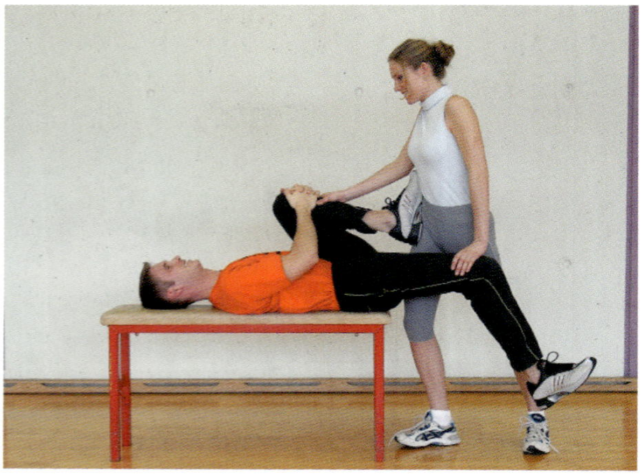

- Der Einbau dieser Übung in das Trainingsprogramm kann organisatorisch durch einen Dehnzirkel gelöst werden. Der Kursleiter steht dann an dieser Station.

6.2.4 Beine

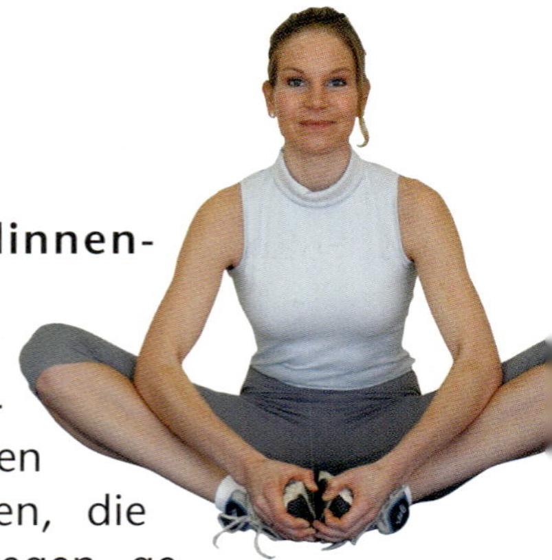

Oberschenkelinnenseite

- Aufrechter Sitz, die Fersen nah an den Körper ziehen, die Fußsohlen liegen gegeneinander.
- Die Knie entspannt nach außen fallen lassen, wobei eine Dehnung an den Innenseiten der Oberschenkel spürbar wird.
- Verstärkung der Dehnung, indem die Knie mit den Unterarmen weiter nach außen gedrückt werden.

Oberschenkelvorderseite

Käfer in Seitlage

- In Seitlage das untere Bein möglichst maximal unter den Körper ziehen.
- Das Fußgelenk des zu dehnenden Beins greifen, die Ferse an das Gesäß bringen und dort in der Endposition fixieren.
- Die Hüfte des oben liegenden Beins nach vorne schieben, bis eine Dehnung in der Hüfte und der Oberschenkelvorderseite spürbar wird.

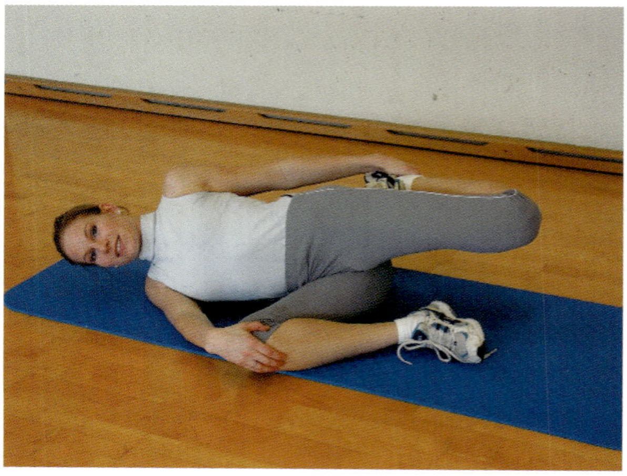

Oberschenkel anziehen im Stand

- Im Stand – Standbein leicht gebeugt – das Fußgelenk des zu dehnenden Beins fassen, die Ferse an das Gesäß bringen und dort in der Endposition fixieren.

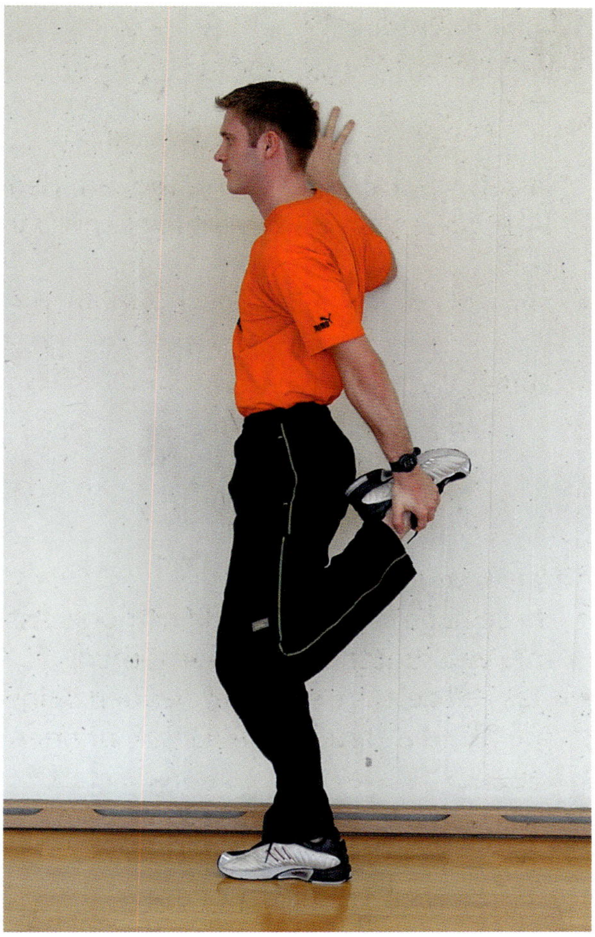

- Die Bauchmuskulatur anspannen und den Oberschenkel nach hinten führen (der Rumpf bleibt aufrecht), bis eine Dehnspannung in der Oberschenkelvorderseite spürbar wird.
- Die Ausgangsstellung ist für die Dehnung der Oberschenkelvorderseite nicht ganz so günstig wie die Seitlage, da das Becken nicht optimal fixiert werden kann. Die Übung bietet sich aber z. B. im Freien an, wenn keine Seitlage möglich ist.

Oberschenkelrückseite

Good morning im Stand

- Einen Fuß mit der Ferse auf eine Erhöhung (z. B. eine Bank) stellen, die Fußspitze nach innen drehen und das Kniegelenk strecken. Das gestreckte Kniegelenk stellt trotz fehlender Muskelspannung im Rahmen des kurzen, kontrollierten Dehnvorgangs keine unfunktionelle Belastung dar.
- Die Beckenachse befindet sich im 90°-Winkel zum gestreckten Bein.
- Das Becken kippen (Tendenz Hohlkreuz) und das Hüftgelenk beugen, bis eine Dehnung in der Oberschenkelrückseite spürbar wird; den Rücken gerade halten.
- Ein bewusstes Anziehen der Fußspitze ist unnötig, da hierbei lediglich die Wadenmuskulatur etwas mitgedehnt, die Dehnung der Oberschenkelrückseite hingegen nicht optimiert wird.

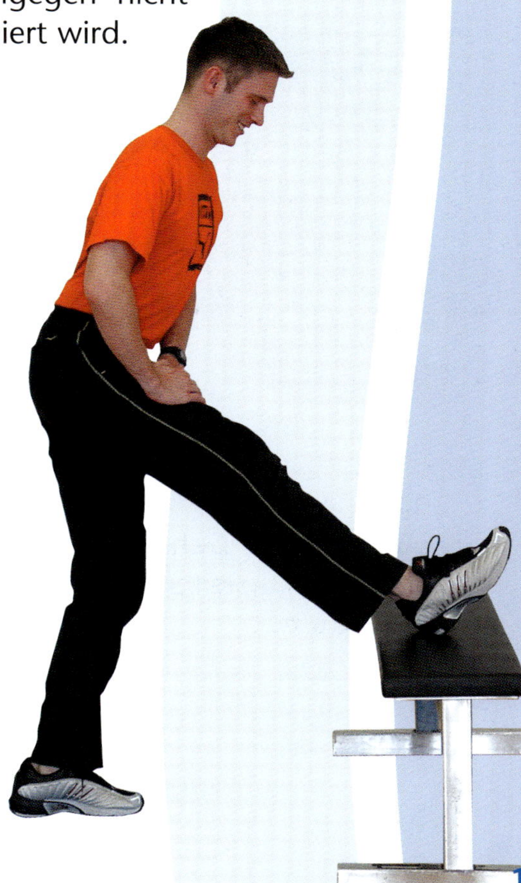

Beinheben in Rückenlage

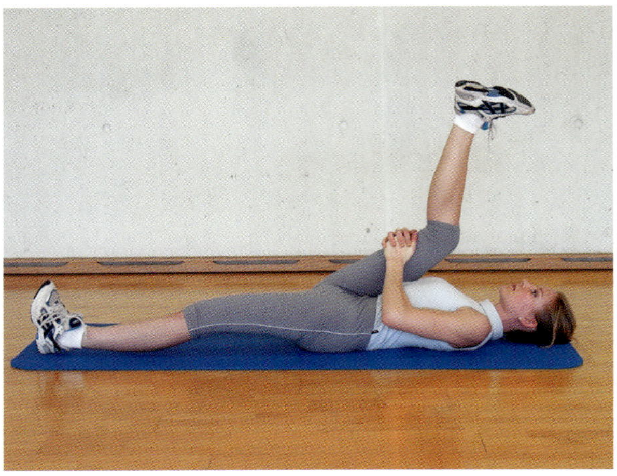

- Rückenlage, ein Bein liegt gestreckt am Boden, das zu dehnende, gebeugte Bein wird mit den Händen maximal an den Rumpf gezogen.
- Durch die Anspannung der Oberschenkelvorderseite wird das angezogene Bein so weit wie möglich gestrekkt, bis eine Dehnung in der Oberschenkelrückseite spürbar wird.
- Die Ausgangsposition ist nicht so gut wie bei der Dehnung im Stand, da in Rückenlage auf Grund des angezogenen Beins das Becken nicht gekippt werden kann.

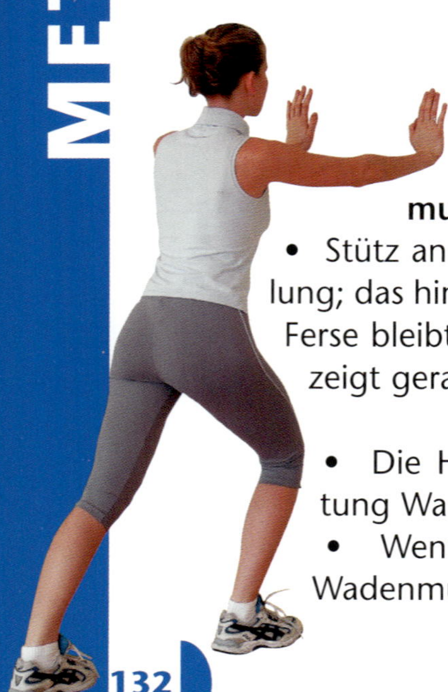

Wadenmuskulatur

Zweiköpfiger Wadenmuskel

- Stütz an einer Wand in Schrittstellung; das hintere Bein ist gestreckt, die Ferse bleibt am Boden, die Fußspitze zeigt gerade nach vorne.
- Die Hüfte nach vorne in Richtung Wand schieben.
- Wenn keine Dehnung in der Wadenmuskulatur spürbar ist, muss der Fuß des hinteren Beins noch weiter von der Wand weggesetzt werden.

Schollenmuskel

- Stütz an einer Wand in Schrittstellung.
- Die Hüfte nach vorne in Richtung Wand schieben.
- Das Kniegelenk des hinteren Beins beugen, d. h. das Knie in Richtung Fußspitze schieben, sodass eine Dehnung im Bereich der unteren Wadenmuskulatur und Achillessehne spürbar wird. Die Ferse bleibt am Boden.

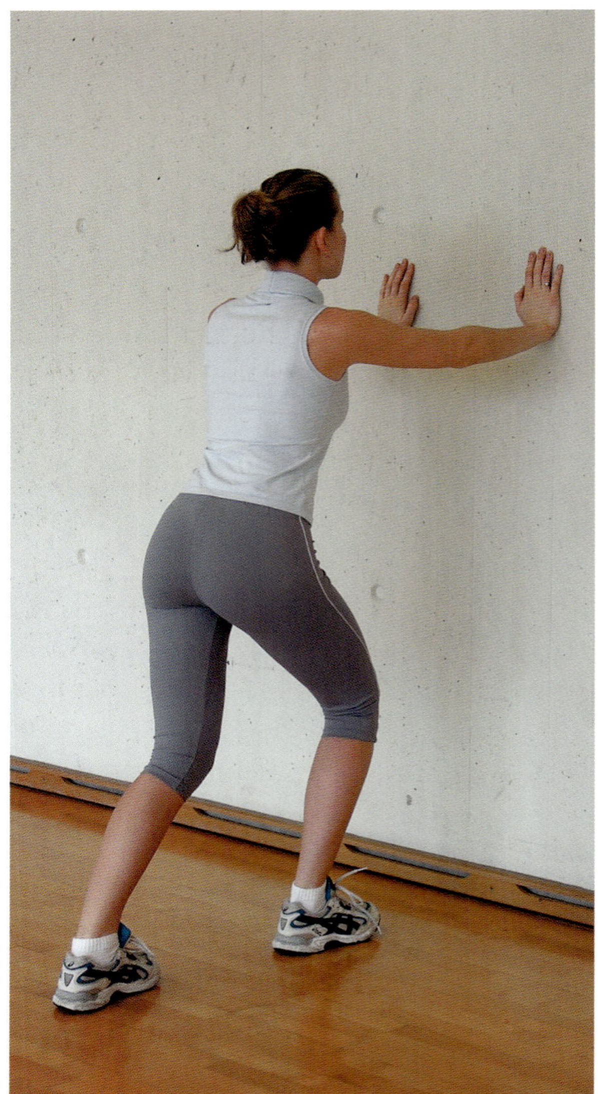

6.3 Mobilisation, Koordination und Ganzkörpertraining

Neben bzw. in Kombination mit Kräftigungs- und Dehnübungen sollten in der Sequenz „funktionelles Training" auch regelmäßig Mobilisations-, Koordinations- und Ganzkörperübungen ausgeführt werden. Diese haben nicht nur physische Wirkungen (Verbesserung der Beweglichkeit und der Koordinationsfähigkeit sowie u. U. auch der Beschwerdewahrnehmung), sie tragen auf Grund ihres dynamischen Charakters insbesondere auch zur Förderung des emotionalen Befindens und zu einem positiven Gruppenklima bei (Stärkung psychosozialer Gesundheitsressourcen; vgl. Kap. 3 – Kernziel 3). Eine besondere Bedeutung dürfte in diesem Zusammenhang – dynamischen und rhythmischen – Ganzkörperübungen zukommen.

Ebenso wie Kräftigungs- und Dehnübungen müssen auch Mobilisations-, Koordinations- und Ganzkörperübungen sorgfältig ausgewählt und an den Fähigkeiten der Teilnehmer orientiert sein. Überforderungen sollten auf jeden Fall vermieden und koordinativ anspruchsvollere Übungen erst im weiteren Verlauf des Programms eingeführt werden. Des Weiteren ist zu beachten, dass die Ausführung von schwierigeren Koordinationsübungen am Anfang der Sequenz „funktionelles Training" stehen sollte, da dann die notwendige Konzentrations- und Wahrnehmungsfähigkeit noch in vollem Maße vorhanden ist. Einfachere Koordinations- und Ganzkörperübungen können und sollten dagegen zur „Auflockerung" während der gesamten Sequenz eingestreut werden.

Zudem sollte bei der Ausführung von Mobilisations-, Koordinations- und Ganzkörperübungen immer wieder auch eine gezielte Lenkung der Aufmerksamkeit auf wichtige Wahrnehmungsgegenstände, besonders Bewegungen und dabei beanspruchte Muskelgruppen oder den Bewegungsrhythmus, erfolgen. Dies trägt zu einer Verbesserung der Körperwahrnehmung und des Körperkonzepts sowie zu einer Erweiterung des Handlungs- und Effektwissens bei.

Im Folgenden werden beispielhaft einige Mobilisationsübungen (für die Hals-, Brust- und Lendenwirbelsäule) sowie verschiedene Koordinations- und Ganzkörperübungen vorgestellt. (Weitere Übungen, insbesondere auch zur Körperwahrnehmung, finden sich z. B. bei Mommert-Jauch, 2000.)

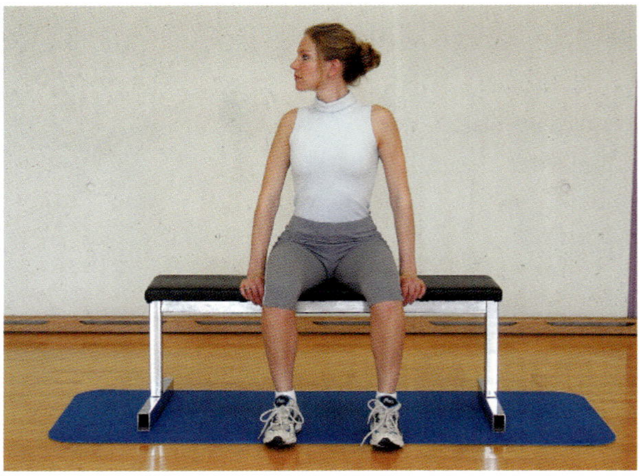

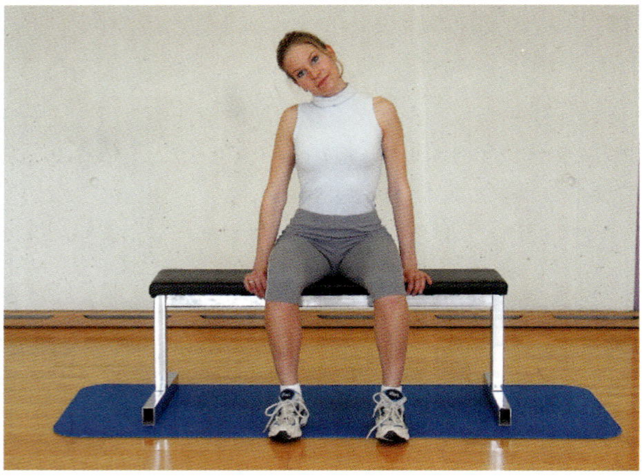

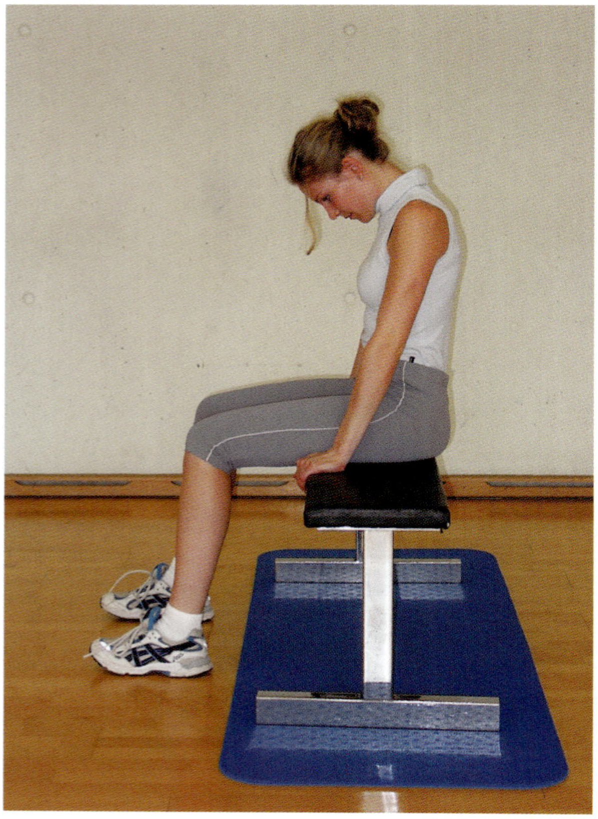

Mobilisation der Halswirbelsäule im Sitz oder Stand

- Langsam den Kopf zur Seite drehen, neigen bzw. nach vorn neigen bis zum Endpunkt.
- Anschließend in die Gegenrichtung bis an den Bewegungsendpunkt drehen bzw. neigen.

Eine Rückneigung des Kopfes wird vor allem auf Grund der großen Belastung auf die kleinen Wirbelgelenke der Halswirbelsäule im Rückentraining nicht empfohlen.

Mobilisation von Brust- und Lendenwirbelsäule

- Wechsel zwischen rundem und geradem Rücken.

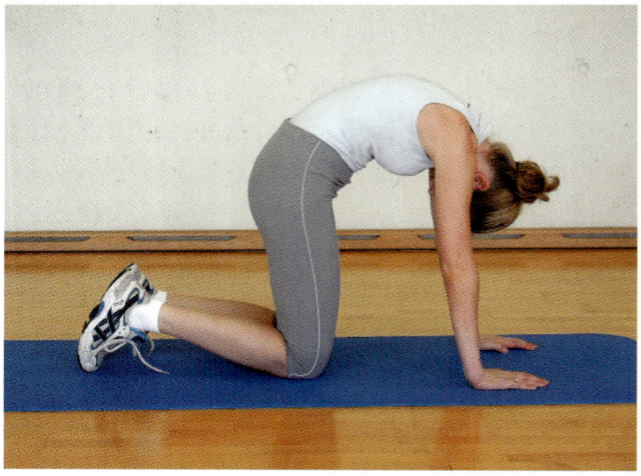

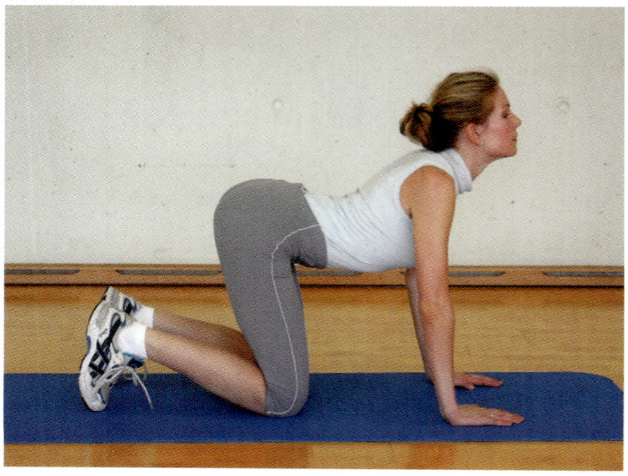

- Gesäß und Kopf zur gleichen Seite hin bewegen.

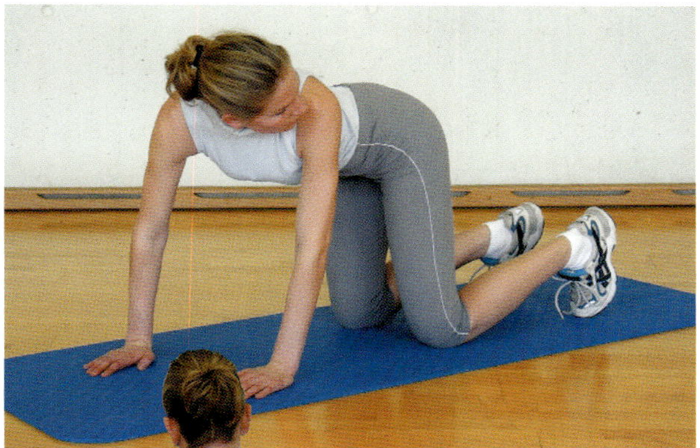

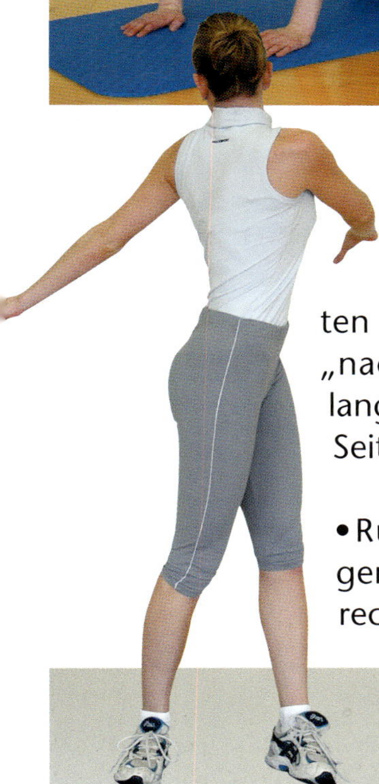

- Langsam den Rumpf zur Seite drehen, am Endpunkt kurz halten und noch etwas „nachziehen“; dann langsam zur anderen Seite drehen.

- Rumpfverschiebungen nach links und rechts.

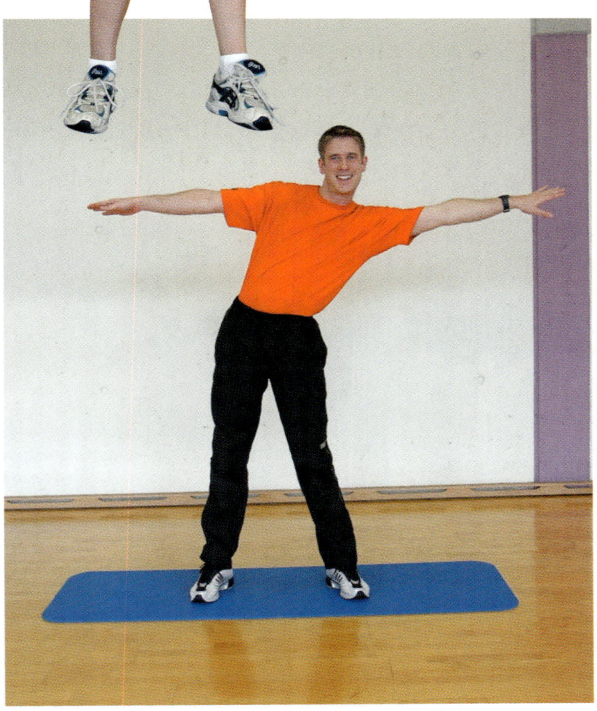

- Die angewinkelten Beine zur Seite ablegen, den Kopf in die Gegenrichtung drehen.

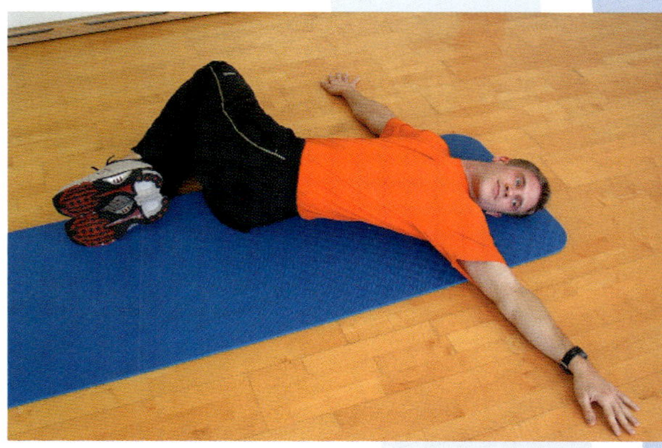

- Eine Hand auf den Bauch, eine Hand auf den unteren Rücken (oder Hände auf das Becken) legen. Im Wechsel Becken kippen (ins Hohlkreuz ziehen) und Becken aufrichten (durch Anspannung von Bauch- und Gesäßmuskulatur).

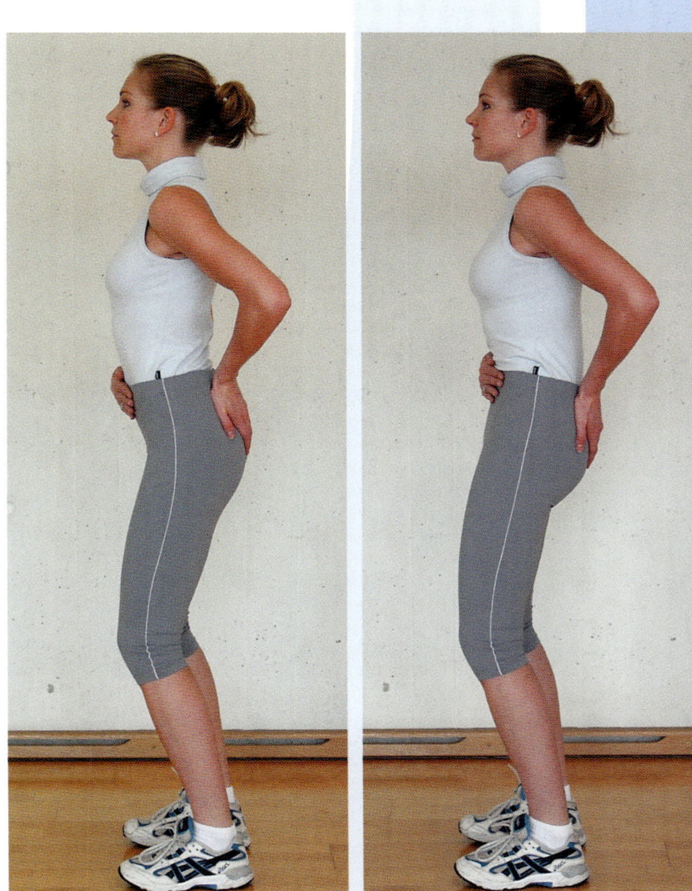

Koordinations- und Ganzkörperübungen

Übungen zur Koordination, insbesondere solche unter dynamischem Einsatz des ganzen Körpers, sollten insbesondere aus motivationalen Gründen, aber auch zur Schulung von Körpergefühl und Körperhaltung in jedes Rückentraining eingebaut werden. Insbesondere bei den Ganzkörperübungen werden die grundlegenden Fitnessfaktoren (Kraft, Dehnfähigkeit, Koordination und Ausdauer) auch „ganzheitlich" trainiert.

Arm-Bein-Schwingen

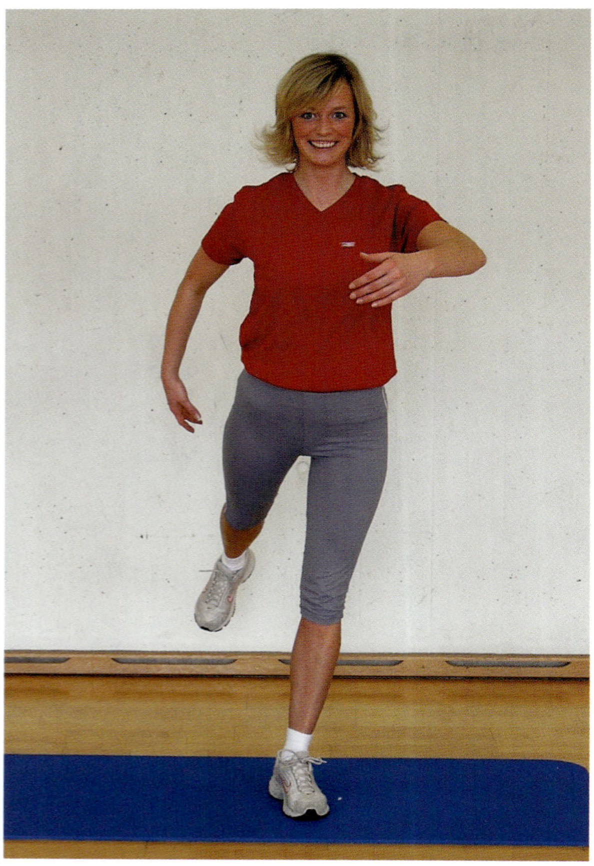

- Das Gewicht gleichmäßig auf beide Beine verteilen. Die Arme hängen locker an der Seite.
- Im Wechsel Arme und Beine gegenseitig nach vorne führen (d. h. rechter

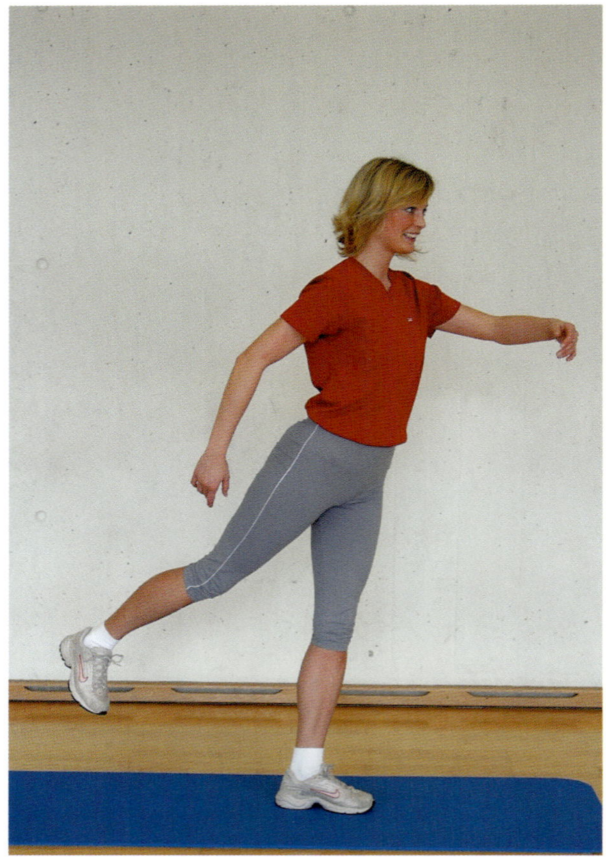

Arm/linkes Bein und linker Arm/rechtes Bein).

Arm-Bein-Rotation

- Das Gewicht gleichmäßig auf beide Beine verteilen. Die Arme und Hände zeigen angewinkelt nach vorne.
- Gleichzeitig Drehen/Rotieren des rechten Unterarms nach rechts und des angewinkelten linken Beins nach links. Dasselbe mit linkem Unterarm/rechtem Bein.

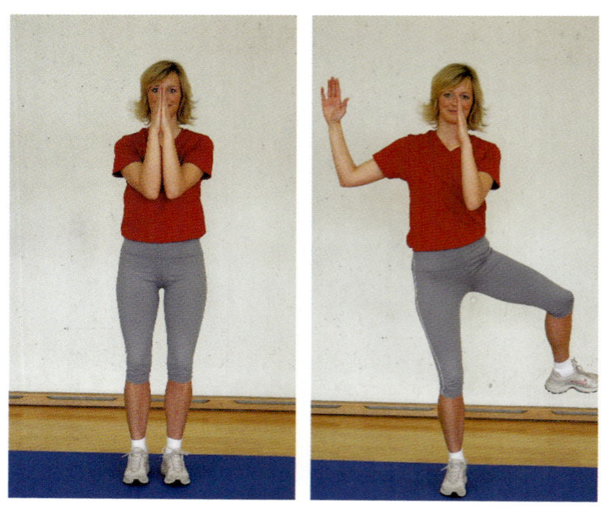

Katzenbuckelkreisen

- Auf allen vieren die Katzenbuckelposition einnehmen.
- Den Oberkörper nach vorne unten bewegen, dabei den Rücken „gerade machen". Dann den Oberkörper nach oben hinten bewegen, dabei wieder in die Katzenbuckelposition kommen.

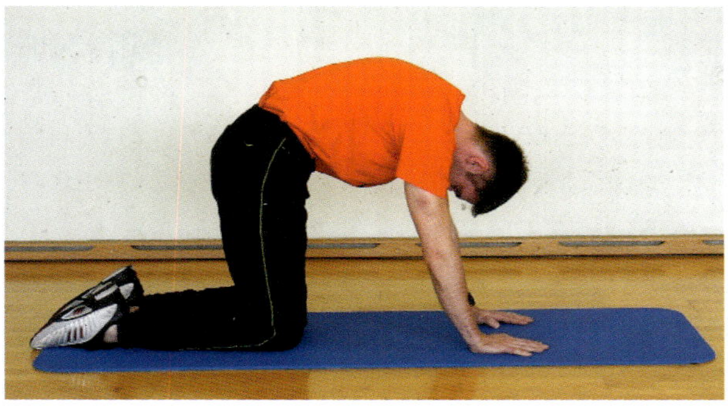

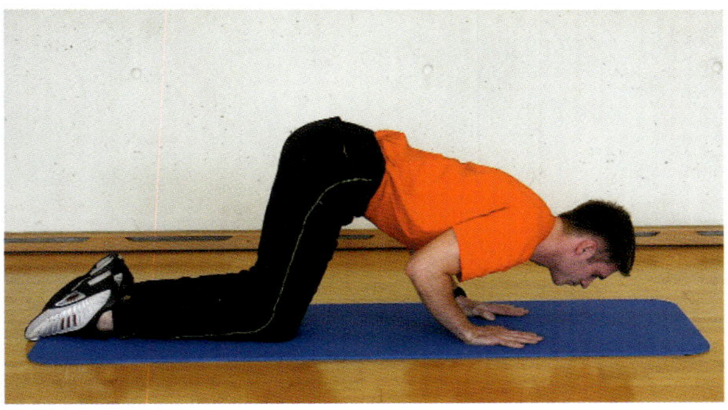

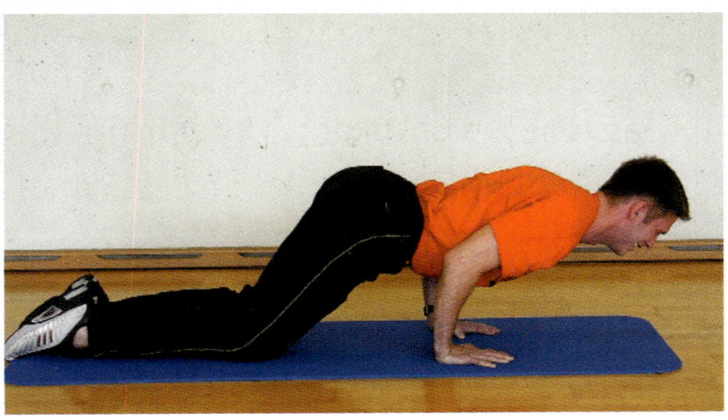

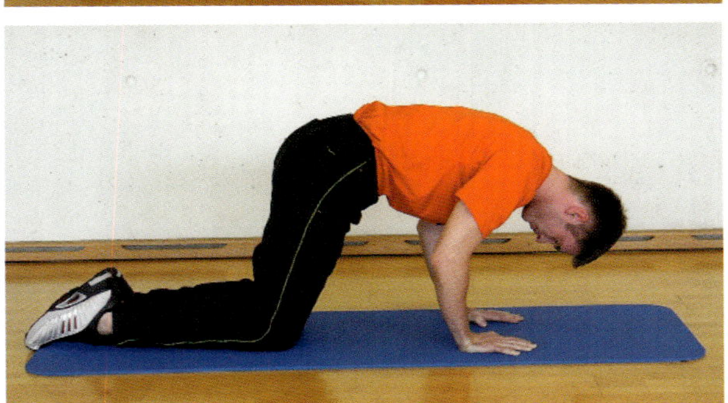

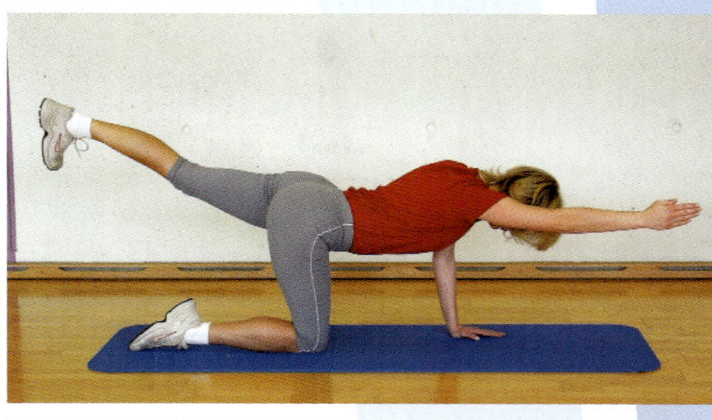

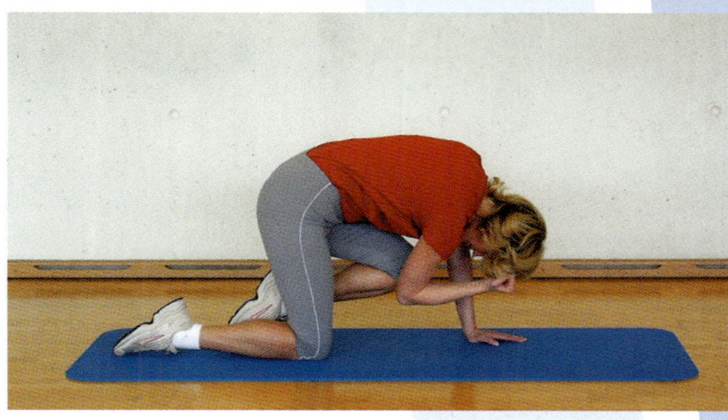

Katzenstrecker

- Auf allen vieren den linken Arm und das rechte Bein zuerst strecken, dann in der Mitte zusammenführen; Arm- und Beinwechsel.

Hampelmann-Adler

- Leichte Grätschstellung, die Fußspitzen zeigen nach außen.
- In die leichte Hocke gehen (Knie nach außen). Die Arme angewinkelt nach außen führen (Adler).

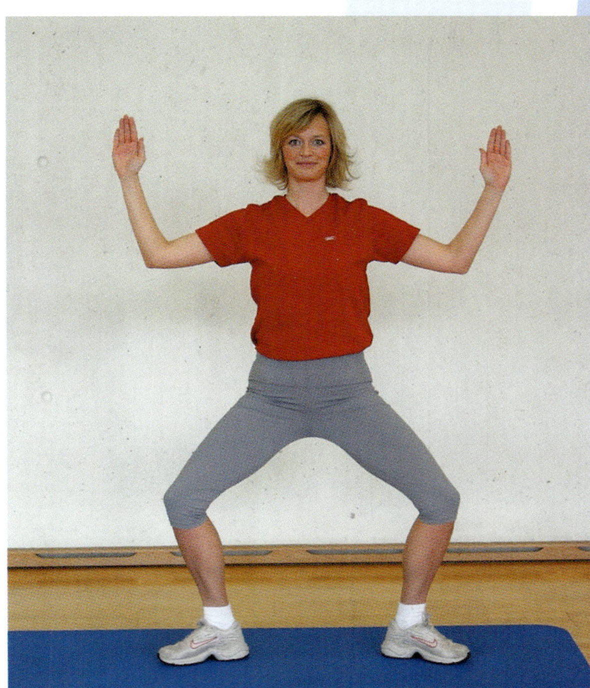

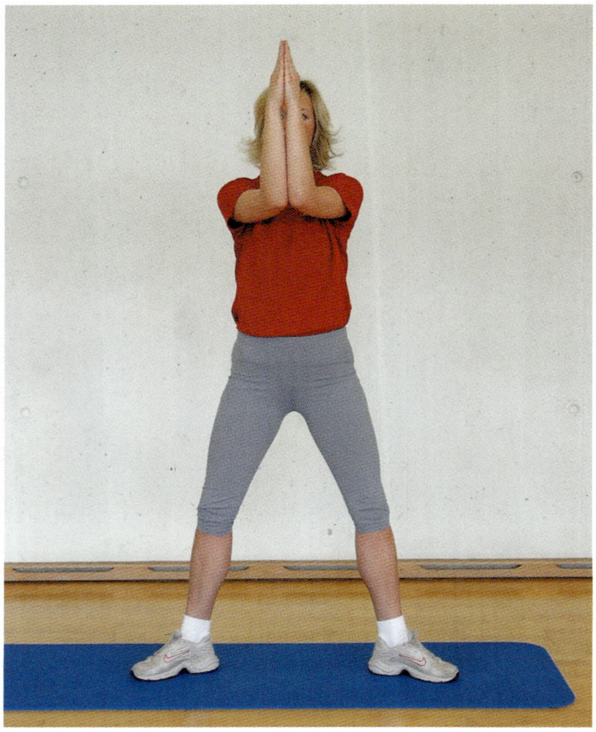

- Gleichzeitig die Ellbogen vor dem Körper zusammenführen und die Knie strecken; dann zurück in die Ausgangsposition.

Durchschwingen (rechts)

- Aufrechte Körperhaltung einnehmen, die Arme hochhalten.
- Durch die mitteltiefe Hocke schwingen und die Beine wieder strecken, dabei die Hände/Arme hinten hochführen.
- Dann das Ganze zurück.
- Auf die Atmung achten.

Ministergruß (unten)

- Aufrechte Körperhaltung einnehmen; dann mit geradem Rücken nach vorne beugen, Kopf in Verlängerung der Wirbelsäule, Arme in Adlerhaltung.
- Den Oberkörper locker durchhängen lassen; die Knie sind dabei leicht gebeugt.
- Anschließend nacheinander über die Streckung von Knie, Hüfte, Schultern und Kopf (nicht Rücken) wieder aufrichten.Regelmäßig durchgeführte Entspannungssequenzen wirken Gesundheitsbeeinträchtigungen entgegen und fördern das individuelle physische und psychische Wohlbefinden.

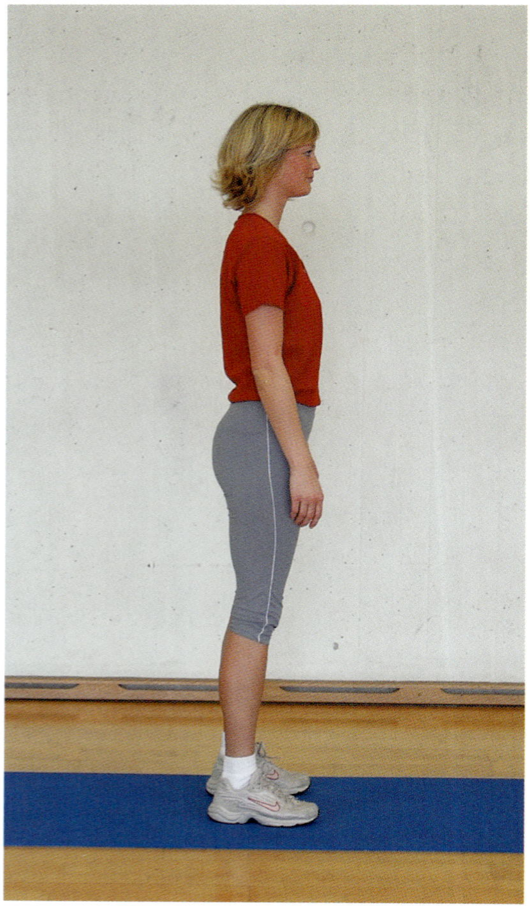

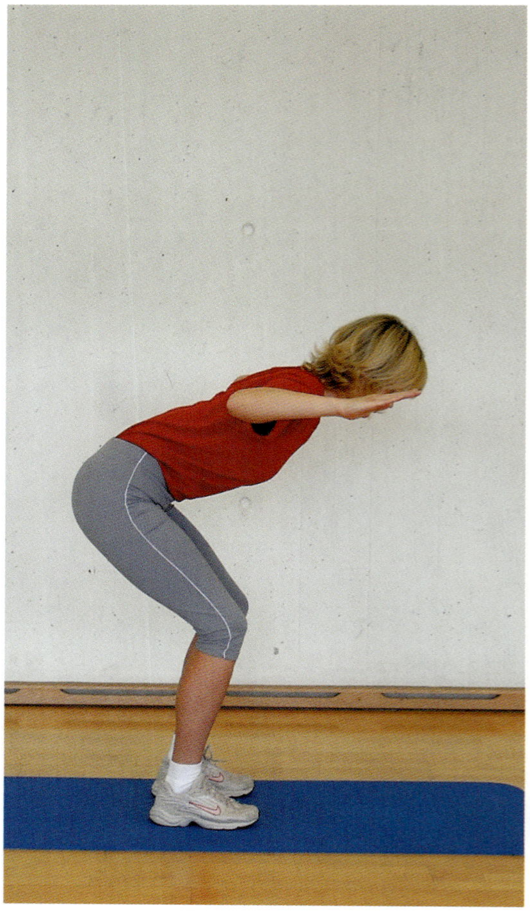

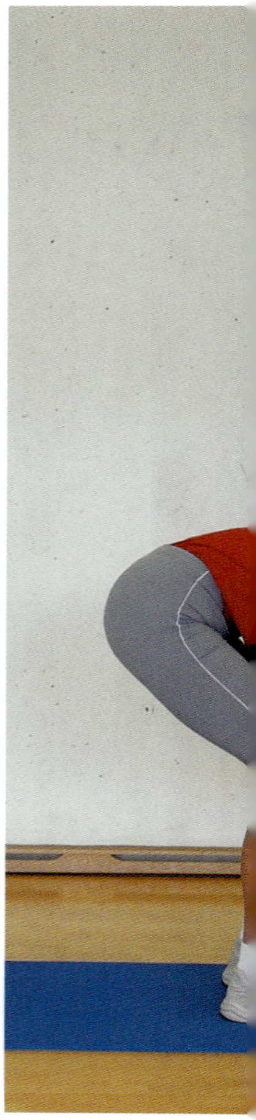

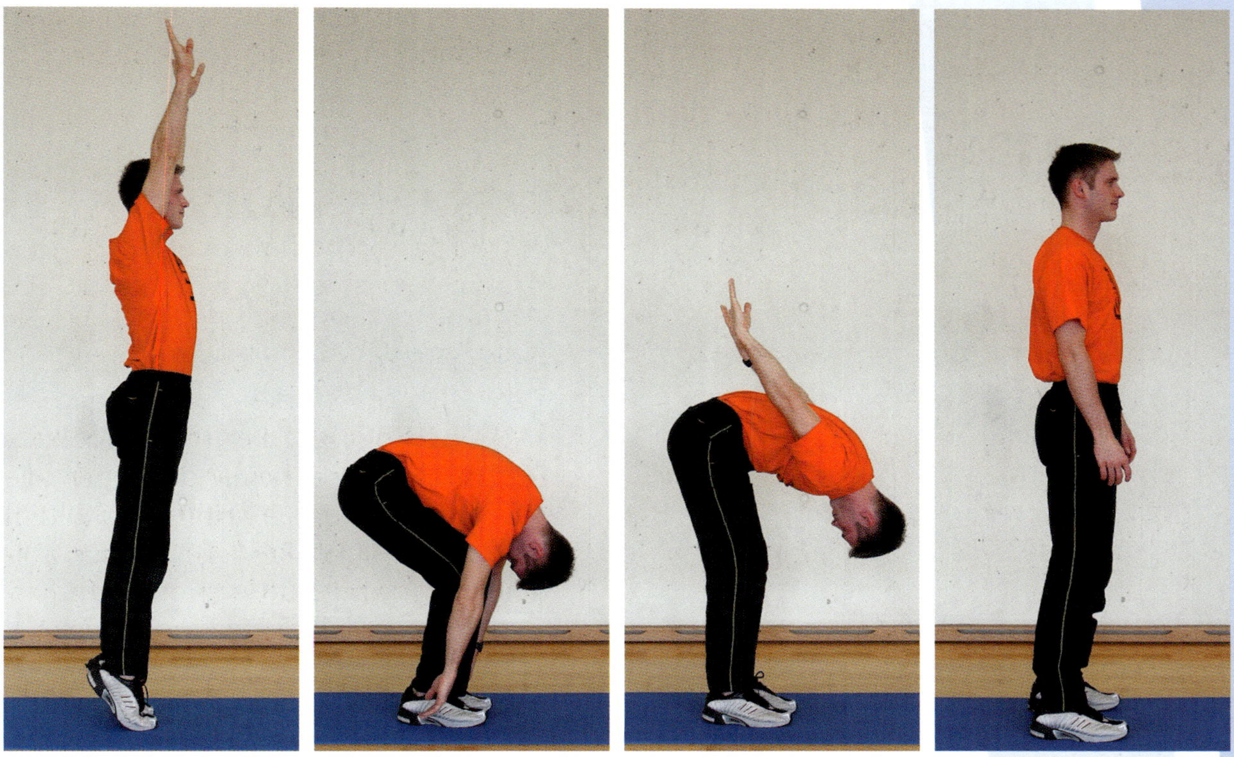

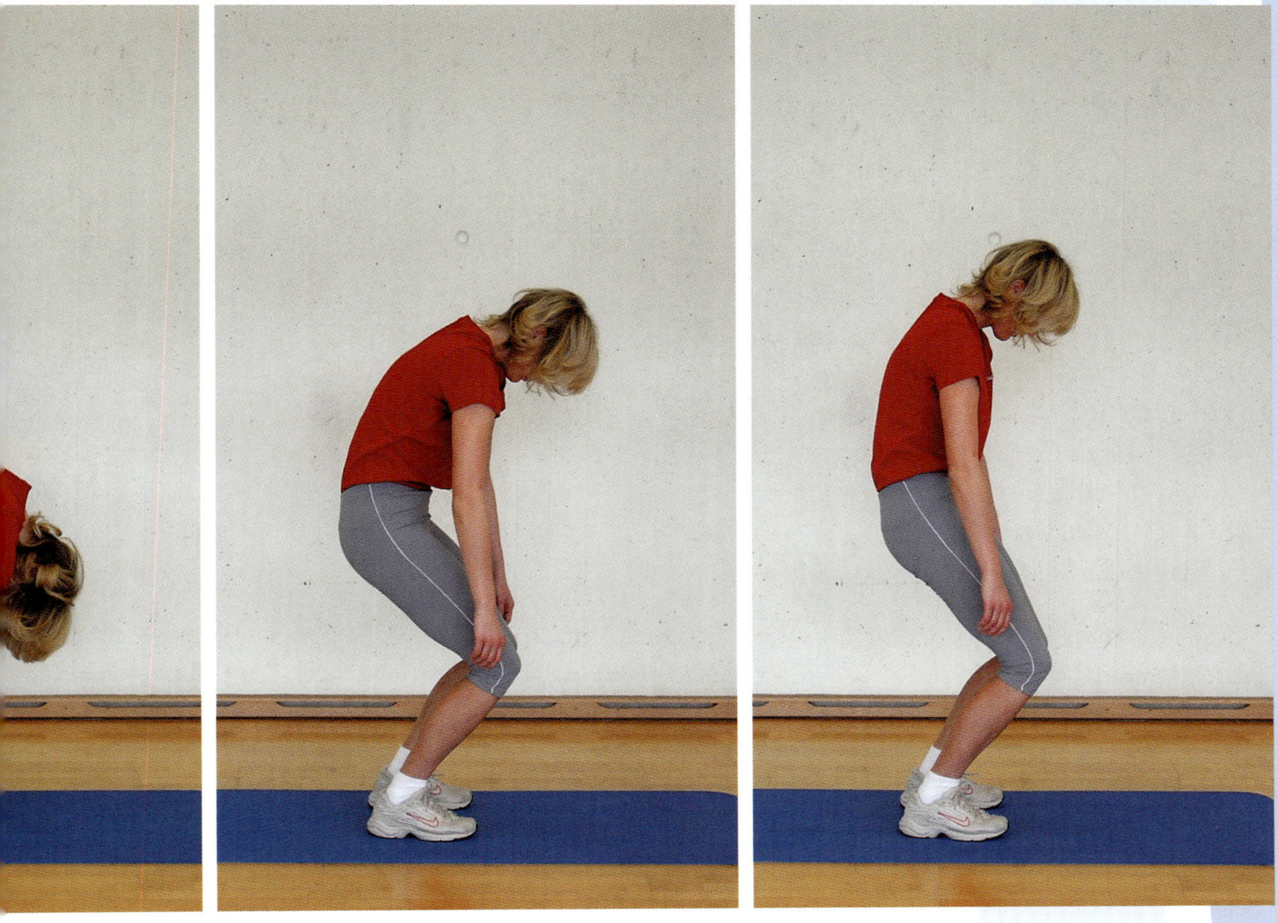

Methoden und Übungen zur Entspannung

(Kapitel 7 in Anlehnung an Buskies & Demski, 2004)

Positive allgemeine Effekte eines Entspannungstrainings:

- Rasche Entspannung.
- Abschalten vom Alltag.
- Stressreduktion.
- Verbesserung des physischen und psychischen Wohlbefindens.
- Gelöstheit und Ausgeglichenheit.
- Verringerung von Nervosität/Unruhe/Verspannungen/ körperlicher Unausgeglichenheit.
- Beschleunigte Regeneration nach physischer und/oder psychischer Belastung.
- Verbesserung der Konzentrations- und Leistungsfähigkeit.
- Förderung von Ruhe und Gelassenheit.
- Distanz gewinnen.
- Erhöhte Zufriedenheit.
- Frische, Vitalität, Lebensfreude.
- Abbau von Ängsten und Aufregung.
- Alltagshilfe, z. B. bei Prüfungsangst, Unwohlsein usw.
- Lockerung verspannter Muskeln.
- Positive Beeinflussung psychosomatischer Beschwerden.
- Linderung von Schmerzen (z. B. Kopf-, Nacken-, Rückenschmerzen).
- Entwicklung/Verbesserung des Körpergefühls.
- Verbesserung der Lebensqualität.

Während der Entspannung bemerkbare körperliche Effekte:

- Abnahme der Herzfrequenz.
- Abnahme der Atemfrequenz.
- Vergrößerte Atemtiefe.
- Verringerung der Muskelspannung (Tonus).
- Schwere- oder Wärmeempfindungen in Armen/Beinen.
- Stärkerer Speichelfluss.
- Gegebenenfalls Schmerzreduktion.

7.1 Methodische Hinweise

Im Folgenden sind zunächst einige grundsätzliche Empfehlungen für ein Entspannungstraining aufgeführt, die unabhängig von der jeweiligen Entspannungstechnik beachtet werden sollten.

Grundlegende Hinweise zur Ausführung von Entspannungsübungen:

- Einen ruhigen Ort mit einer angenehmen Temperatur wählen. Die Entspannung ist erschwert, wenn es zu kühl ist.
- Eine bequeme Körperlage einnehmen (in der Regel Rückenlage, die Fußspitzen fallen locker nach außen, die Daumen zeigen nach oben, gegebenenfalls verschiedene Körperteile unterpolstern).
- Einengende Kleidungsstücke (Gürtel, Brille u. Ä.) lösen oder ablegen.
- In der Regel Augen geschlossen, den Raum sonst zusätzlich etwas abdunkeln.
- Möglichst kein Zeitdruck für die Zeit des Entspannungstrainings.
- Beginn der Entspannung mit einer Sammelphase (Einstimmung auf die Entspannung). Kontrollieren, ob die gewählte Körperposition angenehm ist, ansonsten korrigieren; bei geschlossenen Augen den Blick auf die Stelle zwischen den Augenbrauen richten, Kühle bei der Ausatmung und Wärme bei der Einatmung spüren.
- Startsignal wählen. Das Entspannungstraining sollte immer in der gleichen Form eingeleitet werden, z. B. mit einer vertieften Ausatmung. Dies zeigt dem Körper an, dass jetzt die Entspannung beginnt.
- Bauchatmung (die Bauchdecke hebt und senkt sich).
- Störfaktoren von außen nicht beachten. Die Geräusche werden zwar wahrgenommen, sie stören jedoch nicht („Die Geräusche gehen in ein Ohr hinein und aus dem anderen Ohr wieder heraus.").
- Kribbeln, Wärme, Schwere in der Muskulatur sind Zeichen für aufkommende Entspannung.
- „Zurücknehmen" am Ende jeder Entspannung durch wiederholtes Ballen der Fäuste, die Arme beugen und strecken, sich räkeln und strecken und tief durchatmen – dann langsam die Augen öffnen. Das Zurücknehmen ist wichtig, um den Kreislauf vor dem Wiedereintritt in den Alltag wieder etwas stärker zu aktivieren.
- Bei Unwohlsein oder auftretenden Beschwerden die Entspannung mit „Zurücknehmen" beenden.

Bei allen Verfahren wird die Aufmerksamkeit nach innen gelenkt. Insofern sind beim Erlernen von Entspannungsverfahren Vorübungen zum Erlernen der Aufmerksamkeit sinnvoll.

Vorübung: Pendelübung für die Lenkung der Aufmerksamkeit (im Liegen, Sitzen oder Stehen)

Die Kursleitung gibt folgende Hinweise:

1. „Achte auf die Geräusche hier in der Halle. Was hörst du alles? Versuche, nur die Geräusche wahrzunehmen. Konzentriere dich auf die Geräusche. Behalte die Eindrücke bitte für dich. Ich melde mich gleich wieder." (Pause ca. 30 Sekunden)

2. „Jetzt achte nur auf die Vorgänge in deinem Körper (im eigenen Leib), z. B. die Mitbewegung von deinem Bauch beim Atmen oder Wärmeempfindungen in Händen und Füßen." (Pause ca. 30 Sekunden)

3. Wiederholung von 1. und 2. 3 x im Wechsel.

Bei dieser Übung kommt es zu einer bewussten Lenkung der Aufmerksamkeit, einmal nach außen (Was kann ich hören oder riechen?), dann nach innen (Was geht in meinem Körper vor?), dann wieder nach außen usw. Beim Erlernen der meisten Entspannungstechniken hilft es, Gedanken bewusst stoppen und seine Konzentration auf die Bereiche (z. B. Körperteile) richten zu können, die bei dem entsprechenden Entspannungsverfahren relevant sind. Übungen zur Lenkung der Aufmerksamkeit können vor dem Entspannungstraining, aber auch unabhängig davon durchgeführt werden.

7.2 Einfache Formen der Entspannung

Allgemeine Atementspannung

Viele Entspannungsmethoden stellen die Atmung in den Mittelpunkt der Entspannung. Schon die Konzentration auf eine ruhige, gleichmäßige Bauchatmung bei entspanntem Liegen für 3-5 Minuten zieht viele positive Entspannungseffekte nach sich. Die positive Wirkung auf Geist und Körper erreicht man häufig schon durch die bloße Hinwendung auf das eigene Atmen, das bewusste Erleben und Wahrnehmen des Atmens. Der Einzelne kann die Entspannungseffekte noch durch die Beachtung folgender Hinweise verstärken:

- Richte die Aufmerksamkeit zunächst auf eine ruhige, gleichmäßige Bauchatmung. Dabei können die Hände auf den Boden gelegt werden. Krampfhafte Veränderungen, z. B. der Atemtiefe, sind dabei zu vermeiden.
- Lasse den Atem gleichmäßig durch den Körper fließen.
- Lasse mit jeder Ausatmung noch mehr Stress zum Boden abfließen.
- Mit jeder Ausatmung noch tiefer entspannen, noch mehr loslassen.
- Halte keinen Gedanken fest, bewerte keinen Gedanken. Die Gedanken ziehen vorbei wie Wolken am Himmel (Gedanken fallen lassen).
- Das Gesicht ist ganz entspannt und gelöst, die Stirn ist glatt, die Wangen sind glatt, die Kopfhaut ist entspannt.
- Versuche nun, 1-2 Minuten die Ausatemluft in angespannte Körperteile fließen zu lassen.

- Du fühlst dich ruhig, gelassen und entspannt – die Ruhe nimmt mit jeder Ausatmung zu.
- Mit jeder Ausatmung sinkst du immer tiefer.
- Gib dich dem Gefühl der Ruhe hin.

Anschließend wird die Entspannung durch „Zurücknehmen" (die Hände zu Fäusten ballen usw.) beendet.

Reise durch den Körper

Hierbei befindet sich der Übende entspannt in der Rückenlage, die Arme liegen locker neben dem Körper, die Augen sind geschlossen. Er folgt den Worten der Kursleitung, die langsam beispielsweise folgenden Text vorspricht:

Musik wird leise im Hintergrund eingespielt
- Gehe mit deiner Aufmerksamkeit zu deinem Körper. Spüre den Kontakt deines Körpers zum Boden. Versuche zu spüren, wie die einzelnen Teile deines Körpers mit dem Boden in Berührung sind.

Kurze Pause
- Spüre, wie deine Fersen den Boden berühren, die linke Ferse und die rechte Ferse. Gehe mit deiner Aufmerksamkeit nun zu deinen Waden, zur linken Wade und zur rechte Wade. Und weiter zu deinen Kniekehlen, spüre, wie deine Kniekehlen ein Stück vom Boden entfernt sind. Gehe jetzt mit deiner Aufmerksamkeit zu den Oberschenkeln und spüre, wie die Oberschenkel auf dem Boden aufliegen. Spüre nun noch einmal, wie deine Beine ganz schwer und entspannt auf dem Boden liegen, einfach daliegen.

Kurze Pause
- Spüre jetzt den Kontakt deines Beckens zum Boden, den Kontakt des Gesäßes zum Boden. Gehe mit deiner Aufmerksamkeit weiter, hin zum unteren Teil deines Rückens. Du liegst ruhig und entspannt, ruhig und entspannt. Gehe nun mit deinem inneren Auge deinen Rücken hinauf und spüre, wie der Kontakt zum Boden stärker wird. Spüre deine Schulterblätter, das linke Schulterblatt und das rechte Schulterblatt. Spüre deine Oberarme, die Ellbogen, die Unterarme, die Hände und Finger. Spüre noch einmal, wie deine Arme ganz schwer und entspannt auf dem Boden liegen, einfach daliegen.

Kurze Pause
- Gehe nun mit deiner Aufmerksamkeit zu deinem Gesicht. Die Stirn ist glatt und entspannt. Die Kopfhaut ist warm und entspannt. Die Augenlider sind schwer. Die Wangen sind glatt und entspannt. Der Unterkiefer ist locker, sodass der Mund leicht geöffnet ist. Alle Anspannung, die vielleicht noch in deinem Gesicht war, fließt ab, hin zum Boden. Das Gesicht ist ruhig und entspannt.

Kurze Pause
- Spüre jetzt deinen Atem. Er kommt und geht, ruhig und gleichmäßig, ganz ruhig, gleichmäßig. Und spüre, dass du mit jedem Ausatmen tiefer sinkst, dich dem Boden ganz anvertraust, mit jeder Ausatmung tiefer sinkst, tiefer sinkst.

Ca. eine Minute Pause
- Du nimmst nun wahr, dass die Musik allmählich leiser wird. Bereite dich da-

rauf vor, die Übung langsam ausklingen zu lassen.

Musik langsam ausblenden

- Und nun spürst du wieder deinen Körper. Bewege ganz leicht deine Finger. Balle jetzt deine Hände einige Male zu Fäusten. Beuge und strecke deine Unterarme, atme dabei tief ein und aus, mit dem Beugen einatmen und mit dem Strecken ausatmen. Räkel dich und öffne deine Augen.

Igelballmassage

Ein Partner liegt in Bauchlage auf der Matte, wobei z. B. die Füße oder das Becken unterlagert werden können. Die Stirn kann durch ein kleines Kissen unterstützt werden. Der andere Partner nimmt eine rückengerechte Position ein und massiert mit dem Igelball (auch mit zwei Igelbällen) die Körperrückseite in ruhigem Bewegungstempo. Der Ball wird dabei mit kleinen, kreisenden Bewegungen einige Minuten lang über den Körper des Partners gerollt. Die Druckstärke und die Stellen, wo die Massage besonders gut tut, werden mit dem Partner abgesprochen. Folgende Reihenfolge könnte gewählt werden: Muskelpartien der Schulter, des Nackens, der Arme, des Rückens, des Gesäßes und der Beine. Das Einspielen einer zusätzlichen Entspannungsmusik wird häufig als angenehm empfunden. Der Partner, der massiert wird, kann versuchen, wahrzunehmen, ob und in welcher Form sich die „massierten" Körperstellen von den „unmassierten" Körperstellen unterscheiden. Die Empfindungen können später mit dem Partner ausgetauscht werden.

7.3 Entspannungstechniken

„Psychohygiene-Training"

Das von Lindemann (1992) entwickelte „Psychohygiene-Training" ist eine Form der Atementspannung. Beim Erlernen des Verfahrens mit einer Gruppe ist es günstig, zunächst einige Beobachtungsaufgaben zu stellen, die im Sitzen oder im Liegen durchgeführt werden können. Die Atmung sollte dabei nur beobachtet werden (Aufmerksamkeitslenkung auf die Atmung), ein bewusstes Einwirken auf die Atmung findet nicht statt. Nach einer ca. 1-2-minütigen Ruhephase stellt die Kursleitung vier Fragen zur Atmung, wobei jeder Teilnehmer das Ergebnis zunächst für sich behält.

1. Frage (Atemweg):
Atmest du durch die Nase oder durch den Mund?

2. Frage (Atembewegung):
Atmest du eher in den Bauch oder eher in die Brust?
Es bietet sich an, hierbei eine Hand auf den Bauch und die andere Hand auf die Brust zu legen, um die Atembewegungen zu spüren.

3. Frage (Atemfrequenz):
Wie viele Atemzüge machst du pro Minute?
Ein Atemzug umfasst eine Ein- und Ausatmung. Die Kursleitung zählt halblaut 60 Sekunden.

4. Frage (Atemrhythmus):
Dauert die Einatmung länger oder die Ausatmung?
(Die Kursleitung zählt halblaut 20 Sekunden im Sekundentakt.)

... und weiter: *Achte auf den Übergang vom Einatmen zum Ausatmen. Wie sieht der aus?* (Pause oder fließend?)

... und weiter: *Achte auf den Übergang vom Ausatmen zum Einatmen. Wie sieht der aus?* (Pause oder fließend?)

Anschließend werden die Ergebnisse in der Gruppe besprochen und die Kennzeichen der „Psychohygiene-Atmung" (siehe unten) dargestellt.

Merkmale der „Psychohygiene-Atmung":

- Atemweg: Ein- und Ausatmung durch die Nase.
- Atembewegung: Bauchatmung.
- Atemfrequenz: Im fortgeschrittenen Stadium werden nur noch wenige Atemzüge durchgeführt (2-4).
- Atemrhythmus:
  - Die Ausatmung ist deutlich länger als die Einatmung.
  - Der Übergang Einatmung–Ausatmung ist fließend.
  - Beim Übergang Ausatmung–Einatmung soll eine deutliche Pause spürbar sein.
- Körperlage: In jeder Körperlage möglich (bequeme Lage).

Die „Psychohygiene-Atmung" beginnt mit einer vertieften Ausatmung. Danach wartet man, bis die Einatmung von allein einsetzt. Während der „Psychohygiene-Atmung" wird versucht, ganz sanft die Ausatmung etwas zu verzögern, zu bremsen, zu verlängern. In die Einatmung wird nie eingegriffen, man lässt sie geschehen. Man sollte bei der Verlängerung der Ausatmung nichts erzwingen, sondern sie ganz sanft einschleichend hinausschieben, sodass zunächst z. B. nur ein Atemzug pro Minute weniger durchgeführt wird als in der normalen Ruhephase. Beim Erlernen der Methode kann der Übende zur Erleichterung für die verlängerte Ausatmung folgende Möglichkeiten nutzen, die auch von der Kursleitung angesprochen werden können:

- Ganz leichtes Anspannen der Bauchdecke bei der Ausatmung.
- In Gedanken bei der Ein- und Ausatmung mitzählen (bei der Ausatmung deutlich länger zählen).
- Vorstellung: Man liegt auf dem Rücken im warmen Meerwasser, die Welle kommt und spült den Körper sanft hoch (Einatmung), dann fließt die Welle ganz, ganz langsam ab und trägt den Körper wieder sanft nach unten ins Wellental (Ausatmung).
- Man sitzt vor einer brennenden Kerze, die mit der Atmung nicht ausgeblasen werden darf.

Als Übungsdauer reichen ca. 5-10 Minuten täglich. Günstig ist es, auch tagsüber zwischendurch immer wieder 5-7 Atemzüge entsprechend der „Psychohygiene-Atmung" durchzuführen.

Neben der oben beschriebenen „Psychohygiene-Atmung" gibt es im Rahmen des Psychohygienetrainings noch verschiedene aufbauende Übungen, z. B. zur Entwicklung von Schwere- und Wärmegefühlen (vgl. Lindemann, 1992). Ein großer Vorteil der Methode liegt darin, dass sie leicht erlernbar und in jeder Körperlage anwendbar ist.

Progressive Muskelrelaxation

Diese Entspannungsmethode nach Jacobson (vgl. Bernstein & Borkovec, 2000) beruht auf der Anspannung bestimmter Muskelgruppen und dem Spüren der anschließenden Entspannung. Eine wichtige Erfahrung ist, sensibel für verschiedene körperliche Spannungszustände zu werden und diese dann durch bewusstes Entspannen zu lösen. Beim Üben wird der Entspannungseffekt durch die vorherige Anspannung deutlich gespürt, weil der Kontrast zwischen beiden Zuständen eine bessere Wahrnehmung zulässt. Nachdem beispielsweise die Hand fest zur Faust geballt und intensiv die Anspannung gefühlt wurde, spürt man, wie sich nach der Anspannung die Finger lösen und sich öffnend entspannen. Mit dieser Methode lassen sich sowohl lokale Spannungszustände der Muskulatur (z. B. verspannter Schulter-Nacken-Bereich) positiv beeinflussen als auch durch die fortschreitende muskuläre Entspannung ein Zustand der psychischen Entspannung hervorrufen.

Die Anspannung der einzelnen Muskelpartien erfolgt ca. 5-10 Sekunden lang. Es wird mit leichter Anspannung begonnen, die dann immer weiter bis zur maximalen Spannung gesteigert wird. Die Entspannung dauert ca. 20-40 Sekunden, wobei die Lösung der Anspannung nicht allmählich, sondern unmittelbar (abrupt) erfolgt. Die verschiedenen Körperempfindungen bei den Phasen der Anspannung, beim Übergang von der Anspannung zur Entspannung und bei der Entspannung sollen gezielt beobachtet werden. Wie fühlt sich z. B. der Zustand der Entspannung an? Welche Unterschiede gibt es zur Anspannung? Der Übungszyklus des Anspannens und Entspannens (Loslassen) soll mit jeder Muskelgruppe 2 x wiederholt werden, bevor man die Aufmerksamkeit auf die nächste Muskelgruppe richtet.

Im Folgenden wird das Vorgehen für fünf Muskelgruppen dargestellt.

Vorbereitung:

Bequemer Sitz – möglichst mit geradem Rücken – in einem Stuhl mit Armlehne oder Rückenlage, wobei die Beine und Arme leicht nach außen fallen; beengende Kleidungsstücke öffnen sowie Gürtel, Brille u. Ä. ablegen.

Das Schließen der Augen fördert die Konzentration. Kurz sammeln (Blick mit geschlossenen Augen auf die Stelle zwischen den Augenbrauen richten). Die Kursleitung kann folgenden Text sprechen:

1. Arme und Hände (2 x)
Spanne die Muskeln deiner Arme und Hände an, indem du deine Hände ganz fest zur Faust ballst und die Unterarme gegen den Boden drückst (Spannung halten, Spannung in Händen und Unterarmen spüren, die Atmung fließt gleichmäßig).

Entspannung: Beobachte das Abklingen der Anspannung und den Übergang von der Anspannung zur Entspannung. Die Entspannung breitet sich über Hände und Unterarme aus. Die Arme liegen entspannt und schwer auf. Vergleiche im Geiste die Gefühle der Anspannung, die du vor wenigen Sekunden in deinen dominanten Händen und in deinen Unterarmen gespürt hast, mit dem Gefühl der Entspannung, das sich jetzt einstellt.

2. Stirn (2 x)
Hebe deine Augenbrauen so hoch du kannst und runzele die Stirn (Stirn in Falten legen). Verstärke das Spannungsgefühl – und löse die Anspannung.

Entspanne deine Augenbrauen, deine Kopfhaut. Lasse die Stirn locker. Erlebe, wie die Haut deiner Stirn immer glatter wird, je mehr du dich entspannst.

3. Schulter und obere Rückenpartie (2 x)
Spanne die großen Muskeln der oberen Rückenpartie an, indem du die Schultern nach hinten drückst, als ob sie sich hinten berühren wollten. Spüre die Anspannung – und lösen, locker lassen. Entspanne dich. Versuche, die Muskeln nicht mehr zu kontrollieren. Vergleiche im Geiste die Gefühle der Anspannung, die du vor wenigen Sekunden in deinem oberen Rücken gespürt hast mit dem Gefühl der Entspannung, das sich allmählich einstellt.

4. Bauch (2 x)
Nun spanne deine Bauchmuskulatur an, mache die Bauchmuskeln ganz fest und hart – und entspanne sie. Lasse die Muskeln locker und spüre den Unterschied von Anspannung und Entspannung. Fahre fort, entspannt und leicht zu atmen und spüre das angenehm gelöste Gefühl in deinem Leib.

Jedes Mal, wenn du ausatmest, spürst du die zunehmende Entspannung in deinem Brustkorb und Bauch; überlasse dich dem Gefühl der Entspannung. Alle Spannungen in deinem Körper lösen sich weiter.

5. Gesäß und Beine (2 x)
Spanne die Gesäß- und Oberschenkelmuskeln an, ziehe die Zehen in Richtung Gesicht und drücke die Fersen gegen den Boden. Halte die Spannung. Verstärke die Anspannung – und entspanne. Erlebe den Unterschied zwischen Anspannung und Entspannung.

- Entspanne deine Füße, deine Waden, deine Schienbeine, deine Knie und die Oberschenkel. Erlebe die Wärme und Schwere deiner Beine, während sich die Entspannung weiter ausbreitet.
- Dehne die Entspannung auf deinen Bauch aus – und deinen unteren Rücken – deine Brust – deine Schultern und Oberarme – deine Unterarme – bis in die Fingerspitzen hinein.
- Entspanne vollkommen.
- Entspanne deinen Nacken und deine Gesichtsmuskeln. Dein Atem fließt frei und ruhig.
- Genieße die Ruhe und Versunkenheit. Du fühlst dich gelassen, erfrischt und angenehm ruhig.

8 Aufbau und Durchführung eines längerfristigen Programms

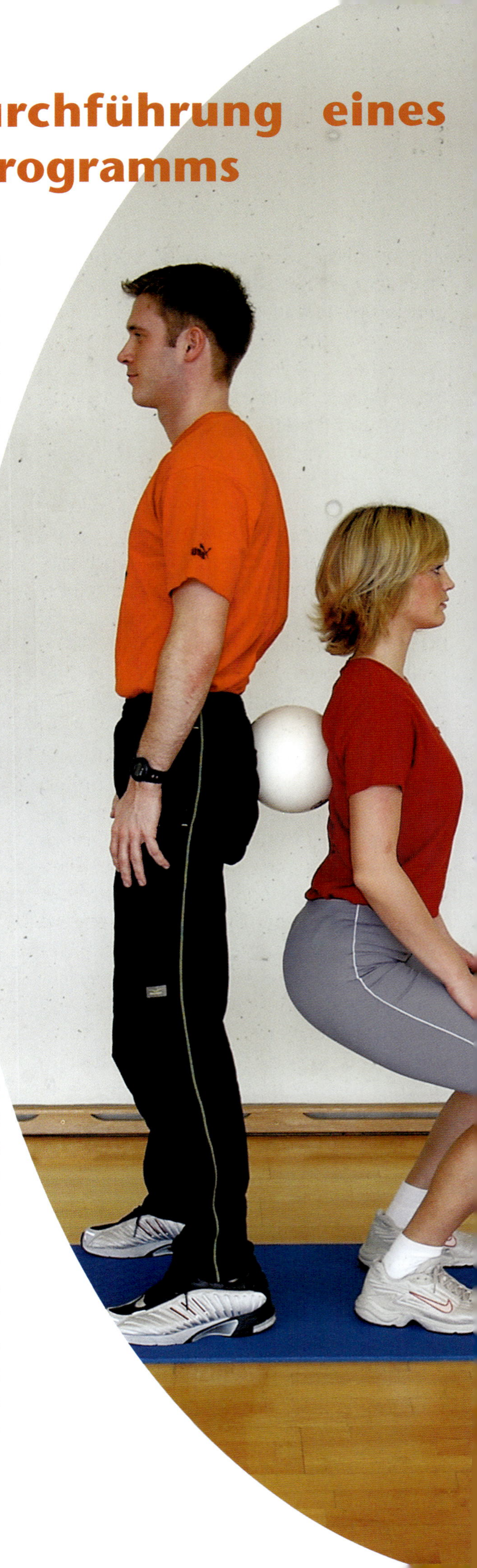

Ein zentrales Ziel des Gesundheitssports insgesamt sowie des Programms *„Rückentraining – sanft und effektiv"* besteht im Aufbau von Bindung an gesundheitssportliche Aktivität (vgl. Kap. 3 – Kernziel 5). D. h., die Teilnehmer sollen motiviert und befähigt werden, regelmäßig und langfristig in einem gesundheitsrelevanten Maße sportlich aktiv zu sein. Gesundheitssportliche Aktivität soll somit zu einem stabilen Element eines Gesundheitsverhaltens bzw. eines gesunden Lebensstils werden.

Das 10-wöchige Programm *„Rückentraining – sanft und effektiv"* stellt deshalb nur einen Einstieg in gesundheitssportliche Aktivität dar und markiert den Beginn einer entsprechenden Verhaltensänderung. Um über die Dauer dieses Programms hinaus eine längerfristige, idealerweise dauerhafte Bindung an gesundheitssportliche Aktivitäten zu erreichen, sollte es nach dessen Beendigung in modifizierter Form weitergeführt werden. Dabei empfiehlt es sich, die rückenspezifische Ausrichtung des Basisprogramms zu erweitern und zunehmend alle Ziele des Gesundheitssports (vgl. Kap. 3) systematisch und ausgewogen anzusteuern. Immer wichtiger wird in diesem Kontext die Förderung der Ausdauerfähigkeit, die nicht nur eine wichtige physische Gesundheitsressource darstellt, sondern auch für die Prävention und Verminderung von Risikofaktoren und Beschwerden im Bereich des Herz-Kreislauf-Systems von großer Bedeutung ist. Leitend ist hierbei der Gedanke, dass zur Prävention und Bewältigung von Rückenproblemen (im Basisprogramm) zunächst das Halte- und Bewegungssystem des Körpers einerseits stabilisiert und andererseits mobilisiert werden sollte. Längerfristig jedoch – dies zeigen sämtliche vorliegenden Metaanalysen zur Effektivität von Rückenprogrammen – ist eine umfassende Stärkung aller Fitnesskomponenten am wirkungsvollsten zur Vorbeugung von Rückenproblemen (vgl. z. B. Linton & v. Tulder, 2001; Vuori, 2001).

Im Folgenden werden einige Hinweise zum Aufbau und zur Durchführung eines längerfristigen, umfassenden Gesundheitssportprogramms gegeben. Nach bisher vorliegenden Erfahrungen (vgl. z. B. Brehm, Pahmeier & Tiemann, 1997; 2001; Brehm, Wagner, Sygusch et al., 2004; Tiemann, 1997) hat sich auch für „Langzeit"-Programme eine Gliederung in sieben Sequenzen bewährt („Sieben-Sequenzen-Intervention"). Bei einer Weiterführung des Basisprogramms *„Rückentraining – sanft und effektiv"* kann deshalb die Grundstruktur beibehalten werden, wobei allerdings die Sequenz „rückengerechtes Verhaltenstraining" durch eine Sequenz „Ausdauer" ersetzt werden sollte.

Ein wichtiges Ziel der *Ausdauersequenz* besteht in der Verbesserung der Ausdauerleistungsfähigkeit und damit in der Förderung der Herz-Kreislauf-Funktionen. Einer solchen Förderung kommt bei der Verminderung von Risikofaktoren (z. B. Bluthochdruck) und der Bewältigung von Beschwerden (z. B. Kreislaufstörungen) große Bedeutung zu. Des Weiteren zielt diese Sequenz darauf ab, die Teilnehmer zu einem selbstständigen Training der Ausdauer zu befähigen (z. B. längere Zeit ohne Unterbrechung zu laufen). Besonders im Hinblick auf dieses zweite Ziel muss Wissen über verschiedene Belastungskriterien und Möglichkeiten einer sinnvollen Belastungssteuerung sowie über gesundheitliche Wirkungen des Ausdauertrainings vermittelt werden (Stärkung kognitiver Gesundheitsressourcen; vgl. Kap. 3 – Kernziel 3).

Als Trainingsinhalt bietet sich ein allgemeines aerobes Ausdauertraining, z. B. durch Walking oder Laufen (in Intervallform), an. Beide Ausdaueraktivitäten können sowohl in einer Sporthalle (Indoorvariante) als auch in der freien Natur (Outdoorvariante) durchgeführt werden. Auf Grund des vergleichsweise niedrigen peripheren Gefäßwiderstandes sind diese Aktivitäten optimal für ein allgemeines Herz-Kreislauf-Training geeignet. Weitere Vorteile sind die geringen Anforderungen an die Bewegungsausführung und die koordinativen Fähigkeiten sowie die einfache individuelle Dosierungsmöglichkeit (langsam, schnell). In den letzten Jahren erfreut sich insbesondere das Walking immer größerer Beliebtheit, das sich auf Grund der geringen Belastung für die Gelenke, Sehnen, Bänder und die Wirbelsäule insbesondere auch für Personen mit Rücken- oder anderen Problemen im Bereich des Bewegungsapparats in besonderer Weise eignet.

Untrainierte Personen sollten dabei langsam an die entsprechenden Belastungen herangeführt und gerade in der Startphase auf keinen Fall überfordert werden. Zu Beginn eines Ausdauertrainings reicht bereits ein 10-15-minütiges Walking aus. Im Verlauf des Programms wird dann die Belastungsdauer allmählich gesteigert und später eventuell auch die Belastungsintensität etwas erhöht (genauer hierzu vgl. z. B. Bös, Tiemann, Brehm & Mommert-Jauch, 2004). Bei einem Lauftraining in Intervallform hat es sich bewährt, mit mehreren, jeweils 1-minütigen Lauf- und 3-minütigen Gehphasen zu beginnen. Mit zunehmender Programmdauer werden dann die Laufphasen sukzessive verlängert und die Gehphasen verkürzt (genauer hierzu vgl. z. B. Brehm, Pahmeier & Tiemann, 1997; 2001).

Wenn das Training in einem Fitnessstudio durchgeführt wird, können in der Ausdauersequenz auch Geräte einbezogen werden. Wichtige Vorteile eines gerätegestützten Ausdauertrainings sind die relativ große Vielfalt möglicher Aktivitäten, die genauen Dosierungsmöglichkeiten sowie die – ähnlich wie beim Walking – geringe Belastung für die Gelenke und die Wirbelsäule. Bei der Durchführung der Ausdauersequenz kann – je nach Geräteausstattung – grundsätzlich zwischen zwei Varianten gewählt werden:

(a) Training mit einer Art von Ausdauergeräten, z. B. Fahrradergometern oder Spinningrädern oder
(b) Training mit mehreren verschiedenen Ausdauergeräten (z. B. Fahrradergometern, Laufbändern, Steppern, Ruderergometern, Rebounds usw.), die in einen abwechslungsreichen Ausdauercircuit integriert werden.

Bei der ersten Variante kann in der Regel mit einem 10-minütigen Training begonnen werden. Etwa ab der 3. Einheit erhöht sich dann die Dauer der Belastung unter Berücksichtigung der individuellen Leistungsvoraussetzungen der Teilnehmer sukzessive. Gegebenenfalls kann im weiteren Verlauf des Programms auch die Belastungsintensität gesteigert werden.

Bei der zweiten Variante werden die Teilnehmer zunächst mit den verschiedenen Geräten vertraut gemacht und in deren Bedienung eingewiesen. Danach können z. B. drei – zunächst 5-minütige – Belastungsphasen mit dazwischen liegenden Erholungsphasen von jeweils 3-minütiger Dauer durchgeführt werden. In den Erholungsphasen werden Geh- und Lockerungsübungen ausgeführt sowie die Geräte gewechselt. Mit Fortschreiten des Programms werden der Belastungsumfang und die Belastungsintensität regelmäßig an den sich sukzessive verbessernden Fitnesszustand der Teilnehmer angepasst. Dabei sollte wiederum zunächst der Belastungsumfang, d. h. die Dauer der Belastung, erhöht werden. Nach bisher vorliegenden Erfahrungen empfiehlt sich dabei ein moderates Vorgehen, bei dem die Belastungsphasen jeweils um eine Minute verlängert werden (vgl. z. B. Brehm, Pahmeier & Tiemann, 1997; 2001; Tiemann, 1997). Erst in einem weiteren Schritt kann dann auch die Belastungsintensität behutsam erhöht werden.

Zur Belastungskontrolle kann beim Ausdauertraining – ebenso wie beim Krafttraining – das subjektive Anstrengungsempfinden herangezogen werden. Die Teilnehmer sollen sich dabei so belasten, dass sie ihre subjektive Anstrengung während der Ausdaueraktivität als „leicht" bis „etwas schwer" empfinden und sich noch wohl fühlen (vgl. Borg, 1982; Boeckh-Behrens & Buskies, 2002). Dies gilt für jede Form des Ausdauertrainings.

Die Belastungsintensität kann zusätzlich – insbesondere, wenn Risikofaktoren oder Beschwerden im Bereich des Herz-Kreislauf-Systems vorliegen – anhand der Herz- bzw. Pulsfrequenz kontrolliert werden.

Die einfachste Faustregel für den Trainingspuls (Baumsche Regel) lautet: *Trainingspuls = 180 – Lebensalter*. Eine präzisere Bestimmung der Trainingspulsfrequenz kann anhand der Orientierungswerte in Tab. 8 vorgenommen werden. Einsteiger sollten dabei mit einer Intensität von 60-65 %, Fortgeschrittene mit einer Intensität von 70-75 % trainieren (vgl. Boeckh-Behrens & Buskies, 2002). Die Messung bzw. Kontrolle der Pulsfrequenz erfolgt jeweils unmittelbar nach Beendigung der Ausdauerbelastung (Trainingspulsfrequenz) sowie nach weiteren zwei Minuten („Erholungspuls"). Die jeweils gemessenen Werte sollten anschließend von den Teilnehmern in einer Pulskontrollkarte festgehalten werden.

Tab. 8: Trainingspulsfrequenz

(Orientierungswerte für das Lauftraining nach Boeckh-Behrens & Buskies (2002); die angegebenen Pulsfrequenzwerte sind mit +/- 3 Schlägen/Min. als Richtfrequenz zu verstehen. Die Pulsfrequenzwerte für das Radfahren liegen um etwa 10 Schläge pro Minute niedriger.)

Alter	20				25				30				35				40			
Ruhepuls	50	60	70	80	50	60	70	80	50	60	70	80	50	60	70	80	50	60	70	80
Intensität																				
60 %	146	150	154	158	145	149	153	157	143	147	151	155	142	146	150	154	140	144	148	152
65 %	154	158	161	165	152	156	160	164	151	154	158	162	149	153	156	160	148	151	155	159
70 %	162	165	168	172	160	163	166	170	159	162	165	169	157	160	163	167	155	158	161	165
75 %	170	173	175	179	168	171	173	177	166	169	171	175	164	167	169	173	163	165	168	172
Alter	45				50				55				60				65			
Ruhepuls	50	60	70	80	50	60	70	80	50	60	70	80	50	60	70	80	50	60	70	80
Intensität																				
60 %	139	143	147	151	137	141	145	149	136	140	144	148	134	138	142	146	133	137	141	145
65 %	146	149	153	157	144	148	151	155	143	146	150	154	141	145	148	152	139	143	146	150
70 %	153	156	159	163	152	155	158	162	150	153	156	160	148	151	154	158	146	149	152	156
75 %	161	163	166	170	159	161	164	168	157	159	162	166	155	158	160	170	153	156	158	162

Für Teilnehmer, die regelmäßig Medikamente zur Herz-Kreislauf-Regulation einnehmen oder Beschwerden haben, gelten andere Orientierungswerte. In diesen Fällen sollte die Belastungsdosierung vor Beginn des Trainings mit dem behandelnden Arzt abgeklärt werden.

Zur Förderung des emotionalen Befindens und zur motivationalen Unterstützung der Teilnehmer sollte in der Ausdauersequenz grundsätzlich Musik eingesetzt werden, die sowohl auf die jeweiligen Aktivitäten als auch auf die spezielle Kursgruppe abzustimmen ist. Zu empfehlen sind Musikstücke mit einem deutlich erkennbaren Grundrhythmus im Viervierteltakt. Bei der Auswahl von Musikstücken ist weiterhin auch auf das Musiktempo zu achten. Dies sollte für das Walking bei 100-130 Schlägen pro Minute liegen und für das Laufen sowie das Training mit Ausdauergeräten bei 150-170 Schlägen pro Minute.

Darüber hinaus sollte das emotionale Befinden auch durch die Ausbildung und Verbesserung der Wahrnehmungsfähigkeiten positiv beeinflusst werden. Hierzu kann die Aufmerksamkeit der Teilnehmer auf wichtige Organtätigkeiten und Körperprozesse wie Veränderungen der Herzfrequenz, der Atmung und der Körpertemperatur während und nach der Belastung gelenkt werden. Eine solche Aufmerksamkeitszentrierung erweitert auch das Handlungs- und Effektwissen der Teilnehmer (Stärkung psychosozialer Gesundheitsressourcen; vgl. Kap. 3 – Kernziel 3).

Die weiteren Sequenzen des Basisprogramms *„Rückentraining – sanft und effektiv"* sollten unter einer längerfristigen zeitlichen Perspektive modifiziert, variiert und erweitert werden. Hierzu werden ebenfalls einige kurze Hinweise gegeben.

Auch in einem „Langzeit"-Programm ist es wichtig, jeweils mit einer Einstiegssequenz zu beginnen, in der sich die Teilnehmer im Kreis zusammenfinden und einen knappen Überblick über den geplanten Ablauf der Einheit erhalten. Ergänzend zum Basisprogramm sollen die Teilnehmer – im Zusammenhang mit dem in das Programm integrierten Ausdauertraining – in dieser Sequenz ihren Ausgangspuls messen und in eine Pulskontrollkarte eintragen.

In der *Einstimmungssequenz* bieten sich Varianten der Übungen aus dem Basisprogramm an. Zusammenfassend lassen sich dabei zwei Formen unterscheiden. Zum einen kommen Bewegungsgrundformen in Verbindung mit Musik sowie das Bewegen mit einem Partner oder in/mit einer Kleingruppe in Frage. Zum anderen

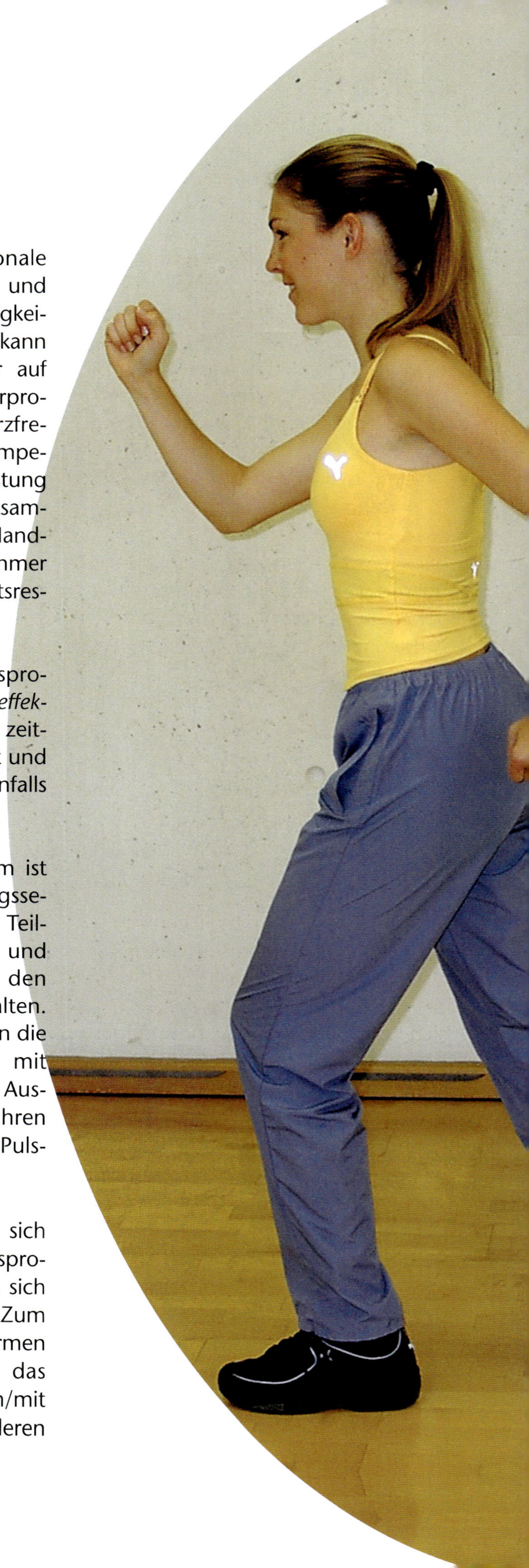

lassen sich vielfältige Kleingeräte (z. B. Bälle, Reifen, Kästen, Matten) und Materialien (z. B. Tücher, Federn, Papierbälle) einsetzen. Vielfältige Anregungen zum Bereich „Bewegungsspielereien“ finden sich beispielsweise auch in Büchern zur Psychomotorik oder Bewegungserziehung mit Kindern (z. B. Zimmer, 1999). Die dort vorgestellten Ideen sind auch für Erwachsenenprogramme durchaus geeignet.

Die Inhalte der Sequenz *funktionelles Training* sollten ebenfalls variiert werden. Eine entsprechende Übungssammlung mit vielen Alternativen zu den Übungen des Basisprogramms findet sich in Kap. 6 dieses Buches. Grundsätzlich sollte auch in einem längerfristigen Gesundheitssportprogramm auf einen systematischen Bezug von Kräftigungs- und Dehnübungen sowie auf die Einbeziehung von (dynamischen) Mobilisations-, Koordinations- und Ganzkörperübungen geachtet werden.

Wenn das Training in einem Fitnessstudio durchgeführt wird, können in dieser Sequenz auch Kraftgeräte einbezogen und z. B. ein Circuit durchgeführt werden, in dem sich Kräftigungs- und Dehnübungen abwechseln. Unabhängig davon, ob das funktionelle Training ohne oder mit Geräten ausgeführt wird, sollte allerdings – auch unter physiologischen Gesichtspunkten – ein zu häufiger Wechsel der Übungen vermieden werden. Im Falle der Einführung neuer Übungen empfiehlt es sich deshalb, einen Teil der bekannten Übungen beizubehalten und zunächst nur einige von ihnen durch andere zu ersetzen. Nach Erfahrungen aus mehreren über die Dauer eines Jahres angelegten, Kursen kann ein gut aufgebautes und an den Bedürfnissen der Teilnehmer orientiertes Übungsprogramm durchaus über ein Jahr beibehalten werden, ohne dass dieses als langweilig oder demotivierend erlebt wird (vgl. z. B. Tiemann, 1997). Wie beim Ausdauertraining kommt es insbesondere auch beim Krafttraining vielmehr darauf an, die Belastungsvorgaben im Kursverlauf den jeweiligen Voraussetzungen und Fortschritten der einzelnen Teilnehmer anzupassen.

Im Rahmen der *Entspannungssequenz* sollten beide – im Basisprogramm alternativ angebotenen – Entspannungsverfahren (progressive Muskelrelaxation und „Psychohygiene-Atmung“) eingeführt und systematisch erlernt werden. Daneben sollten aber auch einfache Formen der Entspannung weiterhin eingesetzt werden, da sie psychosozial von großer Bedeutung sind.

In der *Informationssequenz* kann das im Basisprogramm vermittelte Handlungs- und Effektwissen vertieft sowie um weitere, an den Problemen und Interessen der Teilnehmer orientierten Themen ergänzt werden. Im Gegensatz zum Basisprogramm werden in einem längerfristig, z. B. auf ein Jahr angelegten Programm in der Regel nicht in jeder Kurseinheit Informationen vermittelt. Nach Erfahrungen aus entsprechenden Kursen hat es sich bewährt, durchschnittlich in jeder 2. bis 3. Kurseinheit eine Informationssequenz durchzuführen (vgl. z. B. Tiemann, 1997). Auch hier kommt es allerdings entscheidend darauf an, dass die Informationen so eingebracht werden, dass sie immer direkt mit praktischen Erfahrungen und konkretem Erleben verbunden werden können.

9 Qualitätssicherung

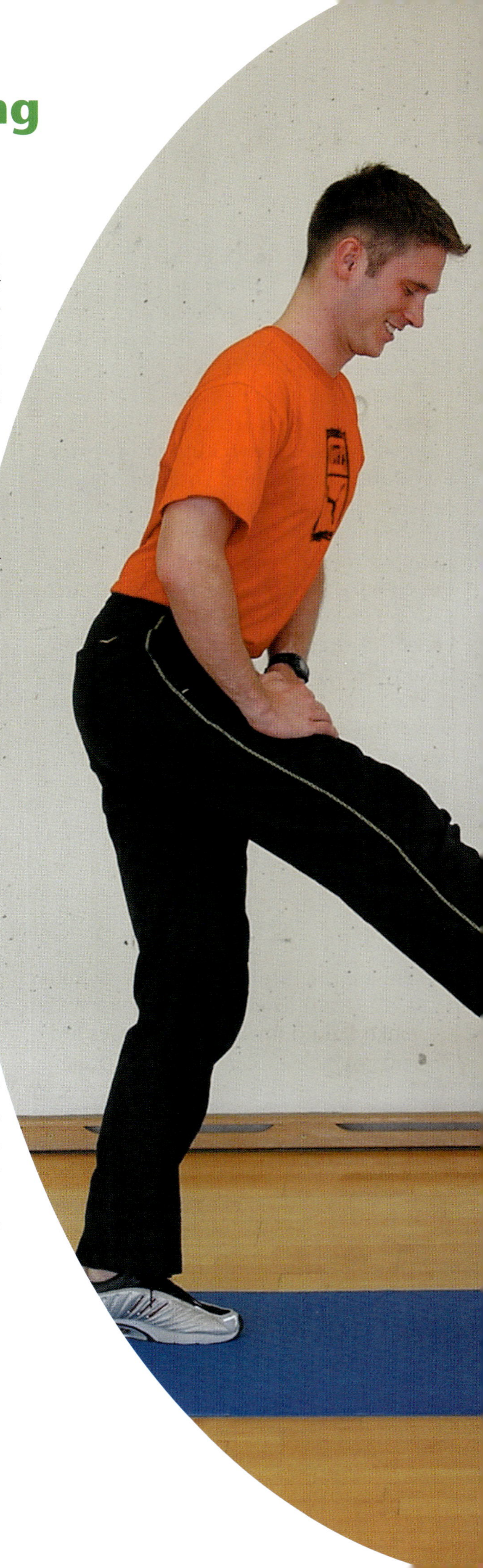

Im Hinblick auf die Qualitätssicherung des Programms *„Rückentraining – sanft und effektiv"* wird auf die Qualifikation der Kursleitung (9.1), die Institutionalisierung des Kursprogramms (9.2) sowie auf die durchgeführte Evaluation des Programms (9.3) eingegangen.

9.1 Qualifikation der Kursleitung

Das Programm *„Rückentraining – sanft und effektiv"* kann nur dann qualitätsvoll angeboten werden, wenn dies durch entsprechend ausgebildete Fachkräfte geschieht. Um zu gewährleisten, dass die spezifischen Ziele und Inhalte des Programms (vgl. Kap. 3-5) adäquat umgesetzt sowie geeignete qualitätssichernde Maßnahmen realisiert werden, sollten die Kurse nur von solchen Fachkräften durchgeführt werden, die hierfür auf Grund ihrer Aus-, Fort- und Weiterbildung qualifiziert sind. Besonders geeignet sind Sportlehrer mit sportwissenschaftlichem Hochschulabschluss, der eine spezifische Ausbildung im Bereich Gesundheitssport oder Sporttherapie beinhaltet.

Neben Kenntnissen und Fähigkeiten zur „Stärkung von physischen Gesundheitsressourcen", zur „Prävention und Minderung von Risikofaktoren" sowie zur „Bewältigung von Beschwerden und Missbefinden" sollten die Kursleiter dabei insbesondere auch über – im Hinblick auf Verhaltenswirkungen besonders wichtige – Kompetenzen zur „Stärkung von psychosozialen Gesundheitsressourcen" und „zum Aufbau von Bindung an gesundheitssportliches Verhalten" verfügen.

9.2 Institutionalisierung des Kursprogramms

Das Programm *„Rückentraining – sanft und effektiv"* zielt auf Gesundheits-, Verhaltens- und Verhältniswirkungen ab (vgl. Kap. 3). Die Umsetzung dieser komplexen Ziele erfordert nicht nur eine hohe Kompetenz der Kursleitung, sondern auch adäquate Voraussetzungen bei der anbietenden Institution. Um den nur relativ schwer zugänglichen Personenkreis der Erwachsenen mit Bewegungsmangel und dadurch (mit-) verursachten Rückenproblemen erreichen und für eine Programmbeteiligung sowie längerfristige gesundheitssportliche Aktivitäten gewinnen zu können, bedarf es u. a. einer guten Vernetzung mit dem Gesundheitssystem der Kommune, Möglichkeiten zur Durchführung eines Gruppentrainings in geeigneten Räumlichkeiten sowie eines ansprechenden Marketings des Programms. Für eine Durchführung des Programms kommen in Frage:

- Turn- und Sportvereine sowie Fitnessstudios mit einer speziellen Schwerpunktsetzung im Bereich des Gesundheitssports.
- Krankenkassen, Therapieeinrichtungen und andere Institutionen des Gesundheitssystems.
- Volkshochschulen und andere Bildungseinrichtungen, in denen „Gesundheit" ein wichtiges Bildungselement darstellt.

Auf Anbieter von Gesundheitssportprogrammen mit langfristigen Perspektiven, d. h. in der Regel Turn- und Sportvereine sowie Fitnessstudios, kommen folgende weitergehende Aufgaben zu:

- Durchführung langfristiger Folgeangebote, im Idealfall direkte Weiterführung der Einstiegsprogramme mit den bestehenden Gruppen.
- Integration der Teilnehmer in den Turn- und Sportverein bzw. in das Fitnessstudio.
- Sicherung der Qualität der (Folge-) Angebote durch entsprechend qualifizierte und auf dem Gebiet des Gesundheitssports kompetente Fachkräfte.

Einstiegs- und Folgeangebote können sowohl innerhalb derselben Einrichtung als auch im Rahmen einer Kooperation verschiedener Institutionen durchgeführt werden. Dabei bietet sich z. B. eine Zusammenarbeit an zwischen:

- Krankenkassen, die die besonders schwierig zu realisierenden Einstiegsangebote gewährleisten

und

- Turn- und Sportvereinen bzw. Fitnessstudios, die entsprechende Folgeangebote in „festen Gruppen" sichern.

Nur durch solche Vernetzungen von Einstiegsprogrammen mit entsprechenden „Langzeit"-Angeboten können die eingeleitete Verhaltensänderung stabilisiert und in deren Folge auch die längerfristigen Ziele von Gesundheitssportprogrammen realisiert werden. Die Qualität der Bewegungsverhältnisse (vgl. Kap. 3 – Kernziel 6) bildet damit nicht zuletzt auch einen mitentscheidenden Faktor für eine langfristige Bindung an gesundheitssportliche Aktivität und deren Wirksamkeit.

Um speziell auch solche Personengruppen zu erreichen, die bereits Rückenprobleme haben und nur schwer einen Zugang zu entsprechenden Kursen finden, hat sich die Kooperation mit niedergelassenen Ärzten als günstig erwiesen. Einen bereits sehr elaborierten Ansatz stellt in diesem Zusammenhang das „Kooperative Konzept Gesundheitssport zur Förderung der öffentlichen Gesundheit" (KoKoSpo) der AOK Westfalen-Lippe dar, das dort seit 1998 erfolgreich in der Fläche realisiert und qualitätsgesichert wird (vgl. z. B. Tiemann, Brehm & Sygusch, 2002; 2003). Abb. 2 weist die Struktur von „KoKoSpo" aus.

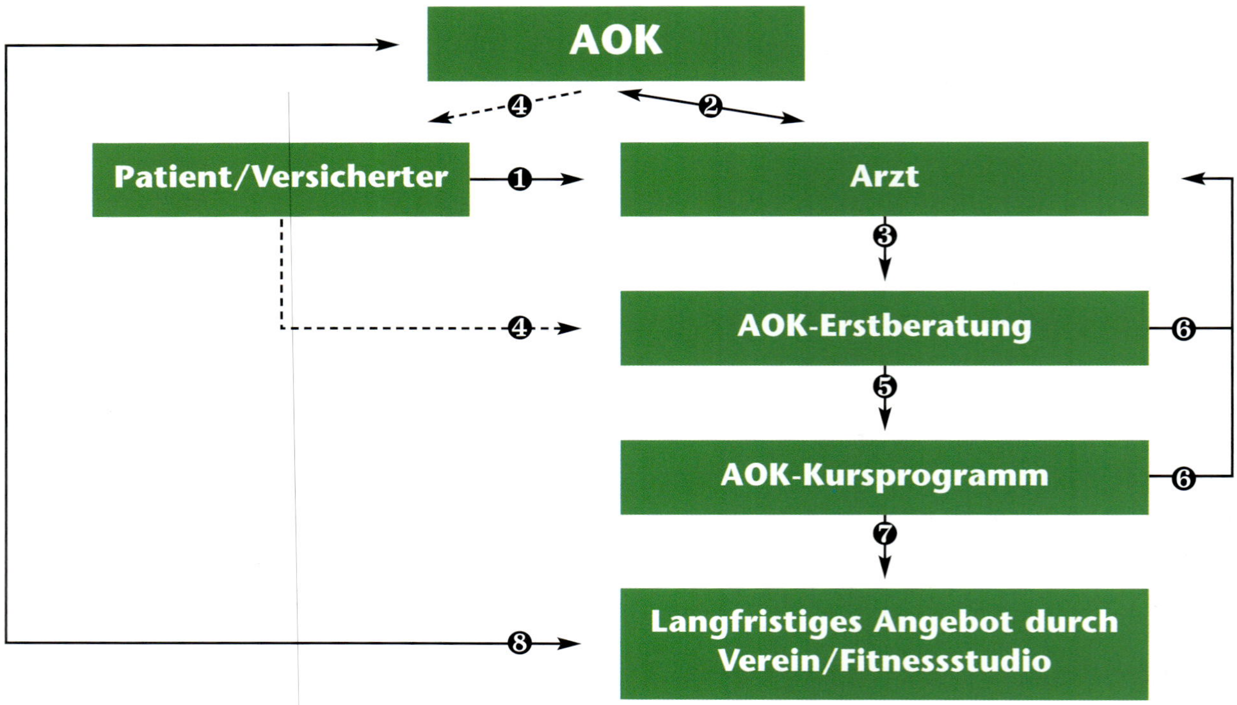

Abb. 2: Kooperatives Konzept Gesundheitssport zur Förderung der öffentlichen Gesundheit („KoKoSpo")

(1) Patient/Versicherter geht zum Arzt.

(2) AOK informiert Arzt über Kursprogramme und Indikationen (Zuordnungskriterien). Arzt berät Patienten und empfiehlt AOK-Kurs. Arzt informiert AOK über Empfehlung.

(3) Patient/Versicherter geht auf Grund der Empfehlung des Arztes oder

(4) nach gezielter Ansprache durch AOK bei bestehender Arbeitsunfähigkeit zur Erstberatung (oder auch nicht).

(5) Patient/Versicherter nimmt am AOK-Kurs teil (oder auch nicht).

(6) AOK informiert Arzt über Teilnahme/Nichtteilnahme an Erstberatung und Kursprogramm. AOK vergütet Leistung des Arztes nach erfolgter Erstberatung und bei (voraussichtlicher) Kursteilnahme des Patienten.

(7) AOK empfiehlt Versicherten Teilnahme an Folgeangebot von Sportverein/Fitnessstudio.

(8) AOK informiert Sportverein/Fitnessstudio über Ziele, Inhalte, Beginn und Ende der AOK-Programme. Sportverein/Fitnessstudio führt langfristiges Folgeangebot durch und informiert AOK hierüber.

9.3 Evaluation des Kursprogramms

Das Programm *„Rückentraining – sanft und effektiv"* wurde in einer Vielzahl von Kursen praktisch erprobt sowie wissenschaftlich evaluiert. Dabei wurden rund 700 Personen im Rahmen einer longitudinalen, prospektiven Feldstudie jeweils vor Kursbeginn und nach Kursende sowie nach einem weiteren Jahr mittels Fragebögen umfassend befragt.

Die Geschlechtsverteilung in der Untersuchungsstichprobe liegt bei etwa drei (Frauen) zu zwei (Männer). Der größere Anteil von Frauen ist durchaus typisch für Angebote im Gesundheitssport (vgl. Pahmeier, 1999). Mit knapp 40 % ist der Männeranteil in den Kursen des Programms *„Rückentraining – sanft und effektiv"* im Vergleich zu vielen anderen Gesundheitssportangeboten sogar verhältnismäßig groß. Der Altersdurchschnitt der Probanden liegt bei 44 Jahren. Unterschieden nach Berufsgruppen, stellen Arbeiter mit rund 40 % die mit Abstand größte Gruppe dar. Es folgen Hausfrauen/-männer (17 %) sowie Angestellte und arbeitsunfähige bzw. erwerbslose Personen (jeweils 14 %). Diese Verteilung zeigt, dass mit den im Rahmen von „KoKoSpo" durchgeführten Kursen zu einem großen Teil auch solche Personengruppen erreicht werden konnten, die in Gesundheitssportprogrammen üblicherweise deutlich unterrepräsentiert sind (vgl. z. B. Epidemiologische Forschung Berlin, 1994).

Insgesamt zeigt die durchgeführte Evaluation, dass das Programm *„Rückentraining – sanft und effektiv"* zu vielfältigen positiven Veränderungen wichtiger Gesundheits- und Verhaltensparameter führt. Es kann sowohl zur Stärkung von physischen und psychosozialen Gesundheitsressourcen als auch zur effektiven Bewältigung von Beschwerden und Missbefindenszuständen beitragen. Eine detaillierte Beschreibung der durchgeführten Studien und ihrer Ergebnisse findet sich bei Tiemann, Brehm und Sygusch (2002; 2003) sowie Ullrich (1994). In diesem Kontext ist allerdings darauf hinzuweisen, dass die Aussagekraft der durchgeführten (nicht kontrollierten) Feldstudien hinsichtlich der Wirksamkeit (Evidenz) des Programms in Bezug auf Veränderungen des Gesundheitszustandes eingeschränkt ist.

Da jedoch zu einem strukturell und inhaltlich sehr ähnlichen Programm bereits kontrollierte Studien – mit weitgehend gleichen Messinstrumenten – durchgeführt worden sind (vgl. Brehm, Sygusch, Hahn et al., 2001; Brehm, Wagner, Sygusch et al., 2004), sind in Verbindung der Ergebnisse der Studien – vorsichtig interpretierte – Kausalaussagen aber durchaus möglich. Gleichwohl sollten zur weitergehenden Qualitätssicherung des Programms *„Rückentraining – sanft und effektiv"* möglichst weitere – kontrollierte, prospektive – Längsschnittuntersuchungen durchgeführt werden.

Literatur

Abele, A. (1993). Zum Zusammenhang zwischen Stimmung, Gesundheitswahrnehmung und selbstberichtetem Gesundheitsverhalten. *Zeitschrift für Gesundheitspsychologie, 1*, 105-122.

Abele, A. & Becker, P. (Hrsg.) (1994). *Wohlbefinden – Theorie, Empirie, Diagnostik* (2. Aufl.). Weinheim, München: Juventa.

Abele, A. & Brehm, W. (1986). Zur Konzeptualisierung und Messung von Befindlichkeit. Die Entwicklung der „Befindlichkeitsskalen" (BFS). *Diagnostica, 32*, 209-228.

Abele, A., Brehm, W. & Pahmeier, I. (1997). Sportliche Aktivität als gesundheitsbezogenes Handeln – Auswirkungen, Voraussetzungen und Förderungsmöglichkeiten. In R. Schwarzer (Hrsg.), *Gesundheitspsychologie. Ein Lehrbuch* (2., überarb. und erw. Aufl., S. 117-149). Göttingen, Bern, Toronto, Seattle: Hogrefe.

AG der Spitzenverbände der Krankenkassen (2003). *Gemeinsame und einheitliche Handlungsfelder und Kriterien der Spitzenverbände der Krankenkassen zur Umsetzung von § 20 Abs. 1 und 2 SGB V in der Fassung vom 12.09.2003.*

AOK-Bundesverband (Hrsg.) (1999). *Krankheitsartenstatistik 1997*. Bonn: AOK-Bundesverband.

Badtke, G. & Bittmann, F. (1998). Bewegungsapparat – Rücken. In K. Bös & W. Brehm (Hrsg.), *Gesundheitssport. Ein Handbuch* (S. 266-278). Schorndorf: Hofmann.

Banzer, W. & Neumann, G. (1998). Bewegungsapparat – allgemein. In K. Bös & W. Brehm (Hrsg.), *Gesundheitssport – Ein Handbuch* (S. 256-265). Schorndorf: Hofmann.

Berger-Schmitt, R., Kohlmann, T. & Raspe, H. (1996). Rückenschmerzen in Ost- und Westdeutschland. *Gesundheitswesen, 58*, 519-524.

Bernstein, D. & Borkovec, T. (2000). *Entspannungs-Training – Handbuch der progressiven Muskelentspannung nach Jacobsen.* Stuttgart: Enke.

Boeckh-Behrens, W.-U. & Buskies, W. (2002). *Gesundheitsorientiertes Fitnesstraining*. Lüneburg: Wehdemeier & Pusch.

Boeckh-Behrens, W.-U. & Buskies, W. (2003). *Supertrainer Bauch*. Reinbek: Rowohlt.

Boeckh-Behrens, W.-U. & Buskies, W. (2004a). *Fitness-Krafttraining – Die besten Übungen und Methoden für Sport und Gesundheit* (8. Aufl.). Reinbek: Rowohlt.

Boeckh-Behrens, W.-U. & Buskies, W. (2004b). *Supertrainer Rücken*. Reinbek: Rowohlt.

Bös, K., & Brehm, W. (1998). *Gesundheitssport – Ein Handbuch*. Schorndorf: Hofmann.

Bös, K., Tiemann, M., Brehm, W. & Mommert-Jauch, P. (2004). *Walking und mehr – Schritt für Schritt zur Fitness*. Aachen: Meyer & Meyer.

Borg, G. (1982). Psychophysical bases of perceived exertion. *Med Sci Sports Exercise, 14*, 377-381.

Brehm, W. (1998). Qualitäten und deren Sicherung im Gesundheitssport. In A. Rütten (Hrsg.), *Public health und Sport* (S. 181-201). Stuttgart: Naglschmid.

Brehm, W. & Bös, K. (2003). Kernziele als Qualitätskriterien von Gesundheitssport. *Public Health Forum,* 11 (41), 11.

Brehm, W., Bös, K., Opper, E. & Saam, J. (2002). *Gesundheitssportprogramme in Deutschland – Analysen und Hilfen zum Qualitätsmanagement für Sportverbände, Sportvereine und andere Anbieter von Gesundheitssport*. Schorndorf: Hofmann.

Brehm, W., Pahmeier, I. & Tiemann, M. (1994). *Gesundheitsförderung durch sportliche Aktivierung – Qualitätsmerkmale und Qualitätskontrollen sportlicher Aktivierungsprogramme zum Erhalt und zur Wiederherstellung von Gesundheit und Wohlbefinden.* Projektbericht, Bd. 1. Bayreuth, Bielefeld: Universität.

Brehm, W., Pahmeier, I. & Tiemann, M. (1997). Gesundheitsförderung durch sportliche Aktivierung – Qualitätsmerkmale, Programme, Qualitätssicherung. *Sportwissenschaft, 27*, 38-59.

Brehm, W., Pahmeier, I. & Tiemann, M. (2001). *Gesund und fit – Gesundheitssportprogramme für Erwachsene*. Schorndorf: Hofmann.

Brehm, W., Pahmeier, I., Tiemann, M., Ungerer-Röhrich, U., Wagner, P. & Bös, K. (2002). *Psychosoziale Ressourcen – Stärkung von psychosozialen Ressourcen im Gesundheitssport*. Frankfurt/M.: Deutscher Turner-Bund.

Brehm, W., Sygusch, R., Hahn, U., Mehnert, G. & Schönung, A. (2001). *Qualitäten von Gesundheitssport unter den Voraussetzungen eines bewegungsarmen Lebensstils. Ergebnisbericht I.* Bayreuth: Bayreuther Beiträge zur Sportwissenschaft, Heft 8.

Brehm, W., Wagner, P., Sygusch, R., Schönung, A. & Hahn, U. (2004). Health promotion by means of health sport – A framework and a controlled intervention study with sedentary adults. *Scandinavian Journal of Medicine and Science in Sports*, in press.

Buskies, W. (1999a). *Sanftes Krafttraining – Unter besonderer Berücksichtigung des subjektiven Belastungsempfindens*. Köln: Strauß.

Buskies, W. (1999b). Funktionelles Krafttraining der Bauchmuskulatur (Teil 1 und 2). *Sportpraxis, 40* (4 und 5), 29-32.

Buskies, W. (1999c). Funktionelles Krafttraining der Beinmuskulatur (Teil 1). *Sportpraxis, 40* (6), 29-32.

Buskies, W. (2000a). Funktionelles Krafttraining der Beinmuskulatur (Teil 2). *Sportpraxis, 41* (1), 29-32.

Buskies, W. (2000b). Funktionelles Krafttraining der Rücken-, Brust- und Armmuskulatur (Teil 1 und 2). *Sportpraxis, 41* (2 und 3), 29-32.

Buskies, W. (2000c). Muskeldehntraining. *Sportpraxis, 41* (4), 29-32.

Buskies, W. & Demski, N. (2004). *Rückenfitness – Grundlagen, Übungen, Spiele* (2. Aufl.). Wiebelsheim: Limpert.

Croft, P. R., Papageorgiou, A. C., Ferry, S., Thomas, E., Jayson, M. I. & Silman, A. J. (1996). Psychologic distress and low back pain. *Spine, 20*, 2731-2737.

CSAG (Clinical Standards Advisory Group) (1994). *Back pain – report of a CSAG committee on back pain*. London: HMSO.

Czolbe, A. B. (1997). Rückenschulen in anderen Ländern. In C.G. Nentwig, J. Krämer & C.-H. Ullrich (Hrsg.), *Die Rückenschule – Aufbau und Gestaltung eines Verhaltenstrainings für Wirbelsäulenpatienten* (3., durchges. und erg. Aufl., S. 153-160). Stuttgart: Enke.

DSB (Deutscher SportBund) (Hrsg.) (2002). *Sport pro Gesundheit – Qualität für präventive Bewegungsprogramme*. Frankfurt/M.: DSB.

DTB (Deutscher Turner-Bund) (2003). *Pluspunkt Gesundheit.DTB*. Frankfurt/M.: DTB.

Epidemiologische Forschung Berlin (Hrsg.) (1994). *Untersuchung zur Umsetzung des § 20 SGB V durch die Krankenkassen*. Abschlussbericht. Berlin: Epidemiologische Forschung.

Fordyce, W. E. (1995). *Back pain in the workplace – Management of disabilities in nonspecific conditions*. A report of the International Association for the Study of Pain. Seattle: IASP Press.

Fuchs, R. (1997). *Körperliche Bewegung und Psychologie*. Göttingen, Bern, Toronto, Seattle: Hogrefe.

Fuchs, R., Hahn, A., Jerusalem, M., Leppin, A., Mittag, W. & Schwarzer, R. (1989). *Auf dem Weg zu einer sozialkognitiven Theorie des Gesundheitsverhaltens*. Arbeitsbericht des Instituts für Psychologie der FU Berlin, Nr. 11.

Heliövaara, M. (1989). Risk factors for low back pain and sciatica. *Ann Med, 21*, 257-264.

Kempf, H.-D. (1992). Die „Karlsruher Rückenschule" – ein präventives Modell. *Krankengymnastik, 44*, 568-578.

Kempf, H.-D. (1994). *Die Sitzschule – Das Programm für Alltag und Beruf*. Reinbek: Rowohlt.

Kempf, H.-D. (2000). *Die Rückenschule – Das ganzheitliche Programm für einen gesunden Rücken* (16. Aufl.). Reinbek: Rowohlt.

Knebel, K.-P. (1994). *Funktionsgymnastik*. Reinbek: Rowohlt.

Knoll, M. (1997). *Sporttreiben und Gesundheit – Eine kritische Analyse vorliegender Befunde.* Schorndorf: Hofmann.

Krauth, C., Hoopmann, M., Schwartz, F. W. & Walter, U. (2002). Wirtschaftlichkeit von Interventionen zu unspezifischen Rückenbeschwerden – Gesundheitsökonomische Evaluation eines Rückenschulprogramms der AOK Niedersachsen. In U. Walter, M. Drupp & F.W. Schwartz (Hrsg.), *Prävention durch Krankenkassen. Zielgruppen, Zugangswege, Wirksamkeit und Wirtschaftlichkeit* (S. 306-317). Weinheim, München: Juventa.

Leppin, A. & Schwarzer, R. (1997). Sozialer Rückhalt, Krankheit und Gesundheitsverhalten. In R. Schwarzer (Hrsg.), *Gesundheitspsychologie – Ein Lehrbuch* (2., überarb. und erw. Aufl., S. 349-376). Göttingen, Bern, Toronto, Seattle: Hogrefe.

Lindemann, H. (1992). *Einfach entspannen – Psychohygiene-Training*. München: Mosaik.

Linton, S. J. B. & Tulder, M. W. v. (2001). Preventive interventions for back and neck pain problems? *Spine, 26*, 778-787.

Lühmann, D., Kohlmann, T. & Raspe, H. (1998). *Die Evaluation von Rückenschulprogrammen als medizinische Technologie.* Baden-Baden: Nomos.

Mommert-Jauch, P. (2000). *Körperwahrnehmung und Schmerzbewältigung*. Heidelberg, Berlin: Springer.

Nentwig, C. G. (1999). Effektivität der Rückenschule. *Der Orthopäde, 28*, 958-965.

Nentwig, C. G., Krämer, J. & Ullrich, C.-H. (Hrsg.) (1997). *Die Rückenschule – Aufbau und Gestaltung eines Verhaltenstrainings für Wirbelsäulenpatienten* (3., durchges. und erg. Aufl.). Stuttgart: Enke.

Pahmeier, I. (1998). Barrieren vor und Bindung an gesundheitssportliche Aktivität. In K. Bös & W. Brehm (Hrsg.), *Gesundheitssport – Ein Handbuch* (S. 124-134). Schorndorf: Hofmann.

Pahmeier, I. (1999). *Bindung an Gesundheitssport. Eine Rahmenkonzeption und empirische Untersuchung zu Merkmalen für Abbruch und Bindung im Gesundheitssport unter Berücksichtigung der sportbezogenen Selbstwirksamkeit.* Habilitation. Bayreuth: Universität.

Pahmeier, I. & Brehm, W. (1998). Multiple Beschwerden. In K. Bös & W. Brehm (Hrsg.), *Gesundheitssport – Ein Handbuch* (S. 296-307). Schorndorf: Hofmann.

Philipp, M. (1999). Einsatz-Training versus Mehrsatz-Training. *Leistungssport, 29*, 27-34.

Rampf, J. & Brehm, W. (2000). *Drop-out und Bindung im Fitness-Studio – Ergebnisse einer repräsentativen Studie.* Bayreuth: Bayreuther Beiträge zur Sportwissenschaft, Heft 6.

Raspe, H. & Kohlmann, T. (1993). Rückenschmerzen – eine Epidemie unserer Tage? *Deutsches Ärzteblatt, 90*, A-2920-2926.

Raspe, H. & Kohlmann, T. (1994). Die aktuelle Rückenschmerzepidemie. *Therapeutische Umschau, 51*, 367-374.

Redmann, A., Rehbein, I. & Vetter, C. (1998). *Krankheitsbedingte Fehlzeiten in der deutschen Wirtschaft – Branchenreport '97.* Bonn: Wissenschaftliches Institut der Ortskrankenkassen.

Reinhardt, A. (1996). Rückenschule unter ganzheitlichen, gesundheits- und berufspolitischen Aspekten. In H. Rieder, G. Huber &

J. Werle (Hrsg.), *Sport mit Sondergruppen – Ein Handbuch* (S. 314-334). Schorndorf: Hofmann.

Reinhardt, B. (Hrsg.). (1995). *Die große Rückenschule* (5. Aufl.). Balingen: PERIMED-spitta..

Rütten, A. (1998). Sportliche Aktivität und öffentliche Gesundheit. In K. Bös & W. Brehm (Hrsg.). *Gesundheitssport – Ein Handbuch* (S. 52-62). Schorndorf: Hofmann.

Salovey, P. & Birnbaum, D. (1989). Influence of mood on health-relevant cognitions. *Journal of Personality and Social Psychology, 75,* 539-551.

Schlicht, W. (1994). *Sport und Primärprävention.* Göttingen, Bern, Toronto, Seattle: Hogrefe.

Schlicht, W. (2003). Gesundheitsbezogene Effekte des Breitensports. *Public Health Forum, 11* (41), 17.

Schwartz, F. W., Bitzer, E. M., Dörning, H., Grobe, T. G., Krauth, C., Schlaud, M., Schmidt, T. & Zielke, M. (1999). *Gesundheitsausgaben für chronische Krankheit in Deutschland – Krankheitskostenlast und Reduktionspotenziale durch verhaltensbezogene Risikomodifikation.* Lengerich, Berlin: Pabst Science Publishers.

Schwarzer, R. (1997). *Psychologie des Gesundheitsverhaltens.* Göttingen, Bern, Toronto, Seattle: Hogrefe.

Statistisches Bundesamt (Hrsg.) (1999). *Kosten nach Krankheitsarten.* Wiesbaden: Statistisches Bundesamt.

Temeshok, L. (1993). Emotions and health outcomes – Some theoretical and methodological considerations. In H. C. Traue & J. W. Pennebaker (Eds.), *Emotion, inhibition and health* (pp. 247-256). Göttingen, Bern, Toronto, Seattle: Hogrefe.

Tiemann, M. (1997). *Fitnesstraining als Gesundheitstraining.* Schorndorf: Hofmann.

Tiemann, M. (1998). Handlungswissen und Effektwissen. In K. Bös & W. Brehm (Hrsg.), *Gesundheitssport – Ein Handbuch* (S. 231-239). Schorndorf: Hofmann.

Tiemann, M. & Brehm, W. (2000). A communal, co-operative health promotion strategy by means of health sport – The impact on the subjective health status, behavioral changes and economical factors. *CESS-Magazine, 6* (2), 20-21.

Tiemann, M., Brehm, W. & Sygusch, R. (2002). Flächendeckende Institutionalisierung evaluierter Gesundheitssportprogramme. In U. Walter, M. Drupp & F. W. Schwartz (Hrsg.), *Prävention durch Krankenkassen – Zielgruppen, Zugangswege, Wirksamkeit und Wirtschaftlichkeit* (S. 226-238). Weinheim, München: Juventa.

Tiemann, M., Brehm, W. & Sygusch, R. (2003). *Gesundheitssport als Rezept. „KoKo-Spo" – Kooperatives Konzept Gesundheitssport zur Förderung der öffentlichen Gesundheit.* Bayreuth: Bayreuther Beiträge zur Sportwissenschaft, Heft 9.

Troschke, J. v., Reschauer, G. & Hoffmann-Markwald, A. (Hrsg.) (1996). *Die Bedeutung der Ottawa Charta für die Entwicklung einer New Public Health in Deutschland.* Freiburg: Koordinierungsstelle Gesundheitswissenschaften/Public Health.

Ullrich, H. (1994). *Rückenschulkurse als Bewältigungshilfe bei Rückenbeschwerden. Diplomarbeit.* Bayreuth: Universität.

Vuori, J. (2001). Dose-response of physical activity and low back pain, osteoarthritis, and osteoporosis. *Med Sci Sports Exerc, 33,* 551-586.

Walter, U., Drupp, M. & Schwartz, F. W. (Hrsg.) (2002). *Prävention durch Krankenkassen – Zielgruppen, Zugangswege, Wirksamkeit und Wirtschaftlichkeit.* Weinheim, München: Juventa.

WHO (World Health Organization) (1986). *Ottawa Charter for Health Promotion.* Ottawa: WHO.

Zimmer, R. (1999). *Handbuch der Psychomotorik – Theorie und Praxis der psychomotorischen Förderung von Kindern.* Freiburg: Herder.

Häufige Ursachen für Rückenbeschwerden

- Mangel an Bewegung
- Fehlbelastung
- Psychische Belastung

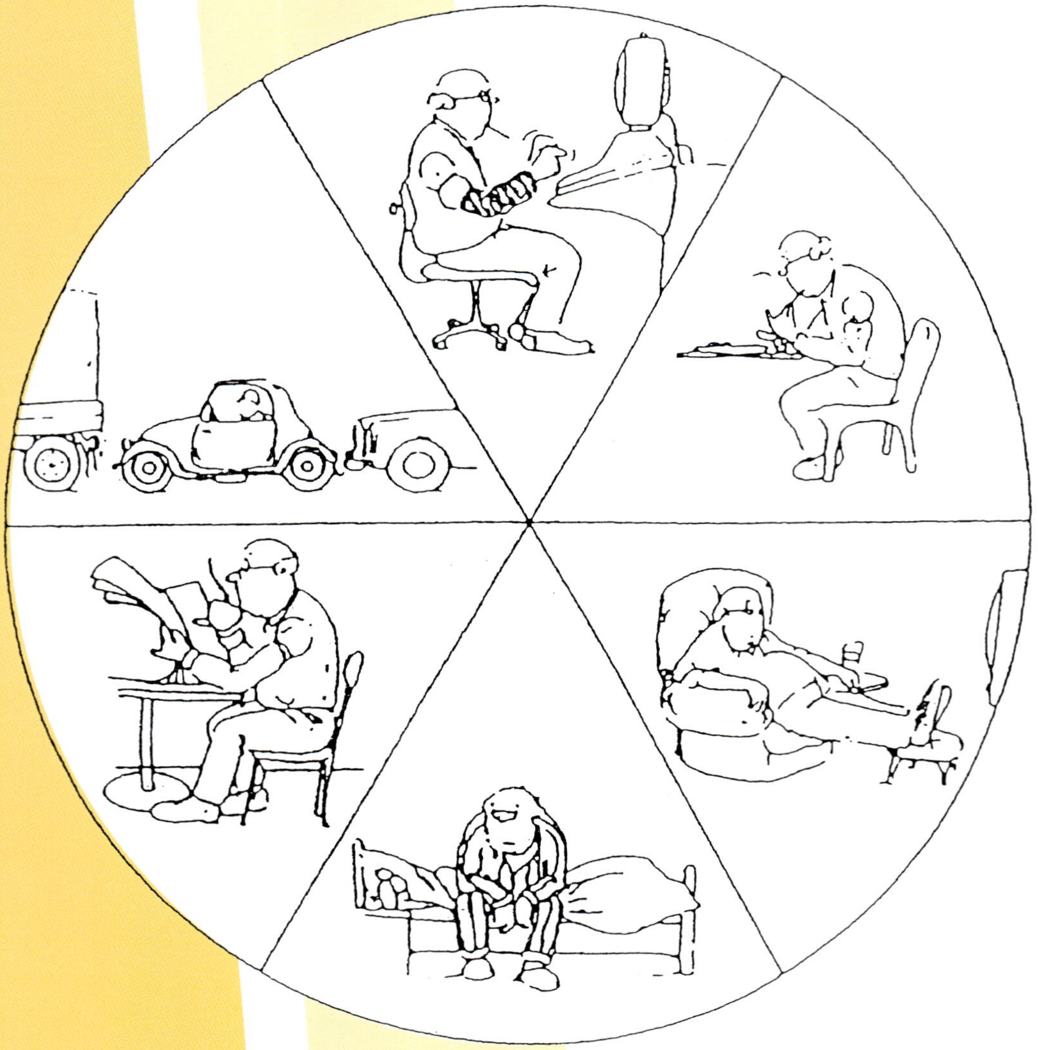

Typischer Tagesablauf eines Durchschnittsbürgers

Rückengerechtes Sitzen

Elektrische Aktivität der Rückenmuskulatur beim aufrechten und krummen Sitzen

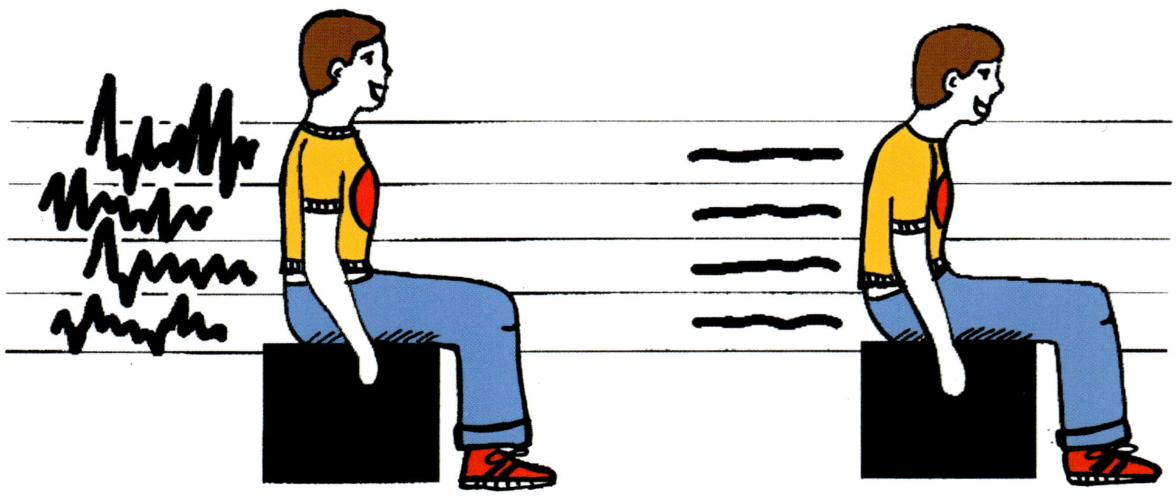

Günstige Sitzhaltung, verdeutlicht am „Zahnrad-Modell“

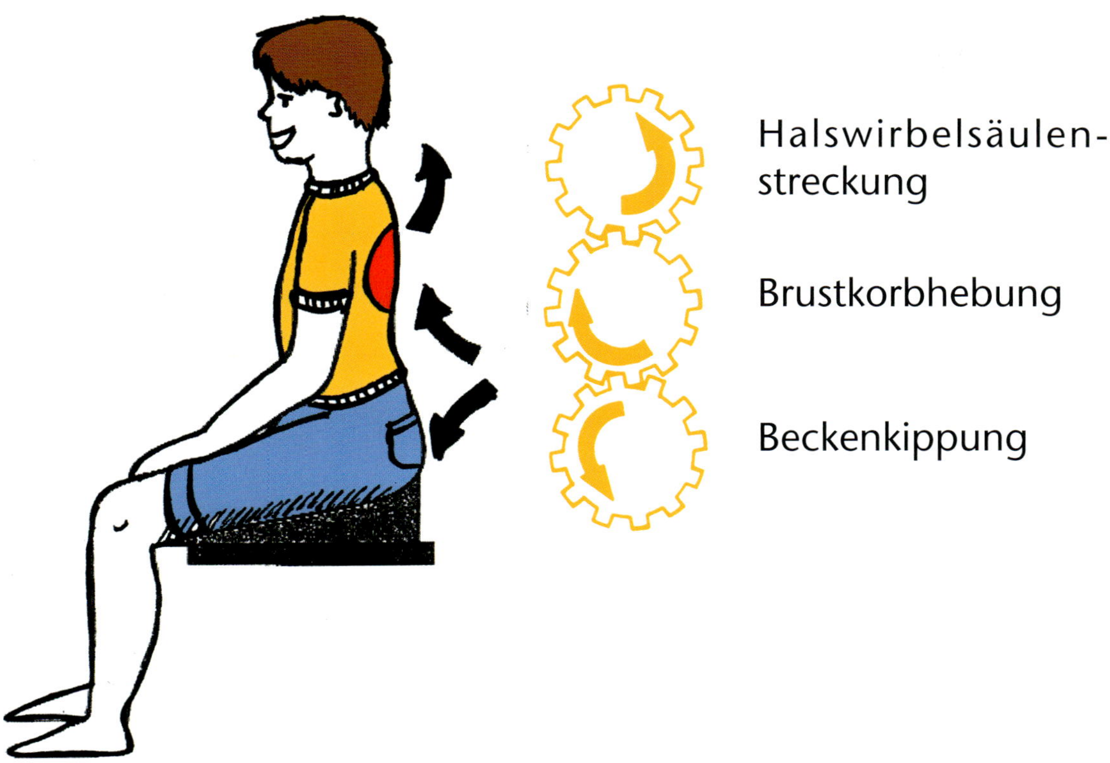

Zeichnungen: nach BAGUV, 1994

Rückengerechtes Sitzen

- Die Bandscheibe wird nur bei Bewegung versorgt, d. h. bei einem Wechsel von Be- und Entlastung.

- Deshalb ist dynamisches Sitzen wichtig, also möglichst oft die Sitzposition wechseln; zusätzlich lange Sitzphasen durch Aufstehen und Gehen unterbrechen.

- Zum rückengerechten Sitzen gehört auch das richtige Aufstehen und Hinsetzen.

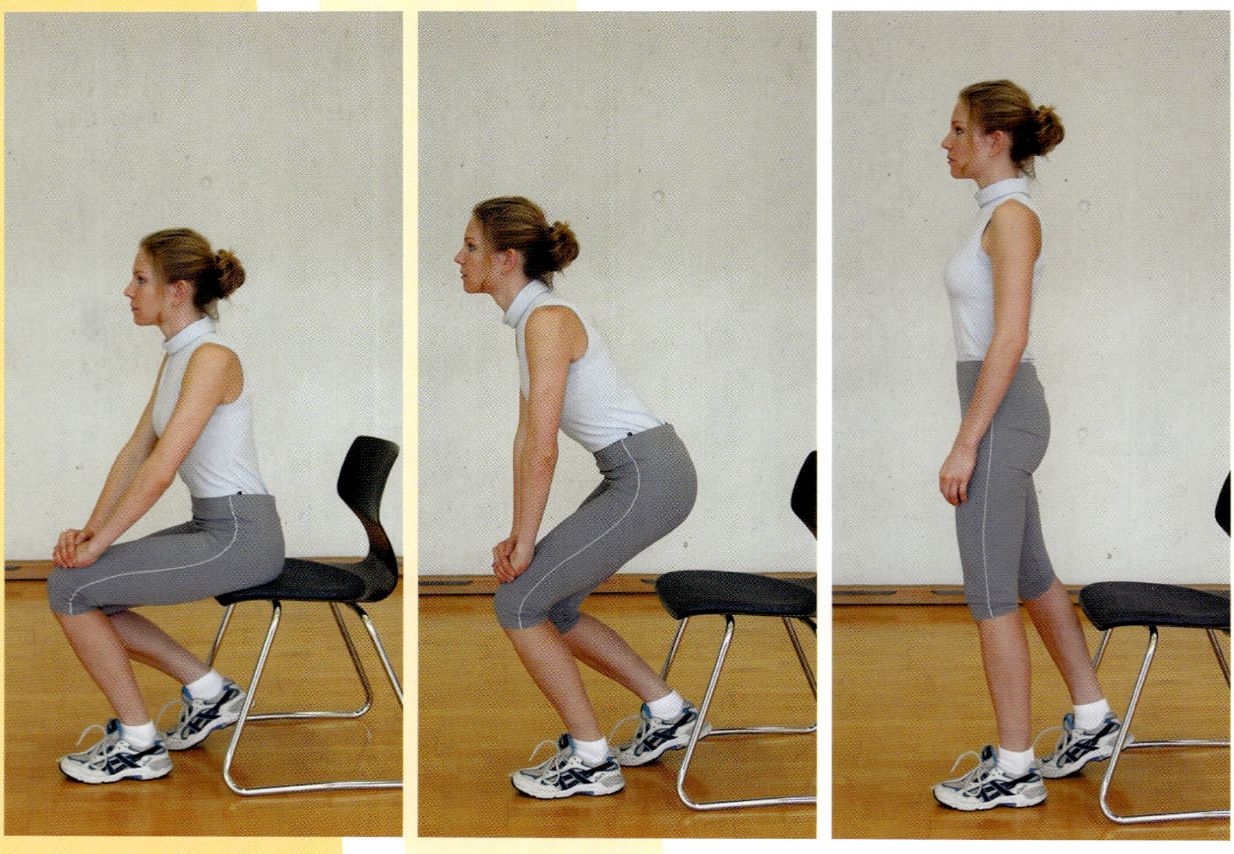

Die Wirbelsäule

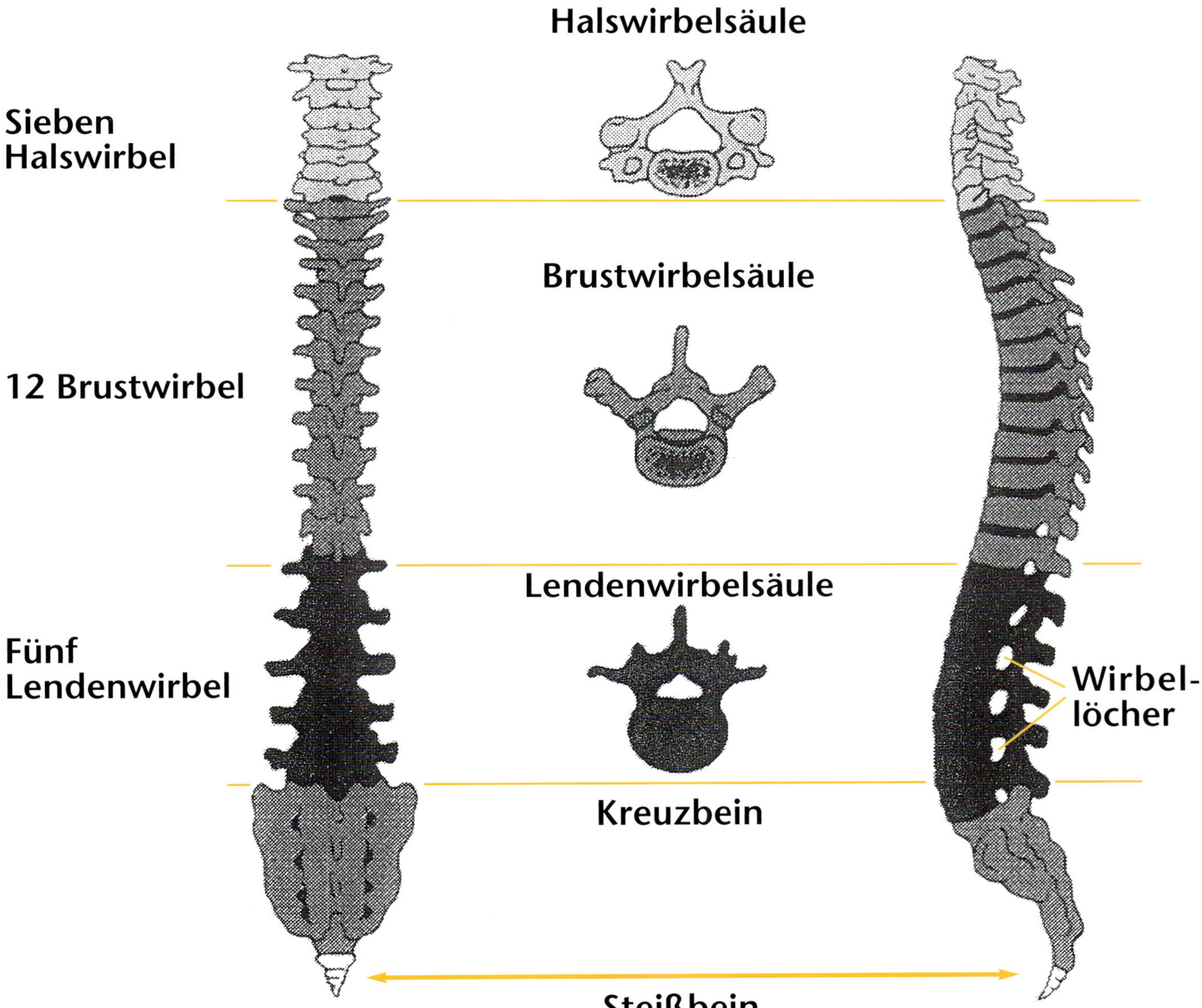

Zeichnungen: BAGUV, 1994

Wirbel und Bewegungssegment

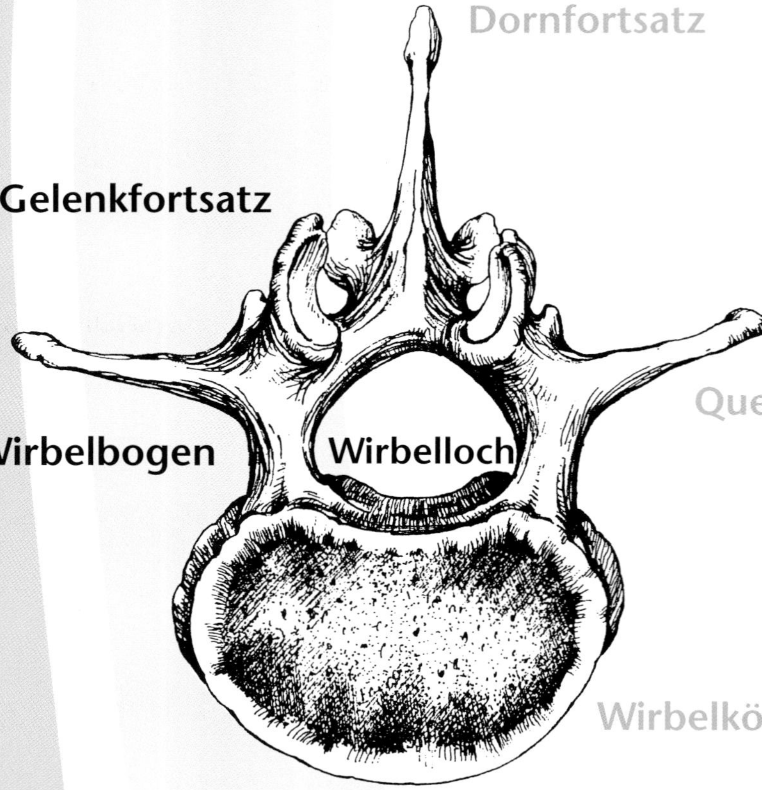

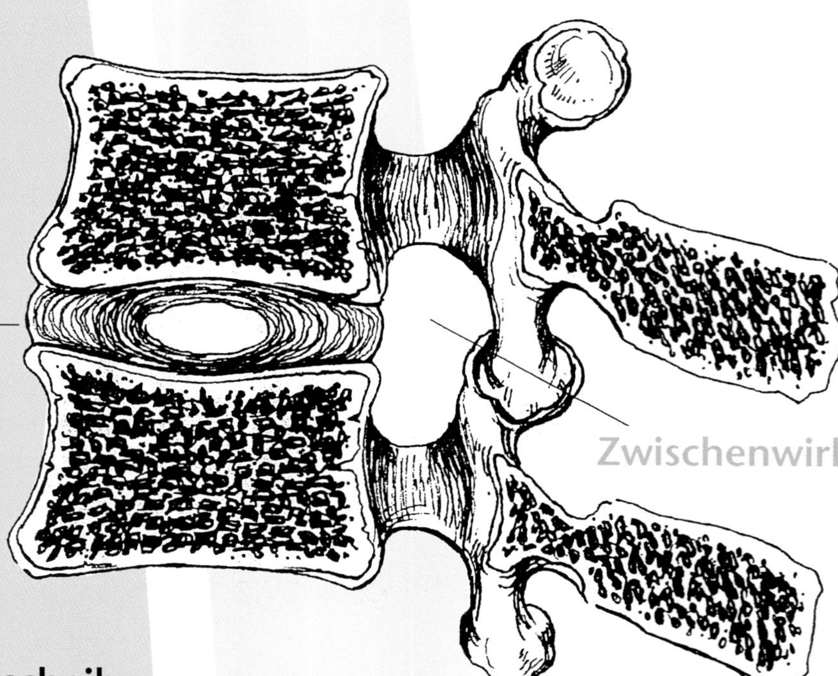

Zeichnungen: Krause, 1994

Die Bandscheibe

Die Bandscheibe liegt als Pufferkissen zwischen zwei Wirbelkörpern,

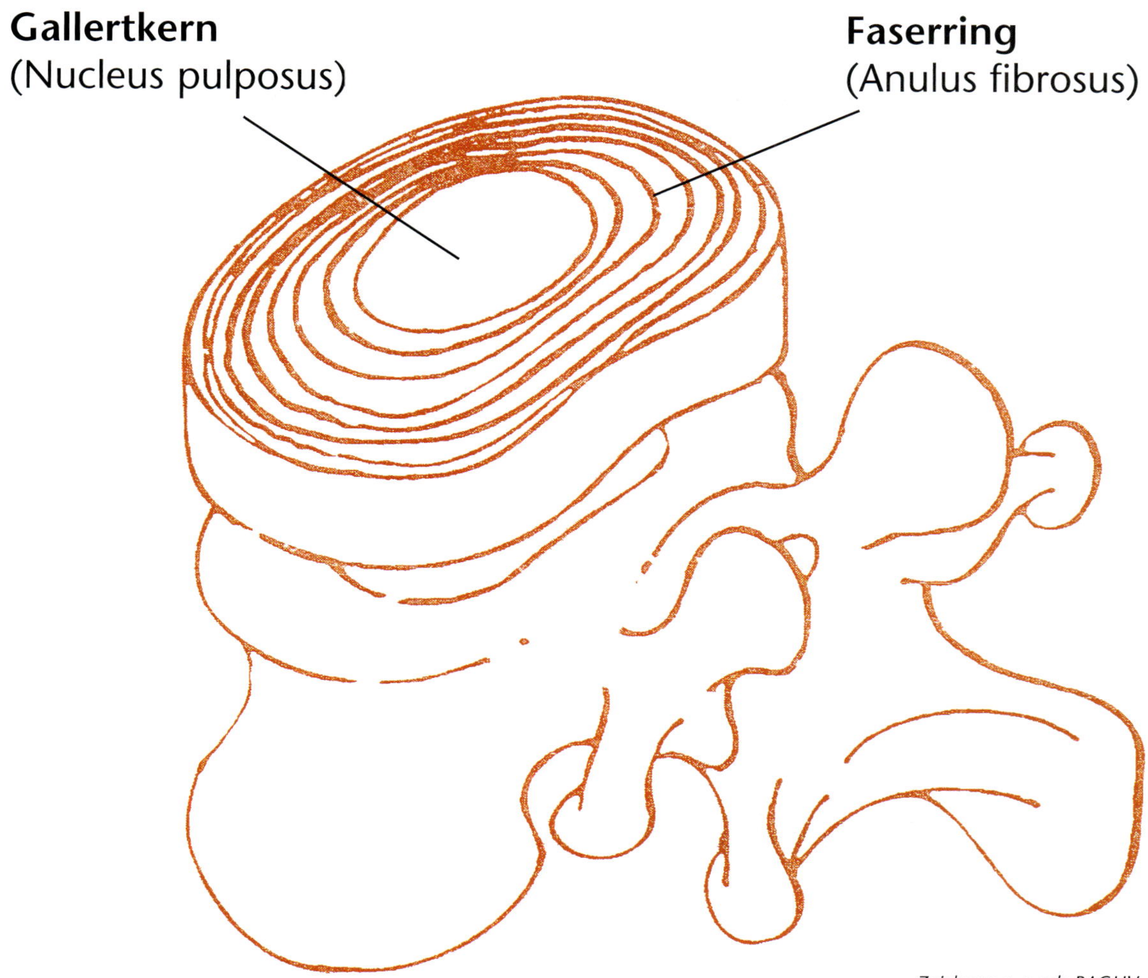

Zeichnung: nach BAGUV, 1994

besteht im Zentrum aus einem elastischen Gallertkern

und ist umgeben von zwiebelschalenartigen Faser- und Knorpelschichten.

Die Versorgung der Bandscheibe

Die Bandscheibe wird nicht durch Blutgefäße versorgt,

sondern der ständige Wechsel von Belastung und Entlastung durchsaftet die Bandscheibe,

ähnlich einem Schwamm, der im Wasser zusammengepresst und wieder losgelassen wird = Diffusion.

Das Schwammsystem

Druckerhöhung

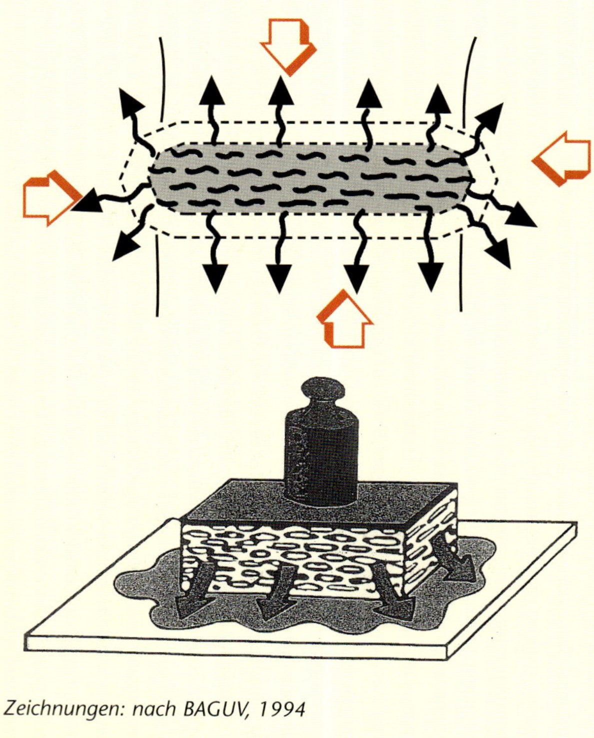

Druckerniedrigung

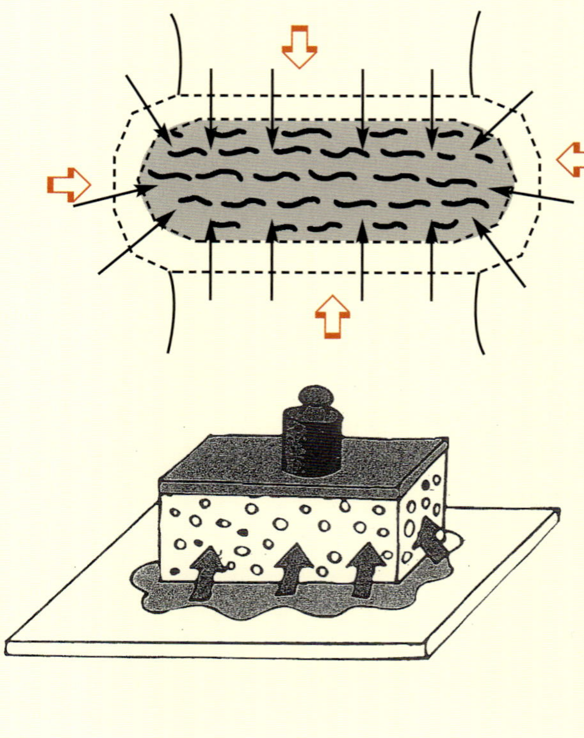

Zeichnungen: nach BAGUV, 1994

Rückengerechtes Heben und Tragen

Drei Grundsätze:

- Beim Heben in die Hocke gehen.
- Mit geradem Rücken heben.
- Lasten verteilen und körpernah tragen.

Belastung der Bandscheiben beim Heben mit geradem und krummem Rücken

Heben mit geradem Rücken:
- Belastet die Bandscheibe gleichmäßig.

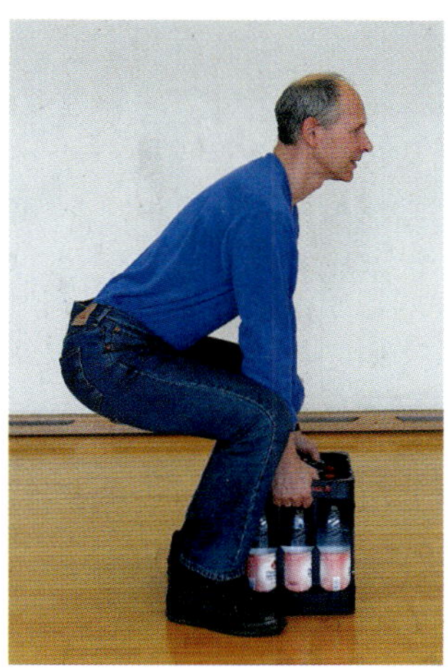

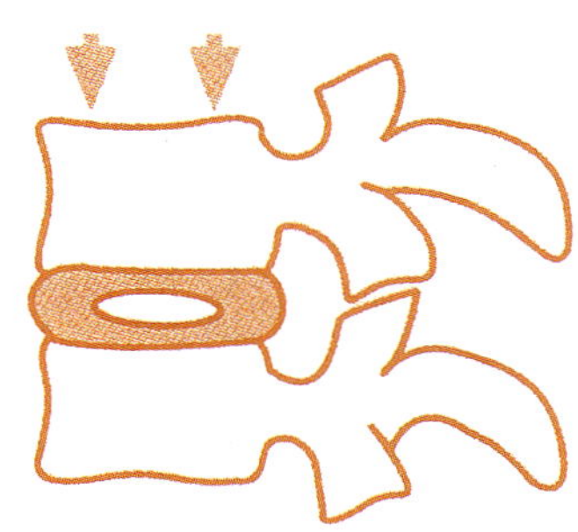

Heben mit krummem Rücken:
- Der Bandscheibenkern weicht beim Vorneigen nach hinten aus und drückt auf das Rückenmark.

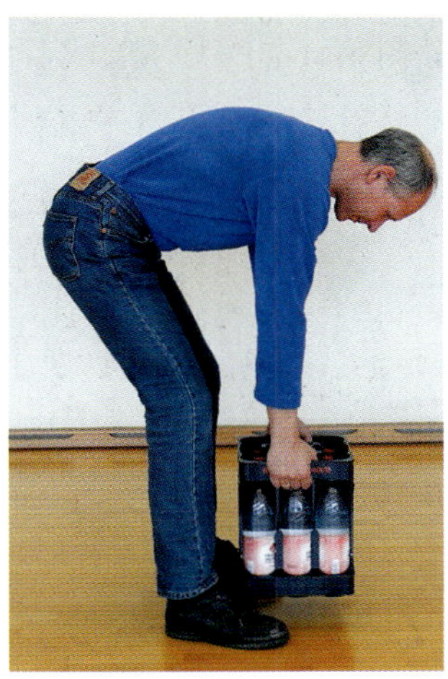

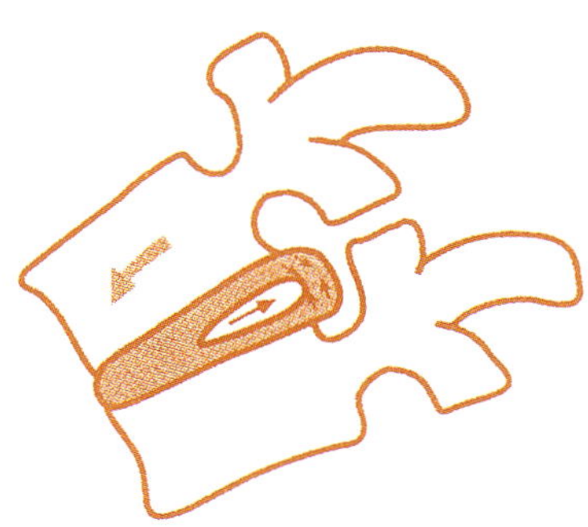

Rückengerechtes Liegen

Optimal ist das Liegen ...

- ... auf dem Rücken mit angewinkelten Beinen

oder

- ... auf der Seite.

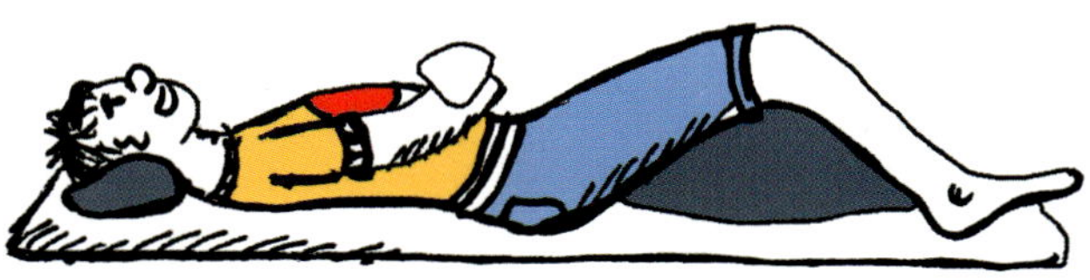

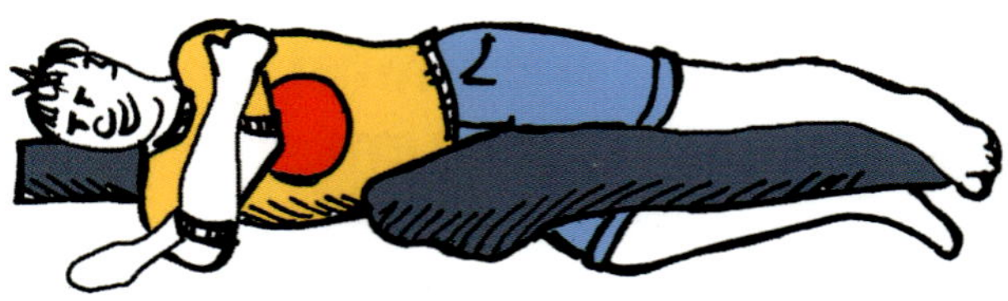

Ein kleines Kopfkissen oder eine Nackenrolle sorgen dafür, dass der Kopf gerade liegt.

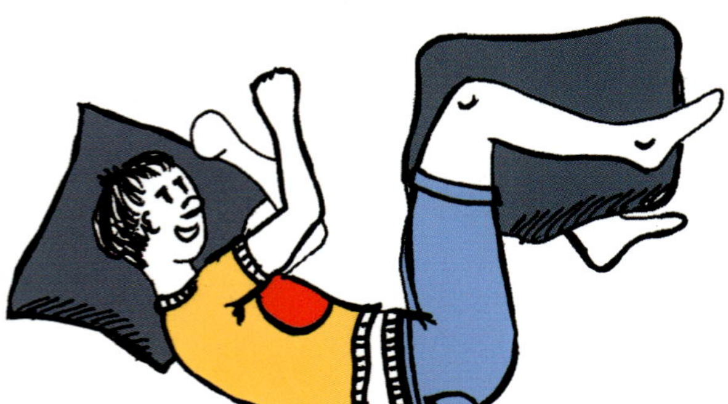

Die gekrümmte Lage entspricht der Embryonalhaltung.

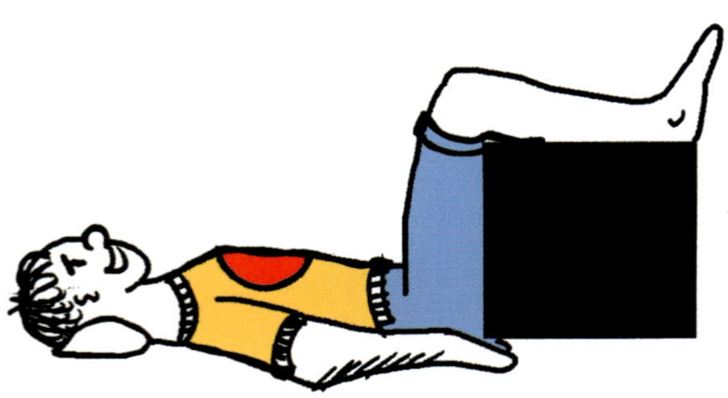

Entlastend für den Rücken ist auch die Stufenlage.

Zeichnungen: nach AOK

Rückengerechtes Hinlegen und Aufstehen

- **Richtiges Hinlegen und Aufstehen gehörten zum rückengerechten Liegen.**

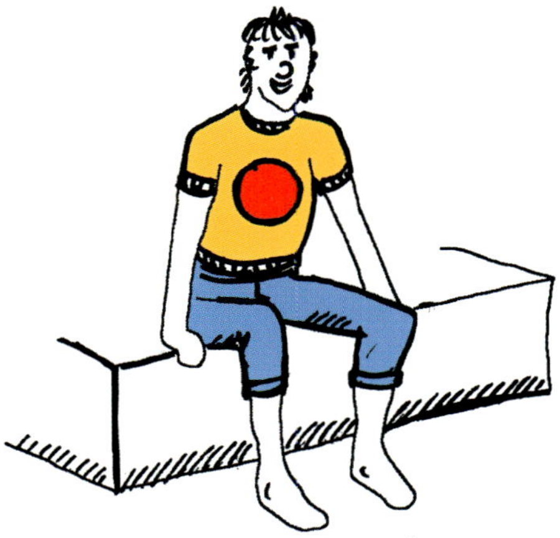

Aus dem Sitzen
Den Oberkörper langsam zur Seite neigen, die Beine gehen gleichzeitig nach oben (Pendel).

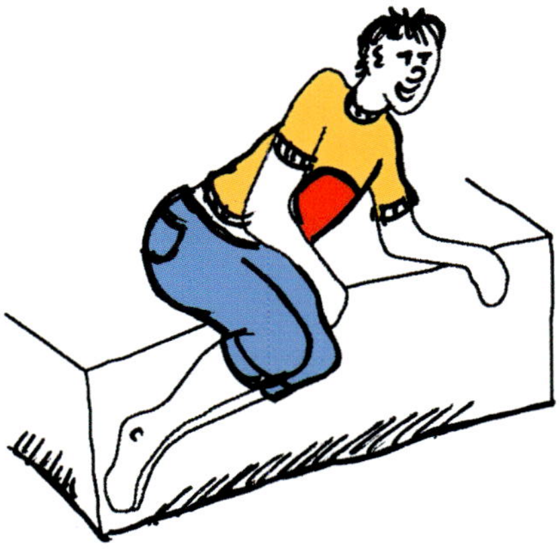

Mit Hand und Unterarm seitlich abstützen,
dabei Hüfte und Knie angewinkelt lassen.
Langsam in die Seitlage begeben und hinlegen.

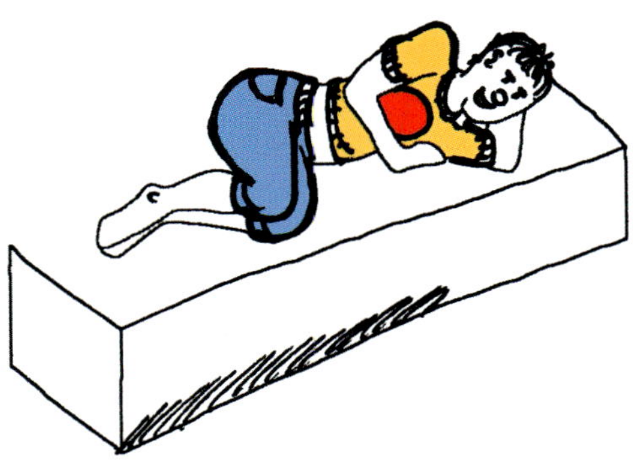

Das **Aufstehen** geschieht in umgekehrter Weise aus der Seitlage.

Zeichnungen: nach AOK

Alternative?

Dieses Verfahren ersetzt nicht das Krafttraining.

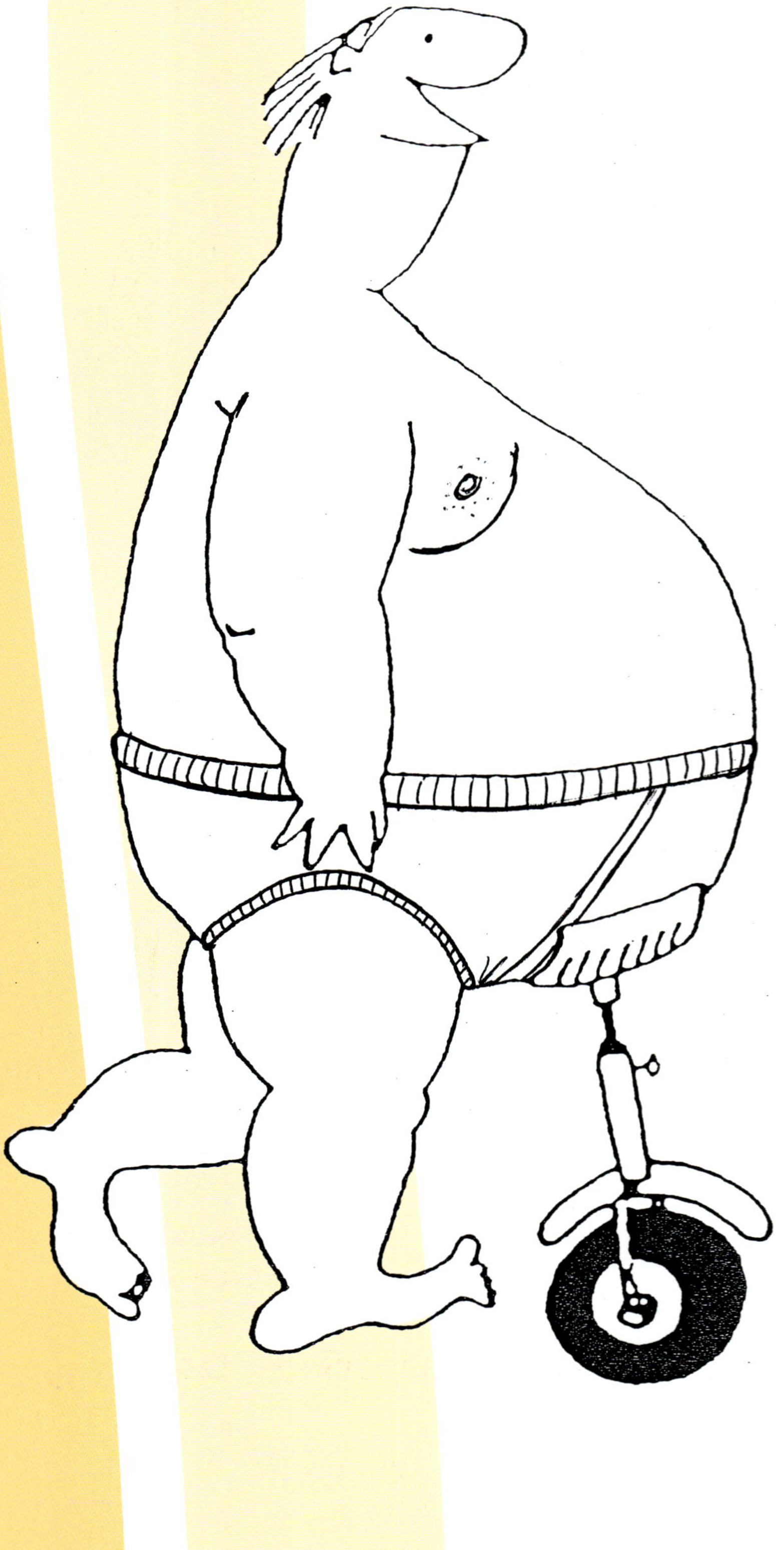

Hohlrücken (LWS-Hyperlordose) infolge eines Ungleichgewichts der Muskeln

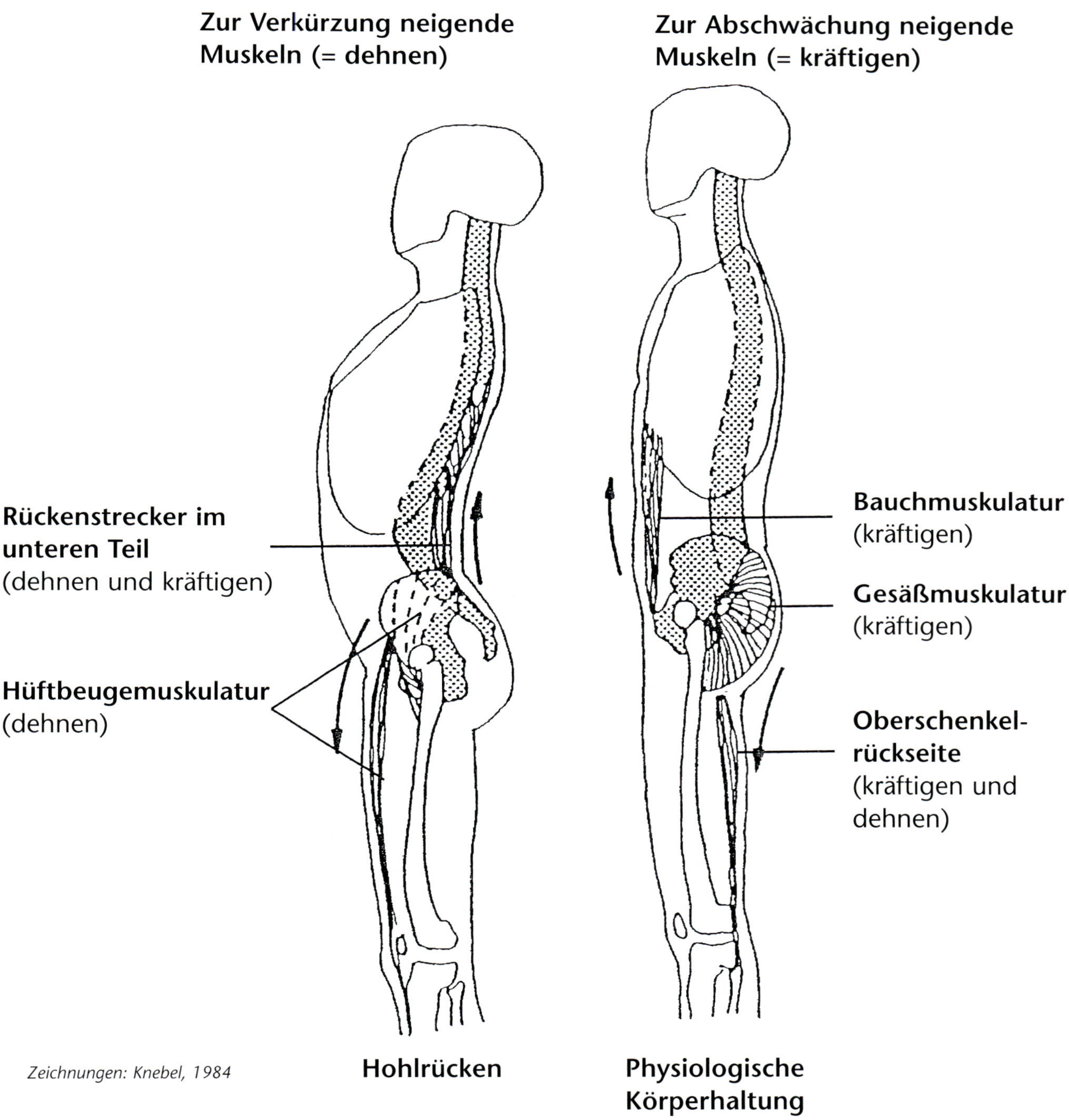

Zeichnungen: Knebel, 1984

- Dehnung der Muskeln mit mangelnder Dehnfähigkeit.
- Kräftigung der Muskeln, die zur Abschwächung neigen.

Rückengerechtes Sporttreiben

Ob Sportarten rückenbelastend oder rückenfreundlich sind, hängt wesentlich von folgenden Faktoren ab:

- **Individuelle Einflussgrößen**
  Muskelkorsett, Trainingszustand, Vorschädigungen und Körpergewicht beeinflussen das Ausmaß der Wirbelsäulenbelastung.

- **Technik**
  Bei schlechter Technik können selbst Sportarten, die die Wirbelsäule bei korrekter Durchführung wenig belasten, rückenfeindlich sein.

- **Sportart**
  Es gibt Sportarten, die die Wirbelsäule trotz richtiger Technik hoch belasten.

- **Belastung**
  Die Belastung der Wibelsäule hängt auch von den Faktoren (Belastungsnormativa) Trainingsintensität, -umfang und -häufigkeit ab.

Rückengerechtes Alltagsverhalten

10 Tipps

1 Für ausreichend Bewegung im Alltag sorgen.

2 Den Rücken gerade halten.

3 Beim Bücken in die Hocke gehen.

4 Keine schweren Gegenstände heben; Hilfe holen, wenn es zu schwer wird.

5 Lasten verteilen und diese dicht am Körper halten.

6 Dynamisch sitzen, die Sitzposition häufig verändern; Wechsel zwischen Sitzen, Stehen und Gehen.

7 Dynamisch stehen; die Knie leicht gebeugt.

8 Regelmäßig Sport treiben.

9 Regelmäßig die Bauch- und Rückenmuskulatur gezielt trainieren.

10 Regelmäßig entspannen.

Entspannung

Seelische Anspannungen übertragen sich häufig auf den Rücken und können zu schmerzhaften Verspannungen oder sogar zu chronischen Beschwerden führen.

Deshalb regelmäßig entspannen!

Bewährte Übungsformen:

- Körperwahrnehmungsübungen, allein oder mit Partner.
- Massagetechniken, z. B. Igelballmassage.
- Entspannungstechniken, z. B. Reise durch den Körper, progressive Muskelrelaxation, „Psychohygiene-Atmung".

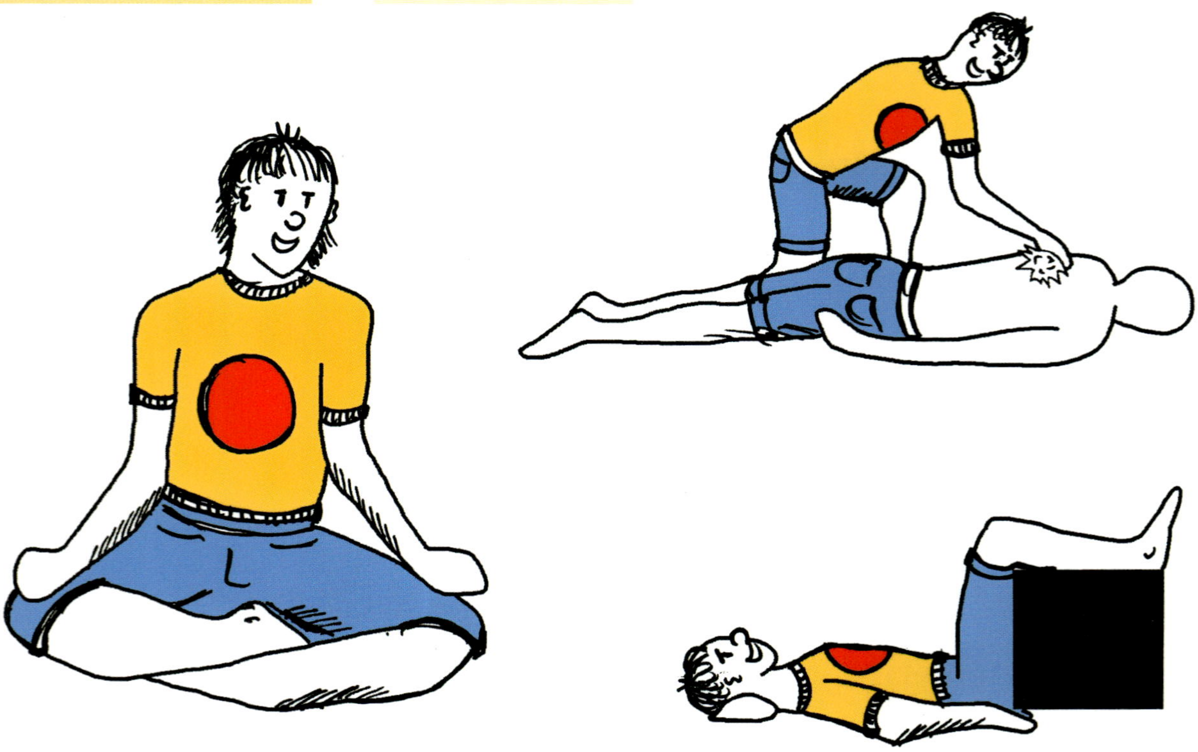

Zeichnungen: nach AOK

Bewegungsaktivitäten nach dem Kurs

Hier kann ich nach dem Rückenkurs weiter

sportlich aktiv sein:

20-Minuten-Programm für zu Hause

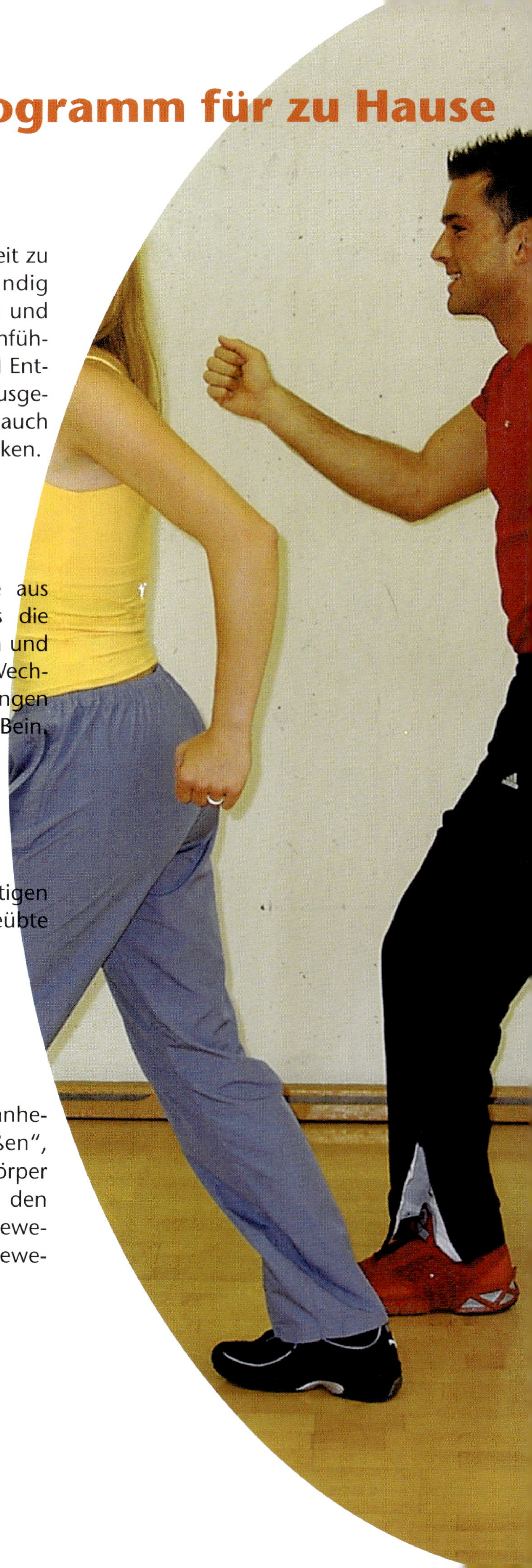

Dieses Programm können Sie jederzeit zu Hause problemlos und selbstständig durchführen. Die Übungen erhalten und verbessern bei regelmäßiger Durchführung die Ausdauer, Kraft, Dehn- und Entspannungsfähigkeit. Regelmäßig ausgeführt, wird sich das Heimprogramm auch auf Ihr Wohlbefinden günstig auswirken.

Einstieg – Erwärmung

Langlaufschwingen: Schwingen Sie aus der leichten Schrittstellung heraus die Arme wechselseitig locker nach vorn und federn Sie dabei in den Knien mit. Wechseln Sie nach jeweils fünf Armschwüngen durch ein Umspringen das vordere Bein.
Zeit: Eine Minute.

Ausdauer

Gehen oder marschieren Sie mit kräftigen Armbewegungen auf der Stelle. Geübte können auch auf der Stelle laufen.
Zeit: 3-4 Minuten.

Lockerung/Entspannung

Aus dem Stand die Arme seitlich anheben, kurz die Spannung „genießen", Arme zusammen mit dem Oberkörper entspannt fallen lassen – dabei in den Knien mitfedern. Bei der Aufwärtsbewegung einatmen, bei der Abwärtsbewegung ausatmen.

Kräftigung der Bauchmuskulatur (Crunch)

Legen Sie sich auf den Rücken und ziehen Sie die Knie an den Bauch. Der Winkel zwischen Oberschenkel und Bauch sollte kleiner als 90° sein, um einen Einsatz der Hüftbeugemuskulatur auszuschließen. Anschließend heben Sie den Oberkörper vom Boden ab und atmen dabei aus. Stellen Sie sich dabei vor, dass Sie mit den Händen eine „Wand" wegschieben. Legen Sie beim Zurücklegen des Rumpfs (Einatmung) die Schultern möglichst nicht auf dem Boden ab. Wiederholen Sie die Übung so oft, bis Ihre Bauchmuskeln „mittel" bis „schwer" beansprucht sind. Legen Sie dann den Oberkörper für ca. 30 Sekunden wieder ab und wiederholen Sie die Übung.

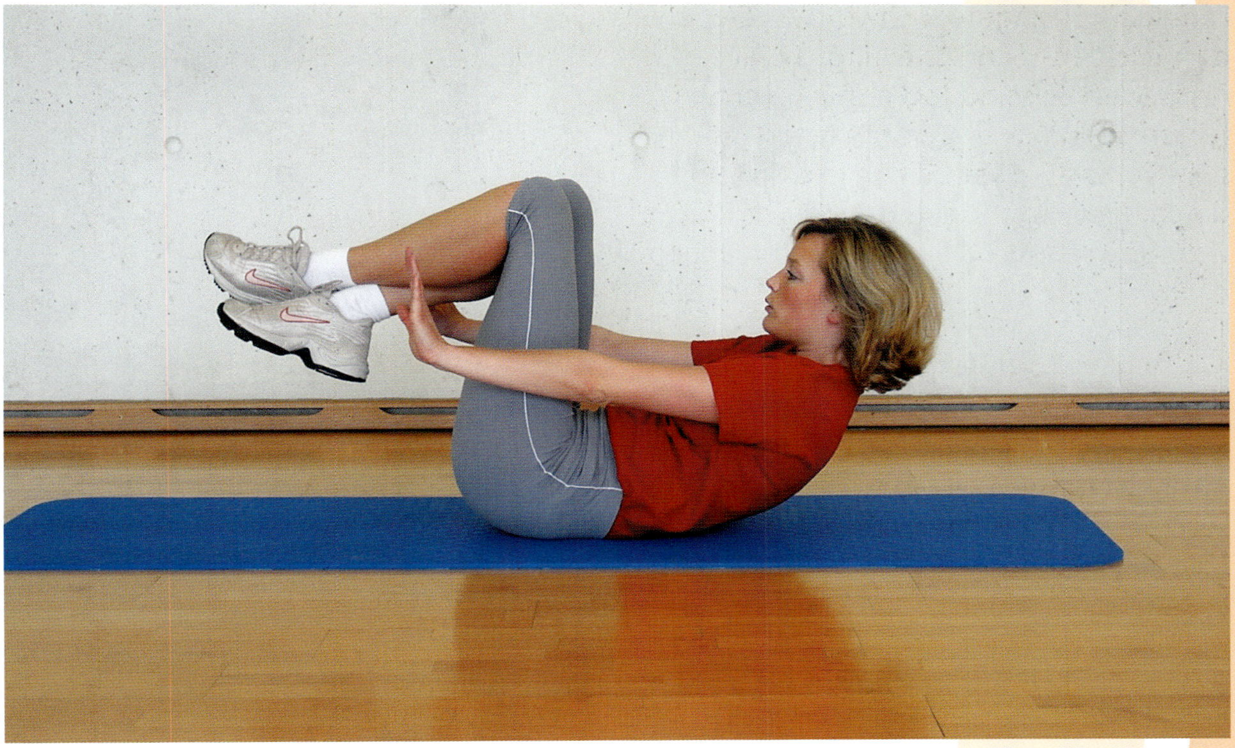

Kräftigung der Rückenmuskulatur (Diagonales Arm-Beinheben)

Legen Sie sich auf den Bauch und spannen Sie die Bauch- und Gesäßmuskulatur an. Heben Sie unter Spannung das linke Bein und den rechten Arm ab und umgekehrt.
Zeit: 2 x 6-8 Sekunden jede Position halten.

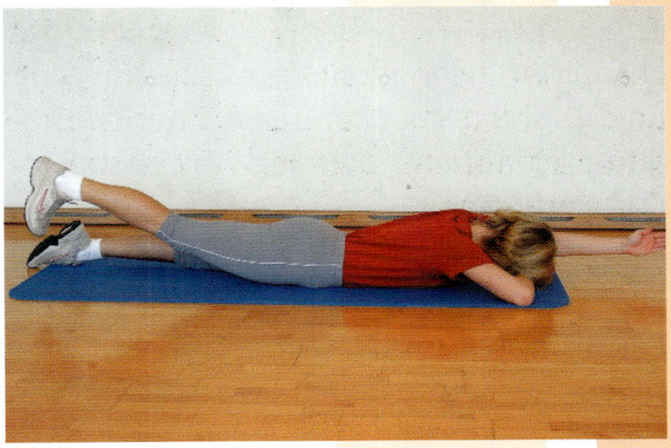

Kräftigung Oberschenkel/Gesäß (Kniebeuge)

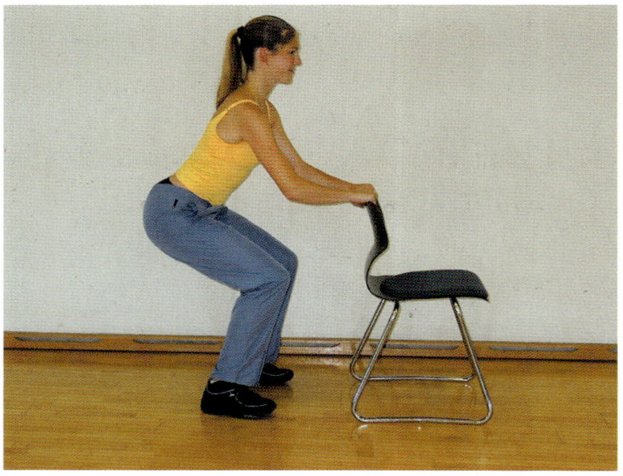

Halten Sie sich an einem Türgriff (Stuhllehne o. Ä.) fest und führen Sie in schulterbreiter Fußstellung Kniebeugen durch (nicht ganz tief gehen), bis Sie die Beanspruchung der Oberschenkelmuskulatur als „mittel" bis „schwer" empfinden (ca. 15-20 Wiederholungen). Machen Sie anschließend ca. 30 Sekunden Pause (Beine ausschütteln) und wiederholen Sie dann die Übung.

Dehnung Oberschenkelvorderseite und Hüftbeuger (Käfer in Seitenlage)

Legen Sie sich auf die Seite und ziehen Sie das untere Bein ganz an den Bauch. Greifen Sie das Fußgelenk des oberen zu dehnenden Beins und fixieren Sie die Ferse am Gesäß. Schieben Sie nun die Hüfte des oben liegenden Beins nach vorne und führen Sie gleichzeitig den Oberschenkel so weit zurück, bis Sie eine Dehnspannung in der Hüfte und der Oberschenkelvorderseite spüren.

Zeit: 10-20 Sekunden halten, etwas nachziehen und nochmals 10-20 Sekunden halten; anschließend Beinwechsel.

Hinweis: Falls Sie die Übung in der Seitenlage nicht durchführen können, gibt es eine Alternative im Stand. Halten Sie sich irgendwo fest. Fassen Sie das Fußgelenk mit der anderen Hand und fixieren Sie die Ferse am Gesäß bzw. ziehen Sie die Ferse so weit wie möglich in Richtung Gesäß. Das Standbein ist leicht gebeugt. Spannen Sie jetzt die Bauch- und die Gesäßmuskulatur an und führen Sie den Oberschenkel so weit nach hinten, bis Sie eine deutliche Spannung in der Oberschenkelvorderseite spüren. Der Oberkörper bleibt die ganze Zeit aufrecht.

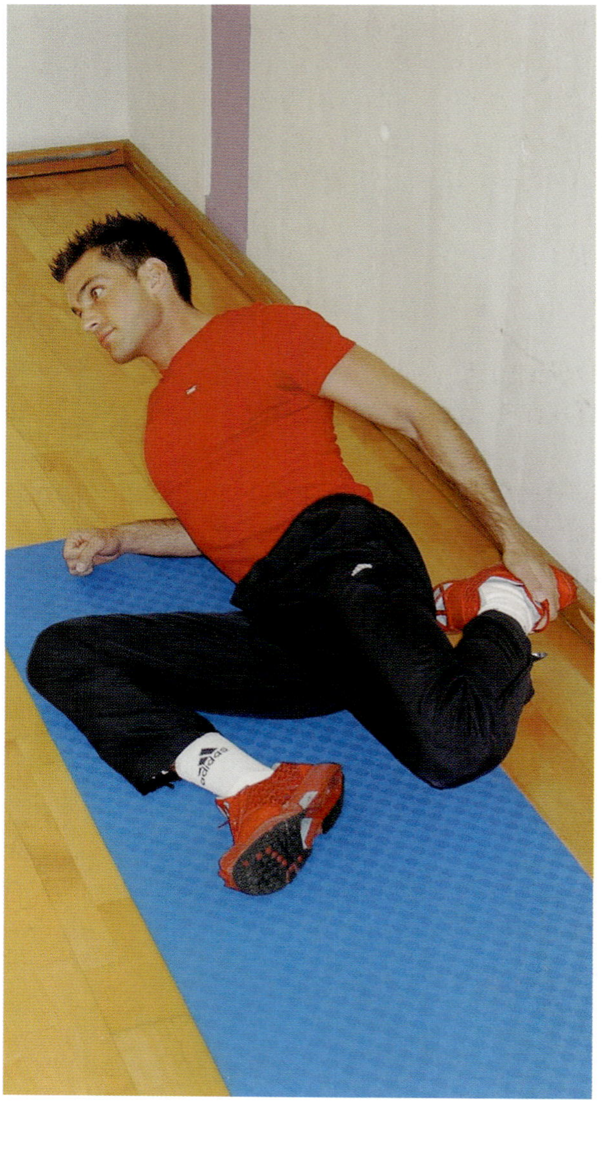

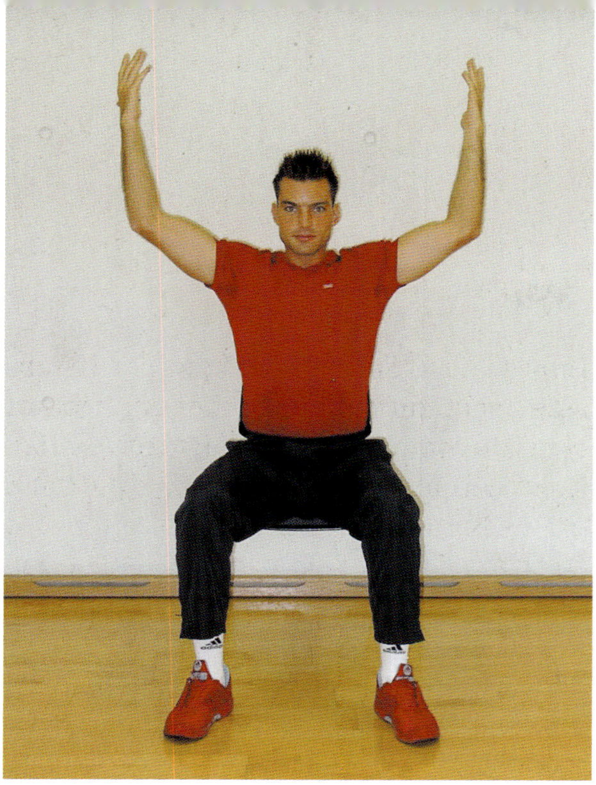

Kräftigung der Rückenmuskulatur (Adler)

Nehmen Sie die Arme im Sitz oder Stand in „Händehochhaltung“ und ziehen Sie Oberarme und Schulterblätter so weit wie möglich nach hinten. Halten Sie diese Position 3 x 10 Sekunden mit jeweils 10 Sekunden Pause. Atmen Sie während der Übungsausführung regelmäßig weiter.

Dehnung der Rückenmuskulatur (Den Rumpf einrollen im Sitz)

Greifen Sie im Sitz durch Ihre Beine und fassen Sie die Fußgelenke. Machen Sie Ihre Wirbelsäule ganz rund und ziehen Sie an den Fußgelenken etwas nach, bis

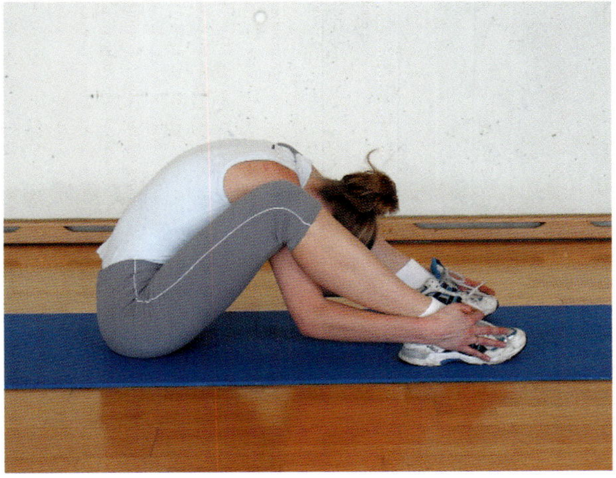

Sie eine leichte Dehnspannung vor allem im unteren Rücken spüren.

Zeit: Ca. 20 Sekunden.

Dehnung der Oberschenkelrückseite (Good morning)

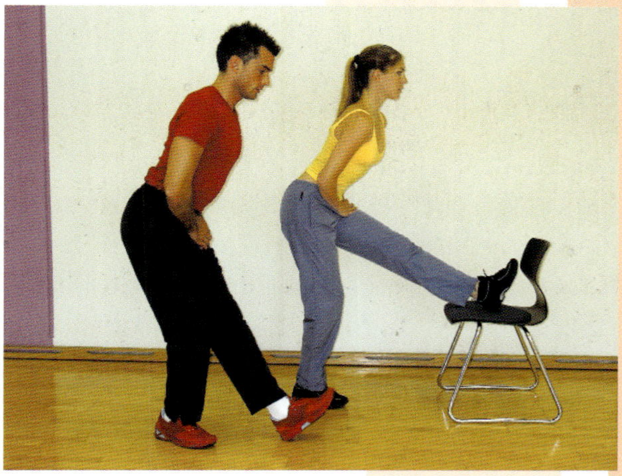

Legen Sie die Ferse eines Beins auf einer kleinen Erhöhung (oder Boden) ab, das Knie ist gestreckt. Machen Sie nun einen „geraden Rücken“ und versuchen Sie, den Oberkörper mit geradem Rücken zum gestreckten Bein zu bringen, bis Sie eine Dehnspannung in der Oberschenkelrückseite spüren.

Zeit: 10-20 Sekunden halten, danach etwas weiterdehnen und nochmals 10-20 Sekunden halten; anschließend Beinwechsel.

Kräftigung der Oberschenkelrückseite (Fersendrücker)

Legen Sie sich auf den Rücken und winkeln Sie die Beine an. Ziehen Sie die Fußspitzen hoch und spannen Sie die Bauchmuskulatur an. Drücken Sie nun mit den

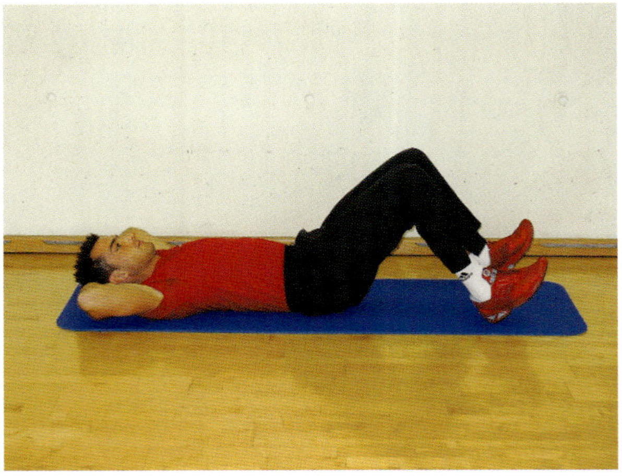

Fersen fest in den Boden und versuchen Sie dabei, die Fersen auf das Gesäß zuzuziehen. Halten Sie die Position 3 x 10 Sekunden mit jeweils 10 Sekunden Pause dazwischen. Atmen Sie während der Übungsausführung regelmäßig weiter.

Kräftigung Arm-/Schultermuskulatur (Liegestütz)

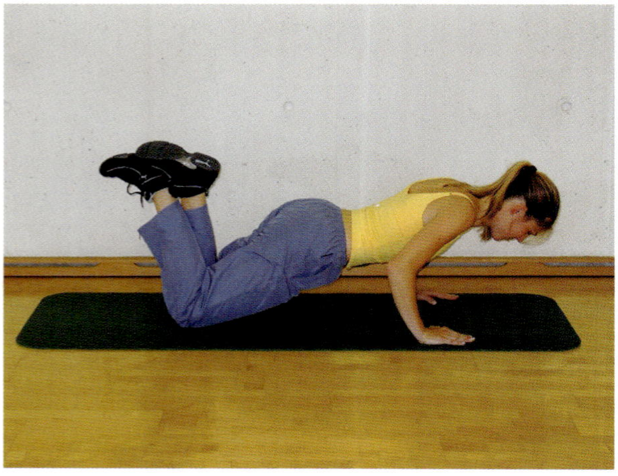

Gehen Sie in die Bankstellung und setzen Sie die Arme schulterbreit auf, die Fingerspitzen zeigen nach vorne. Führen Sie Knieliegestütze aus, indem Sie die Arme im Wechsel beugen und strecken. Besser trainierte können auch einen gestreckten Liegestütz durchführen, wobei der ganze Rumpf in einer geraden Linie (wie ein Brett) angespannt wird und nicht die Knie, sondern die Fußspitzen aufgesetzt werden. Führen Sie so viele Wiederholungen durch, bis Sie sich „mittel" bis „schwer" belastet fühlen. Machen Sie dann eine Pause von ca. 30 Sekunden und wiederholen Sie die Übung.

Entspannung

Wählen Sie eine entspannte Rückenlage, schließen Sie die Augen und lenken Sie Ihre Aufmerksamkeit auf die Atmung. Atmen Sie tief und gleichmäßig ein und aus.

Legen Sie zur Kontrolle der Atmung die Hände auf den Bauch und erfühlen Sie das Heben und das Senken der Bauchdecke. Bleiben Sie mindestens so lange liegen, bis sich Ihre Atmung beruhigt hat. Zum „Erwachen" recken und strecken Sie den gesamten Körper und treten bewusst wieder in den Alltag ein.

Zusätzlich solten Sie auch das im Kurs erlernte Entspannungsverfahren (progressive Muskelrelaxation oder „Psychohygiene-Atmung") weiter regelmäßig durchführen.

Bildnachweis:

Titelbildgestaltung: Jens Vogelsang, Aachen

Titelbild, Bilder im Innenteil: Christoph Brütting, Bayreuth

You can do it!

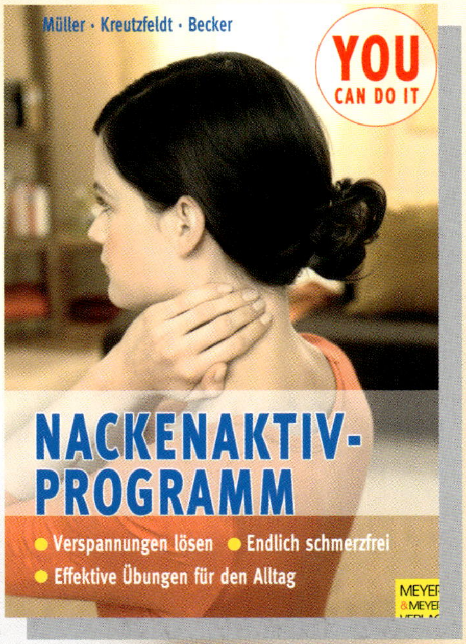

ISBN 978-3-89899-351-7
€ [D] 14,95 / SFr 25,95 *

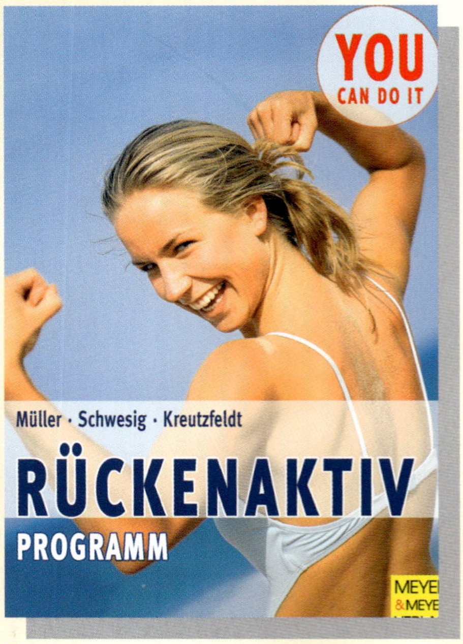

ISBN 978-3-89124-980-2
€ [D] 14,00 / SFr 25,80 *

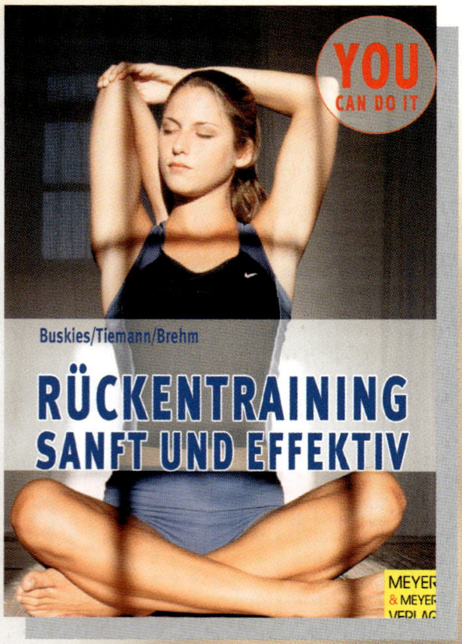

ISBN 978-3-89899-087-5
€ [D] 14,95 / SFr 25,95 *

Die ideale Ergänzung für Ihre Kursteilnehmer:

Zusätzlich zu den Büchern für Kursleiter erscheinen alle DTB-Manuals auch in einer Ausgabe für Endverbraucher mit allen nötigen Infos und zum selbstständigen Lernen und Trainieren.

* Preise in SFr unverbindliche Preisempfehlung

MEYER & MEYER VERLAG

- online
  www.dersportverlag.de
- per E-Mail
  vertrieb@m-m-sports.com
- per Telefon / Fax
  02 41 - 9 58 10 - 13
  02 41 - 9 58 10 - 10
- per Post
  MEYER & MEYER Verlag
  Von-Coels-Str. 390, D-52080 Aachen
- bei Ihrem Buchhändler